华西医学大系

U0342963

解读"华西现象"

讲述华西故事

展示华西成果

护理关键环节文书要点

HULI GUANJIAN HUANJIE WENSHU YAODIAN

学术顾问　李　平　成翼娟　李俊英
主　　编　吴小玲
副 主 编　郑儒君　林　芳　敖冬梅　王淑芳　王振怡

四川科学技术出版社
·成都·

图书在版编目（CIP）数据

护理关键环节文书要点 / 吴小玲主编 . — 成都：
四川科学技术出版社，2023.9

ISBN 978-7-5727-1146-6

Ⅰ . ①护… Ⅱ . ①吴… Ⅲ . ①护理－病案－书写规则
Ⅳ . ① R197.323.1

中国国家版本馆 CIP 数据核字（2023）第 177514 号

护理关键环节文书要点

学术顾问　李　平　成翼娟　李俊英

主　　编　吴小玲

副 主 编　郑儒君　林　芳　敖冬梅　王淑芳　王振怡

出 品 人　程佳月
策划组稿　罗小燕
责任编辑　万亭君
封面设计　经典记忆
责任出版　欧晓春
出版发行　四川科学技术出版社
地　　址　四川省成都市锦江区三色路238号新华之星A座
　　　　　传真：028-86361756　邮政编码：610023
成品尺寸　156mm×236mm
印　　张　27　字　数　540 千
印　　刷　四川华龙印务有限公司
版　　次　2023 年 9 月第 1 版
印　　次　2023 年 11 月第 1 次印刷
定　　价　96.00元

ISBN 978-7-5727-1146-6

本书编委会

学术顾问 李　平（四川大学华西医院　三亚市人民医院｜四川大学华西三亚医院）

成翼娟（四川大学华西医院）

李俊英（四川大学华西医院）

主　　编 吴小玲

副 主 编 郑儒君　林　芳　敖冬梅　王淑芳　王振怡

编　　委（排名不分先后）

四川大学华西医院

敖冬梅　陈茂君　段　丹　胡嘉玳　胡　雪　蒋　丽　李　红
李俊英　李雪梅　骆　姣　陶　琳　汪　霞　王　珏　万群芳
王艳琼　王乙舒　王　英　阳绪容　叶亚丽　岳志瑛　郑儒君

四川大学华西口腔医院

白沅艳　徐庆鸿

四川大学华西医院　三亚市人民医院｜四川大学华西三亚医院

王　千　吴小玲

三亚市人民医院｜四川大学华西三亚医院

陈　洁　陈　静　陈喜惠　陈雅琴　冯旭君　韩　艳　黄　菊
纪小惠　黎鸣桃　黎钟妹　李海平　李慧雅　梁国女　梁海丽
林　贝　林　芳　莫朝媚　苏林健　王淑芳　王堂香　王　妍
王振怡　魏兰玉　吴海葵　徐爱红　杨胡丽　叶少珠　张可妃
张美娟　张学娟　钟永皇

秘　　书 叶少珠　王　妍

《华西医学大系》总序

　　由四川大学华西临床医学院/华西医院（简称"华西"）与新华文轩出版传媒股份有限公司（简称"新华文轩"）共同策划、精心打造的《华西医学大系》陆续与读者见面了，这是双方强强联合，共同助力健康中国战略、推动文化大繁荣的重要举措。

　　百年华西，历经120多年的历史与沉淀，华西人在每一个历史时期均辛勤耕耘，全力奉献。改革开放以来，华西励精图治、奋进创新，坚守"关怀、服务"的理念，遵循"厚德精业、求实创新"的院训，为践行中国特色卫生与健康发展道路，全心全意为人民健康服务做出了积极努力和应有贡献，华西也由此成为了全国一流、世界知名的医（学）院。如何继续传承百年华西文化，如何最大化发挥华西优质医疗资源辐射作用？这是处在新时代站位的华西需要积极思考和探索的问题。

　　新华文轩，作为我国首家"A+H"出版传媒企业、中国出版发行业排头兵，一直都以传承弘扬中华文明、引领产业发展为使命，以坚持导向、服务人民为己任。进入新时代后，新华文轩提出了坚持精准出版、精细出版、精品出版的"三精"出版发展思路，全心全意为推动我国文化发展与繁荣做出了积极努力和应有贡献。如何充分发挥新华文轩的出版和渠道优势，不断满足人民日益增长的美好生活需要？这是新华文轩一直以来积极思考和探索的问题。

　　基于上述思考，四川大学华西临床医学院/华西医院与新华文轩出版传媒股份有限公司于2018年4月18日共同签署了战略合作协议，启动了《华西医学大系》出版项目并将其作为双方战略合作的重要方面和旗舰项目，共同向承担《华西医学大系》出版工作的四川科学技术出版社授予了"华西医学出版中心"铭牌。

人民健康是民族昌盛和国家富强的重要标志，没有全民健康，就没有全面小康，医疗卫生服务直接关系人民身体健康。医学出版是医药卫生事业发展的重要组成部分，不断总结医学经验，向学界、社会推广医学成果，普及医学知识，对我国医疗水平的整体提高、对国民健康素养的整体提升均具有重要的推动作用。华西与新华文轩作为国内有影响力的大型医学健康机构与大型文化传媒企业，深入贯彻落实健康中国战略、文化强国战略，积极开展跨界合作，联合打造《华西医学大系》，展示了双方共同助力健康中国战略的开阔视野、务实精神和坚定信心。

华西之所以能够成就中国医学界的"华西现象"，既在于党政同心、齐抓共管，又在于华西始终注重临床、教学、科研、管理这四个方面协调发展、齐头并进。教学是基础，科研是动力，医疗是中心，管理是保障，四者有机结合，使华西人才辈出，临床医疗水平不断提高，科研水平不断提升，管理方法不断创新，核心竞争力不断增强。

《华西医学大系》将全面系统深入展示华西医院在学术研究、临床诊疗、人才建设、管理创新、科学普及、社会贡献等方面的发展成就；是华西医院长期积累的医学知识产权与保护的重大项目，是华西医院品牌建设、文化建设的重大项目，也是讲好"华西故事"、展示"华西人"风采、弘扬"华西精神"的重大项目。

《华西医学大系》主要包括以下子系列。

①《学术精品系列》：总结华西医（学）院取得的学术成果，学术影响力强。②《临床实用技术系列》：主要介绍临床各方面的适宜技术、新

技术等，针对性、指导性强。③《医学科普系列》：聚焦百姓最关心的、最迫切需要的医学科普知识，以百姓喜闻乐见的方式呈现。④《医院管理创新系列》：展示华西医（学）院管理改革创新的系列成果，体现华西"厚德精业、求实创新"的院训，探索华西医院管理创新成果的产权保护，推广华西优秀的管理理念。⑤《精准医疗扶贫系列》：包括华西特色智力扶贫的相关内容，旨在提高贫困地区基层医院的临床诊疗水平。⑥《名医名家系列》：展示华西人的医学成就、贡献和风采，弘扬华西精神。⑦《百年华西系列》：聚焦百年华西历史，书写百年华西故事。

我们将以精益求精的精神和持之以恒的毅力精心打造《华西医学大系》，将华西的医学成果转化为出版成果，向西部、全国乃至海外传播，提升我国医疗资源均衡化水平，造福更多的患者，推动我国全民健康事业向更高的层次迈进。

《华西医学大系》编委会

2018年7月

序　言

护理是一项高度专业化的工作，要求护士具备一定的医学知识和丰富的专业技能。随着社会的发展和医疗技术的不断进步，护理已成为医疗过程中不可缺少的组成部分，在维护人民群众健康的工作中发挥着重要作用。

护理记录是医疗文件的重要组成部分之一，具有法律效力。各医院依据卫生部《病历书写基本规范》的要求，不同程度地推行了表格式护理病历书写规范，但护士常常面临患者集多种疾病为一体、病情变化复杂等问题，迫切需要相关指南为临床护士尤其是在关键环节中提供详细护理记录规范书写指导。

《护理关键环节文书要点》是一本非常实用的医学书籍，提供了全面的护理关键环节和文书要点介绍，涵盖了肿瘤科常见疾病、老年病科常见疾病、儿科常见疾病、口腔科常见疾病、急诊科常见疾病、急重症科常见疾病等内容。此书以案例导出疾病知识，使知识点更容易理解和记忆，避免枯燥乏味。同时，本书还提供了护理关键环节的文书记录要点，包括问题记录、质控分析和规范记录三个部分，涵盖了临床护理最常见、最实用的基础知识和专科记录要点。

本书学术顾问和作者均为业界资深的医疗护理专家，凝聚了多年的护理实践经验，结合最新的研究成果和临床实际情况，编写了这本实用护理手册，旨在帮助读者提高专业技能、护理质量和教学水平。

在此，我向所有参与本书编写和出版的人员表示衷心的感谢。全体编者均以高度认真负责的态度参加了本书编撰工作，但是医学护理领域的知识与技能更新换代迅速，我们将不断完善和更新本书内容。由于编撰时间较紧，书中的疏漏和不当之处在所难免，期望各位同人积极参与探讨，敬请广大读者批评指正。

四川大学华西医院　医院管理研究所

成翼娟

2023年6月

成翼娟，教授，主任护师，硕士研究生导师，四川省学术技术带头人，四川省卫生厅学术技术带头人。担任《中国护理管理》等多本学术期刊编委；发表论文164篇，主编/参编教材、专著30余部；获科研课题经费200余万元；获中华护理学会科技奖、四川省科技进步奖等6项；2012年获"全国第五届优秀科技工作者"称号；2013年获"第四十四届国际南丁格尔奖章"；2018年7月被评为"中国好医生好护士"月度人物。

中华护理学会第23届、第24届、第25届常务理事

中华护理学会灾害护理专委会原副主委，现顾问

四川大学华西医院管理研究所特聘教授

四川大学华西护理学院原院长

四川大学华西医院原护理部主任

四川省护理学会第七届、第八届理事长，现名誉理事长

前　言

护理文书是护士执业行为的反映，是记录对患者病情的观察及各项护理活动的客观资料，是衡量医护技术水平的依据之一，当患方对诊疗有争议时，护理文书起着重要的举证作用，具有法律效力。

为进一步提高护理文书质量，提升专业水平，由四川大学华西医院、四川大学口腔医院与三亚市人民医院｜四川大学华西三亚医院的医护专家联合编写了《护理关键环节文书要点》。

本书特点：①基于循证医学和循证护理，涵盖了肿瘤、老年、儿童、口腔、急重症等领域常见疾病在诊疗过程中关键环节的护理。②以临床问题为导向，根据疾病的特点和患者个体差异，在进行综合、详细地质控分析后再引导规范的文书记录。③针对特殊、重大突发事件的处理难点，制定了应急预案。本书兼具知识性和实用性，可作为护理学院的教材，也可作为临床实习护士、临床护士以及护理文书质量控制的工具书。

本书得到了国内知名医护专家的指导，在编书过程中，参与编写和出版的人员倾注了大量的心血，在此表示诚挚的感谢！由于时间仓促，错漏之处难免，敬请同道指正，以利不断改进和完善。

四川大学华西医院

三亚市人民医院｜四川大学华西三亚医院

吴小玲

2023年6月

吴小玲，教授，主任护师，原四川大学华西医院呼吸与危重症医学科护士长，现任三亚市人民医院|四川大学华西三亚医院院长助理。发表论文百余篇，主编/副主编/参编专著、教材近20部；参与制定诊疗或护理专家共识/指南4项；参与海南省等级医院评审；主研/参研课题数项，其中2项获四川省科技进步一等奖、三等奖；获国家发明专利6项、实用新型专利20余项，其中10余项已成果转化。

全国呼吸与危重症专科护理联盟副主席

中国肺康复护理联盟副盟主

国家卫生健康委人才交流服务中心全国护士执业资格考试题库建设专家

四川省等级医院评审专家

四川省第二届健康科普专家

四川省康复医学会理事

四川省康复医学会呼吸分会副会长

四川省康复医学会呼吸护理专委会主任委员

海南省卫生健康行业科研项目评审专家

海南省自由贸易港E类人才（柔性引进）

成都市医疗事故技术鉴定专家

目　录

第一篇

护理文书规则

通识篇

第一章

护理文书规则

【病例】

患者，男，78 岁，以"左侧全髋置换术后 5 月，发热伴左髋关节疼痛 5 天"为主诉入院。×年 4 月 11 日 19：19 急诊以"左髋关节置换术后假体周围感染"收入骨科，4 月 12 日在全麻下行"左髋关节感染病灶清除 + 股骨头更换 + 置管冲洗术"。术中植入 ×× 公司髋关节假体 ×× 陶瓷球头，手术顺利，予预防感染、止痛、预防血栓等治疗。4 月 15 日患者血氧饱和度下降，非吸氧状态低至 85%，吸氧后可升至 100%，急诊行 CT 检查示胸腔积液，超声引导下行胸腔引流。患者目前仍间断咳嗽，痰液量较少，仍感呼吸困难、乏力，无畏寒发热，未再咯血及痰中带血。查体见 T 36.6℃，P 122 次/分，R 23 次/分，BP 130/63 mmHg，SpO$_2$ 98%[①]，神志清楚，精神差，双肺呼吸音增粗，可闻及少许湿啰音，心律齐，腹软，双下肢无水

---

① T：体温；P 或 HR：脉搏或心率；R 或者 RR：呼吸频率；BP：血压；SpO$_2$：血氧饱和度。1 mmHg≈0.133 kpa。

肿，双侧胸腔引流管固定在位，纱布覆盖，无渗血渗液，引流袋内可见黄色引流液。于 4 月 20 日转入呼吸科病房继续治疗，转入诊断：①重症肺炎；②左髋关节置换术后假体周围染（金黄色葡萄球菌）；③呼吸衰竭；④肝功能不全；⑤肾功能不全；⑥抑郁症；⑦皮肌炎；⑧冠状动脉粥样硬化；⑨心脏内膜钙化；⑩低蛋白血症；⑪中度贫血；⑫双侧胸腔积液；⑬肺部感染；⑭右肱骨肿物性质待定；⑮电解质紊乱；⑯心功能不全。

【概述】

护理工作是医疗卫生事业的重要组成部分，护理文书是患者诊疗的记录，是护理人员工作行为的记录，是护理质量评价的重要依据，也是举证责任倒置的重要证据，具有临床医疗、护理、教学及科研价值。国务院 2018 年制定的《医疗纠纷预防和处理条例》第十六条明确规定患者可复制"国务院卫生主管部门规定的其他属于病历的全部资料"，也就是说患者可以复制全部病历，不再区分病历材料的主、客观；因此，医护人员需及时、准确、客观、真实地书写病历资料，严肃认真对待病历资料的书写和保存工作。

一、患者转科交接护理记录单

1. 转出科室

（1）问题记录：①转出科室未填写生命体征栏中 SpO_2；②伤口情况未勾选；③打印名字处未签名。

（2）质控分析：①各项记录单应客观、真实、准确、及时、规范、完整；住院患者行院内转科时，需进行转科前后的评估，并填写《患者转科护理交接记录单》。②《患者转科护理交接记录单》应包含"转出科室填写、转入科室核实/填写"，并由双方签字确认。

（3）规范记录：①患者转出时在鼻塞吸氧 3 L/min 情况下测量

SpO_2 为 93%，在 SpO_2 处填写 "93%"。②患者留置双侧胸腔闭式引流管，伤口敷料清洁干燥，故伤口情况勾选 "清洁干燥"。③护理人员审核后及时打印，并在打印名字后手写签全名。

2. 转入科室

（1）问题记录：①"皮肤情况之其他"处手写添加"腹部多处陈旧性手术瘢痕"。②转入科室护士签名为委托培养（简称委培）的无执业证书人员。

（2）质控分析：①已书写的文书或已打印的文书出现错字时，应用双横线划在错字上，保留原记录清楚、可辨，修改人签名，并注明修改时间。不得采用刮、粘、涂等方法掩盖或去除原来的字迹。转入、转出科室有争议的内容，应当双方当面确认，核实清楚内容。如无法解决，应报相应科护士长予以协助确认，必要时报护理部。转科/手术交接完成后发现的护理问题，由接班的护理单元负责。②护理文书应按照规定内容书写，由相应执业注册护士签名。实习护士、无执业证书护士书写的护理文书应由执业注册护士审核修改后签名；进修护士经护理部、科室考核合格报护理部备案后可独立书写护理病历，考核不合格者应当经过在本医疗机构合法执业的带教护士审阅、修改并签名。使用电子病历的护理单元，护士应登录自己的医院管理信息系统（HIS）账号进行书写和执行医嘱，用后及时退出账号；严禁使用他人账号书写护理文书及执行医嘱。

（3）规范记录：①带教老师及无执业证书人员一起参与与骨科护士的床旁交接，患者腹部陈旧性手术瘢痕与交班护士核实属真实情况，骨科护士在电脑上添加以上内容后重新打印并签名，也可骨科护士在已打印的交接单上手写添加，修改人签名，并注明修改时间。②委培无执业证书人员签名后需带教老师审核修改并签名。

二、各项风险评估及沟通表

1. 自理能力风险因素评估表（Barthel 指数评定量表）

（1）问题记录：漏评。

（2）质控分析：患者入院/转科需进行患者自理能力评定，病情变化时及时修订。

（3）规范记录：立即重新评定。

2. 压力性损伤风险评估（Braden 量表）及管理表

（1）问题记录：①"移动"勾选"移动轻微受限"与自理能力风险因素评估表中"修饰"及"穿衣"勾选"需极大帮助"矛盾。②患者行"左髋关节感染病灶清除＋股骨头更换＋置管冲洗术"后，左侧髋部压红，压之褪色，却在"摩擦力和剪切力"勾选"无明显问题"。③评估分值 13 分，未建立"压力性损伤风险护患沟通单"，未打印签字。

（2）质控分析：①各项评估表中所涉及内容应相呼应，各项评估均应根据患者病情及诊疗情况动态进行评估。②评估内容应客观、真实。③除营养风险筛查外，其余风险评估为高风险患者，需与患方签署相应的护患沟通表，且护患沟通表上，患方签字者应为有民事行为能力的患者本人或授权委托人。当评估结果显示风险增加时，应再次签署护患沟通表；高风险患者的评估单在患者出院时需及时打印并随病历归档。

（3）规范记录：①移动栏勾选"移动受限"，"摩擦力和剪切力"栏勾选"有问题"。②修改后的 Braden 量表为 12 分，建立"压力性损伤风险护患沟通单"，填写"难免压力性损伤申报表"，打印完毕，护理人员手写签字并向患者及家属宣教，患者本人或授权委托人签字。

3. 营养风险筛查评估

（1）问题记录：选择"营养风险筛查评估表"（NRS 2002）进

行评估，其中体重栏空项。

（2）质控分析：患者卧床不能测量体重，评估量表选择错误。0～18岁选择儿童营养不良风险筛查量表（the screening tool for the assessment of malnutrition in paediatrics，STAMP）；18～90岁可选择NRS 2002量表（应知晓患者身高及体重情况，不适用于18岁以下及90岁以上、神志不清者）；微型营养评价简表（MNA－SF），不能取得BMI时可通过测量小腿围进行评估。

图1－1－1为四川大学华西医院部分表格图示。

NRS2002营养风险筛查表

科室名称：**呼吸与危重症医学科**	病历号：00××××1	床 位：007床	入院日期：20××-××-××
姓 名：梁××	性 别：男	年 龄：60岁	

适用对象：18～90岁，住院1天以上，次日8时前未行手术，神志清者　　　是

排除对象：18岁以下，90岁以上，住院不过夜，次日8时前行手术，神志不清

（一）主要诊断：肺恶性肿瘤；肺恶性肿瘤

评分0分，正常营养状况。正常营养需求。

评分1分，营养需要量轻度增加：☐COFD急诊发作或伴有并发症者　　　☐肝硬化急性发作或有并发症者

　　　☑其它慢性疾病急性发作或有并发症者　　☐髋骨骨折

　　　☐血液透析　　　☐实体恶性肿瘤患者

评分2分，营养需要量中度增加：☐腹部大手术　☐脑卒中　☐重症肺炎　☐血液恶性肿瘤

评分3分，营养需要量重度增加：☐颅脑损伤　☐骨髓移植　☐APACHE评分大于10分的ICU患者

　*小结：疾病评分：1分

（二）营养状况受损评分

　1. 人体测量：身高(经过校正的标尺，校正至0.5cm)　1.63　　m(免鞋)

　　　　　　体重(经过校正的标尺，校正至0.2kg)　60　　kg(空腹、病房衣服、棉鞋)

　　　　　　BMI　18.82　　kg/m²（<18.5，3分）

　*小结：　　　0　分

　2. 近期(1～3个月)体重是否下降？　是　　　若是，体重下降　7.5　　kg

　体重下降>5%是在　　　　　1个月内（3分）

　**小结　　3分

　3. 一周内进食量是否减少？　是

　　　如果减少：较从前减少　51%～75%（2分）

　**小结：　2分

　综合：营养受损评分　　3分　　（注：上述3个小结评分中取1个最高值）

（三）年龄评分(≥70 岁为1分，否则为0分)	0 分
（四）**营养风险总评分：** 4 分 （疾病评分+营养状况受损评分+年龄评分） **是否有营养风险：** 是 （有营养风险总分≥3 分）	

筛查人：×××

筛查日期时间：20××-××-×× ××:××:00

图 1-1-1 部分表格图示

（3）规范记录：测量小腿围，选择 MNA-SF 表进行评估。

4. 疼痛评估

（1）问题记录：①患者胸部及左侧髋部疼痛，"疼痛部位" 勾选 "胸部"。②评分为 5 分，无对症用药等处理记录。

（2）质控分析：①所有住院患者在入院时均应进行疼痛评估，疼痛评估项应包括部位、强度、性质、发作和持续时间、加重和缓解因素等，并在入院评估单（转科患者记录在入院护理记录中）上记录。②如果患者无疼痛，评分为 "0" 分，不填写疼痛部位及性质，住院期间可不再进行评估；如果有疼痛，应动态评估，至少每天评估 1 次，并记录在生命体征单及护理记录中。重度疼痛（≥4 分）通知医生进行处理，处理后及时复评。复评时间为静脉用药后 15 min，肌注后 30 min，口服用药后 1 h，复评疼痛评分记录在 "疼痛处理后再评分"。

（3）规范记录：①疼痛部位无左侧髋部选项，故 "部位" 勾选 "其他"。②复核患者疼痛评估为 2 分，疼痛暂可忍受，暂不需用药等处理。

5. 非计划拔管风险评估

（1）问题记录："管道固定方式" 同时勾选 "固定器" 及 "胶布"。

（2）质控分析：如果患者有多个管道，则 "管道数量" 和 "管道固定方式" 按照得分最高的一个管道计分。即每根管道勾选一种针对该管道而言的最牢固的固定方式，比如同时采取缝线、胶布、固定器三种固定方式，则勾选"缝线固定"为其最牢固方式；多根管道时选择针对每一种管道而言最牢固的固定方式。

（3）规范记录：该患者两根胸腔引流管均采取"胶布＋固定器"固定，故勾选"固定器"。

6. 华西"心晴"指数评估

（1）问题记录：患者有抑郁症病史，但未进行"心晴"指数评估。

（2）质控分析：应及时发现有情绪问题、自杀高风险患者，保证后续医疗顺利开展，提高综合医院非精神科患者心理问题的识别率。15 岁以上意识清楚的住院患者需行"心晴"指数评估。该量表为自评量表，自评有困难者可由医务人员询问完成，医务人员切不可以根据自己和患者交谈后的印象自行替患者完成。特别关注那些评分结果为中、重度风险的患者，对单项得分超过 3 分的患者也要进行关注，即使他的总分没有达到中、重度风险。对收到预警的高风险患者分数进行核实，以免患者因不理解题意等原因误答。对测评为 0 分的患者也请给予及时的关注，落实 0 分结果是否比较准确地反映了患者的真实情况。

（3）规范记录：进行"心晴"指数评估，评分为 2 分。

三、生命体征单

1. 体温

（1）问题记录：患者发热，最高体温 39.2℃，肌内注射退热药退热后生命体征单未绘制降温后的体温，生命体征单上每日绘制次数 4 次。

（2）质控分析：新入／转入／术后等 3 日内患者每天至少测量并记录 4 次体温、脉搏、呼吸；中低发热（37℃＜T＜39℃）患者每日测 4 次；高热（≥39℃）患者每日测 6 次，直至连续 3 天正常；其他体温正常者，每日测量记录 2 次；病情变化随时测量。药物或物理降温后半小时应重测体温。

（3）规范记录：患者体温 39.2℃，肌内注射柴胡注射液后体温逐渐降至 38.3℃，降温后的体温绘制在同一时间栏的"降温"处；生命体征单上每日绘制 6 次，直至连续 3 天正常。

2. 血压

（1）问题记录：医嘱"测血压 tid"，仅在护理记录中记录而生命体征单上未体现。

（2）质控分析：入院/转入当天应当有 1 次血压记录。医嘱要求监测的血压，qd、bid、tid 及 qid 频次的血压应记录在生命体征单上（医嘱频次 >4 次，则生命体征单无法记录的应记录在护理记录单中）。如患者拒测血压，应在血压栏内注明"拒测"。生命体征单上应每周至少有 1 次血压记录。

（3）规范记录：每日遵医嘱测量血压后，及时登记在生命体征单上。

3. 疼痛

（1）问题记录：漏登记。

（2）质控分析：行疼痛评估后，在 HIS 系统的生命体征单选择相应时间填写疼痛评分分值、部位、性质等，在生命体征单和疼痛管理单上将有相应数据曲线生成。如疼痛评分为"0"分，可不填写疼痛部位、性质。重度疼痛处理后复评的疼痛评分记在同一时间栏的"疼痛处理后再评分"一栏中，系统自动生成疼痛处理图标。

（3）规范记录：疼痛评估后同步登记在生命体征单上。

四、护理记录

1. 关键要素记录（记录频次）

（1）问题记录：护理记录时间点为 7：00、9：00、11：00、13：00，且多个患者记录时间点均为该时间。

（2）质控分析：按护理记录单书写制度规范，安置心电监护、使用呼吸机的患者至少每 2 h 记录 1 次生命体征，至少每班记录 1 次病情，病情有变化时应随时记录；多个患者均在同一时间记录的可行性存疑。可回看心电监护仪记录数据以核实。

（3）规范记录：合理安排临床工作，据实际时间记录。

2. **关键要素记录（内容一致性）**

（1）问题记录：护理记录表中"意识"勾选"嗜睡"，SpO_2 填写为"90%"，但护理记录框内记录为"患者神志清楚"，SpO_2 为"95%"。

（2）质控分析：护理记录表中意识及生命体征应为书写记录当时的生命体征，且应与护理记录框内容一致。

（3）规范记录：核实患者意识为"清醒"，书写当时 SpO_2 为 95%，修订护理记录表中 SpO_2 为 95%。

3. **关键要素记录（血气记录）**

（1）问题记录：仅记录患者床旁血气分析结果。

（2）质控分析：做血气分析时应关注患者氧疗及主诉情况，并如实记录。

（3）规范记录：患者神志清楚，持续鼻塞吸氧 2 L/min，急查床旁血气分析提示酸碱度 7.486，氧分压 91.8 mmHg，二氧化碳分压 32.7 mmHg，氧饱和度 98.7%，碳酸氢根浓度 27.8 mmol/L；床旁心电监护示指脉氧饱和度为 95%，自述无呼吸困难等不适，继续观察。

4. **关键要素记录（置管记录）**

（1）问题记录：各班次均记录为"胸背部左右两侧均带入胸腔引流管（均 4 月 15 日安置）；右侧胸腔引流管置入深度 12 cm，左侧胸腔引流管外露 8 cm，置管处均持续无菌敷料保护，穿刺处皮肤轻微发红，右侧胸腔引流管置管 5 点钟方向可见 1×2 cm 破皮，左侧胸腔引流管周围皮肤散在破皮，已结痂"。

（2）质控分析：①置管部位为"胸背部左右两侧"的描述欠准

确，经核实患者置管部位为左侧腋中线第4～5肋间，右侧腋后线第5～6肋间；管道名称为"胸腔引流管"的描述欠规范，应描述为"胸腔闭式引流管"。②各班次均记录"带入"及"均4月15日安置"，管道来源及安置时间仅在转入当时记录即可。③两根胸腔引流管一根仅记录置入深度，另一根仅记录外露深度，应同时记录置入深度及外露长度，无法记录置入深度的应记录外露长度，经核实患者右侧引流管置入深度12 cm、外露6 cm，左侧胸腔引流管置管深度不详、外露8 cm。④"持续无菌敷料保护，穿刺处皮肤轻微发红"，敷料情况未描述，应描述是透明敷料还是纱布敷料。如为纱布敷料，每班需反复揭开纱布查看有无感染及脱管风险，有无皮肤发红，患者有无瘙痒等不适；经核实，患者使用透明无菌敷料。⑤破皮大小描述为"1×2 cm"不规范，应描述为"1 cm×2 cm"或者"1×2 cm^2"；破皮的原因未描述，是否属于医用黏胶相关皮肤损伤？右侧破皮有无渗血、渗液、异味也未描述。⑥管道固定及引流情况未记录，且缺乏相关宣教的记录。

（3）规范记录：患者带入左侧腋中线第4～5肋间、右侧腋后线第5～6肋间两根胸腔闭式引流管，均于4月15日安置；右侧引流管置入深度12 cm、外露6 cm，左侧胸腔引流管置管深度不详、外露8 cm，置管处均持续无菌透明敷料保护，敷料均清洁干燥，均未见渗血及渗液，穿刺处皮肤均轻微发红，自述无瘙痒；右侧胸腔引流管置管5点钟方向可见1 cm×2 cm破皮，左侧胸腔引流管周围皮肤散在破皮，破皮均已结痂，自述为胶布过敏所致；管道均妥善固定，引流均通畅，右侧引流出黄色清亮液体，左侧引流出黄色浑浊液体，已行留置管道相关宣教，特别指导缓慢改变体位，管道勿牵拉打折，防止管道脱落，保持大便通畅，勿用力解大便，如何有效咳嗽咳痰等。

5. 关键要素记录（医嘱执行时间）

（1）问题记录：患者述置管处疼痛，遵医嘱予以曲马多肌内注射，医嘱时间 16:03，执行时间 16:20，记录时间 16:15。

（2）质控分析：医嘱应由医师下达，经医师签名后生效，应及时执行医嘱，严格执行患者身份识别制度与查对制度，准确执行医嘱。即刻医嘱（st）应在医嘱开出后 15 min 内及时执行并签字，对有疑问的医嘱，护士须核实无误后方可执行。应先执行医嘱后进行护理记录。因抢救未能及时书写危重患者护理记录的，抢救护士应当在抢救结束后 6 h 内据实补记，并加以注明如"补抢救记录"。

（3）规范记录：16:00 患者述置管处疼痛难忍受，疼痛评分 5 分，遵医嘱予以曲马多肌内注射，行用药及疼痛相关宣教，特别指导勿紧张，遵医嘱继续观察。（疼痛评估情况同步生命体征单）

6. 关键要素记录（口服药补钾）

（1）问题记录：生化示血钾 4.6 mmol/L，长期口服补钾 20 ml tid。

（2）质控分析：血钾异常，应核实患者主诉有无口周和四肢麻木、疲乏虚弱、肌肉酸疼、肢体苍白、皮肤湿冷等异常感受，是否遵医嘱服药，是否使用利尿剂，找主管医生核实是否停药或者减量，做好交接班及记录。

（3）规范记录：患者神志清楚，今日复查生化示血钾 4.6 mmol/L，自述今晨误以为未服药而追加服钾 1 次，现无口周和四肢麻木等不适。按计划静脉推注速尿 20 mg qd，遵医嘱暂停补钾，拟次日再次复查生化，加强宣教，特别指导勿自行加减药量、遵医嘱服药，如有不适立即通知医务人员。

7. 关键要素记录（拔管后评估及记录）

（1）问题记录：①患者拔除双侧胸腔引流管，非计划拔管风险评估单未作总结。②已复评日常生活自理能力等各项评估表但未记录。③未修订护理计划单。

（2）质控分析：①管道增加或者减少后应修订非计划拔管风险评估表，所有管道拔除后应勾选"患者所有管道已拔除"，同时填写日期及签名。②各项评估表复评后均应记录且体现个体化的健康宣教。③护理计划单管道护理栏不再勾选"引流管护理"。

（3）规范记录：①非计划风险评估单勾选"患者所有管道已拔除"并填写日期及签名。②护理记录中记录最新的各项评分及个体化宣教情况。③重新修订护理计划单。

8. 关键要素记录（转科/出院时评估）

（1）问题记录：①患者出院时未行静脉血栓风险评估。②跌倒风险评估未勾选"患者结果/结局"。③压力性损伤风险评估表、非计划拔管风险评估表未打印。

（2）质控分析：转科/出院时应行静脉血栓风险评估，跌倒风险评估、静脉血栓风险评估需勾选"患者结果/结局"。跌倒风险评估≥4分、压力性损伤风险评估≤14分、非计划拔管风险评估＞18分，自理能力风险因素评估表、静脉血栓风险评估表均需在转科/出院时打印存档；危重患者及特殊患者护理记录根据需要及时打印；其他护理记录可在转科/出院时打印，特殊情况应及时打印；封存病历时，所有的护理表单（含各类护理评估单）均应打印。

（3）规范记录：①按要求复评静脉血栓风险，跌倒风险评估勾选"患者未发生跌倒"。②打印压力性损伤风险评估表、非计划拔管风险评估表并签字归档。

（敖冬梅　吴小玲）

参考文献

[1] 董笑菊，陈然，于文双. 护理行为导致医疗纠纷的风险因素分析及防范措施 [J]. 护理实践与研究，2008，5（19）：58.

[2] 李云峰，刘婷，臧渝梨. 护理记录结构化分析及其与国际护理实践分类的比照研究 [J]. 护理学杂志，2011（19）：1-4.

[3] 高瑞英. 护理文件中常见缺陷的调查与分析 [J]. 健康必读（下旬刊），2011（12）：100.

[4] 康小宁. 护理行为中的医疗纠纷风险因素及其防范措施 [J]. 福建医药杂志，2009，31（1）：169.

［5］张帆，卫学莉，李丽静. 关于《医疗纠纷预防和处理条例》的几点认识与思考 ［J］. 中国卫生法制，2019，27（4）：79－82.

［6］程雪莲，陈俊宏.《医疗纠纷预防和处理条例》的法律义务解析［J］. 医学与法学，2021，13（4）：8－11.

［7］李戈，刘洪，高闻捷，等. 对一起未按规定书写病历资料案件行政处罚的浅析 ［J］. 中国卫生法制，2021，29（4）：109－111.

［8］辛红梅，赵振红，郭蕊. 护理文书与法律责任［J］. 基层医学论坛，2011，15（9）：264－265.

［9］刘秋英. 320 份精神科护理文书存在的问题及对策［J］. 中国急救医学，2015，35（z2）：201－202.

［10］赵莉. 科室护理文书质控管理［J］. 护理学杂志，2008，23（1）：64.

［11］张玉英. 护理文书书写规范［M］. 昆明：云南科技出版社，2018.

［12］湖南省卫生厅. 护理文书书写规范及管理规定［M］. 长沙：湖南科学技术出版社，2004.

［13］解晓明. 现代医院制度管理（精装）［M］. 西安：西安交通大学出版社，2007.

第二章

入院首次评估中关键要素之通识

【病例】

患者，男，67 岁，因"反复咯血 3$^+$ 年，复发加重 5 天，大咯血 1 天"于 ×年 2 月 23 日 10:18 由急诊以"咯血待诊"收入院。平车推入病房，带入垂体后叶稀释液以 8 ml/h、硝酸甘油稀释液以 5 ml/h、甲磺酸酚妥拉明稀释液以 0.5 ml/h 静脉微量泵泵入。

【概述】

入院护理评估是护士对新入院患者进行综合、全面评估的过程，是整体护理程序中首要的一环，只有准确而客观的入院护理评估，才能为护理诊断提供可靠的依据，为护理措施的实施打下良好的基础，使患者得到及时、高效、优质的护理服务。正确、全面的入院评估记录有利于举证责任倒置，能够保护护患双方的合法权益。

一、基本信息

1. 入院方式

（1）问题记录：入科性质选的"平诊"。

（2）质控分析：系统默认入科性质为平诊，患者实际由急诊收入病房。

（3）规范记录：修改入科性质为"急诊"。

2. 联系人

1）问题记录

联系人 1：李××，关系：本人，电话号码：134××××205

联系人 2：陈×，关系：兄弟姊妹，电话号码：02885×××671

2）质控分析

联系人 1 为患者本人欠妥；联系人 2 电话号码为座机，家属不能保证 24 h 在座机旁，影响医护与家属的紧急沟通，且联系人 2 与患者关系不明确。

3）规范记录

联系人 1：李×，关系：父子，电话号码：138××××113

联系人 2：李×，关系：兄弟，电话号码：151××××809

二、一般情况

1. 生命体征中血压的评估

（1）问题记录：生命体征中血压为 149/82 mmHg，而专科评估的描述为"自诉有'高血压'病史，自行口服降压药，血压控制可"。

（2）质控分析：未描述患者有无高血压症状、具体服药情况。

（3）规范记录：患者有"高血压"病史 15 年，长期服用苯磺酸氨氯地平，近期血压控制可，入院时测血压 149/82 mmHg，未感头晕、头痛不适。

2. 体重的评估

（1）问题记录：体重 43.5 kg。

（2）质控分析：从基本信息可知患者为平车推入院，咯血，正在泵入止血药物，入院当时无法测量体重，该体重是患者 2 月前测量，不能反映当前情况。护理书写制度中规定，因病情无法测量体重时，用"卧床""轮椅""平车"表示。

（3）规范记录：平车。

3. 沟通能力的评估

（1）问题记录："沟通能力异常"填写的"听力障碍"。

（2）质控分析：结合专科评估，未对患者的听力情况作详细描述，无法了解患者听力障碍程度。

表 1－2－1 为听力障碍分级表。

表 1－2－1　听力障碍分级表

分级	健耳的听力阈值（dB）	多数成年人在安静环境下的听力体验	多数成年人在噪声环境下的听力体验
正常听力	＜20	听声音没有问题	听声音没有问题或几乎没有问题
轻度听力损失	20～＜35	谈话没有问题	可能听不清谈话声
中度听力损失	35～＜50	可能听不清谈话声	在谈话中有困难
中重度听力损失	50～＜65	在谈话中有困难，提高音量后可以正常交流	大部分谈话都很困难
重度听力损失	65～＜80	谈话大部分内容都听不到，即便提高音量也不能改善	参与谈话非常困难
极重度听力损失	80～＜95	听到声音极度困难	听不到谈话声
完全听力损失/全聋	≥95	听不到言语声和大部分环境声	听不到言语声和大部分环境声
单侧聋	健耳＜20 患耳≥35	除非声音靠近较差的耳朵，否则不会有问题。可能存在声源定位困难	可能在言语声、对话中和声源定位存在困难

（3）规范记录：患者右耳听力下降，中度耳聋，未使用助听设备。左耳听力正常。

4．大便情况评估

（1）问题记录："大便状况异常：腹泻"，而体温单上记录大便次数填写"1"。

（2）质控分析：结合专科评估，未对患者每日腹泻次数、量、性状、有无里急后重、发作频度及持续时间作描述。大便每 24 h 记录 1 次，应当每日下午询问大便次数，并记录在当日的日期栏内。患者未解大便，以"0"表示。灌肠后大便以"E"表示，分子记录大便次数，如"0/E"表示灌肠后无排便，"1/E"表示灌肠后大便 1 次，"1 1/E"表示自行排便 1 次，灌肠后又排便 1 次。"※"表示大便失禁，"☆"表示人工肛门。

（3）规范记录："腹泻，解黄色水样便 3～4 次/日，入院前 1 日 14：00 到入院当日 14：00 共计解便 3 次，具体量不详"；体温单上大便次数填写"3"。

三、风险评估

1．静脉血栓栓塞症（VTE）风险评估

（1）问题记录：静脉血栓栓塞症风险评估表（Caprini 评估表）及管理表之"一般情况"栏同时勾选"卧床的内科患者 1 分"及"限制卧床 2 分"两个条目导致累计加分。

（2）质控分析：两个条目不可同时勾选，患者目前咯血需要"限制卧床"。

（3）规范记录：只勾选"限制卧床"，记 2 分。

2．跌倒风险评估

1）跌倒风险评估 1

（1）问题记录：跌倒风险因素评估及管理表之评估内容栏勾选"双眼视力障碍"与一般情况中活动状况栏中未体现。

（2）质控分析：跌倒风险因素评估表中内容应与一般情况中所涉及内容相呼应；经核实患者无视力障碍，未仔细检查导致勾选错误。

（3）规范记录：取消勾选"双眼视力障碍"。记录实际评分。

2）跌倒风险评估 2

（1）问题记录：跌倒风险因素评估及管理表之评估内容栏未勾选"依从性低或沟通障碍"与一般情况中勾选"听力障碍"相矛盾。

（2）质控分析：跌倒风险因素评估表中内容应与一般情况中所涉及内容相呼应。

（3）规范记录：增加勾选"依从性低或沟通障碍"。

四、评估完成时间

（1）问题记录：入院护理评估单完成时间"15：00"。

（2）质控分析：评估完成时间不规范，该病例急诊入院时间为 2 月 23 日 10：18，记录完成时间近 6 h。根据相关记录规范，入院护理评估应在患者入院后 4 h 内（急诊入院患者 2 h 内）由收治的当班护士完成；入院护理评估完成后，应及时打印，并由患方对评估单记录的内容确认签字，签字者应为有民事行为能力的患者本人或授权委托人，评估护士也应确认签字。

（3）规范记录：当班责任护士在收治急诊患者后 2 h 内完成入院护理评估，并及时打印归病历存档。

（敖冬梅　吴小玲）

参考文献

[1] 朱秀勤，李帼英. 内科护理细节管理［M］. 北京：人民军医出版社，2015.

[2] 童志荣. 不良事件危险因子评分记录在首次护理评估单中的应用［J］. 中外健康文摘，2012，9（13）：408-408.

[3] 刘继兰. 护理评估的内容和实践［J］. 上海护理，2018，18（9）：5-7.

［4］李冰. 临床新入院患者护理评估与管理［J］. 护理实践与研究，2017，14（4）：15－17.

［5］丁瑜. 入院评估标示系统在降低老年住院患者护理不良事件发生率中的作用［J］. 解放军护理杂志，2015（6）：42－44，48.

［6］何春渝. 病人入院护理评估中的缺陷及干预措施［J］. 中国护理管理，2006，6（5）：32－33.

［7］张建莉. PDCA 循环方式在患者入院护理评估中的应用［J］. 中国保健营养，2016，26（15）：201－202.

［8］周荷英，龙福德. 病人入院护理评估单存在的问题及建议［J］. 全科护理，2012，10（19）：1796－1797.

［9］高月华. 护理质量控制对于入院护理评估存在问题的改进作用［J］. 河北医药，2009，31（3）：371－372.

［10］霍世英，黄叶莉，杨小燕，等. 规范护理入院评估的实践与效果［J］. 中国护理管理，2013（z1）：119－120.

第二篇

肿瘤科常见疾病护理关键环节的
文书要点

第一章

癌性爆发痛

【病例】

患者，男，50 岁，因"前列腺恶性肿瘤化疗后肺转移、骨转移1 月，重度癌痛"，轮椅推入院，院外带入 PICC 导管。患者 2019 年7 月因尿频、尿急、尿痛及血尿于我院门诊行盆腔 PET/CT 显示：前列腺包块。前列腺穿刺病检结果提示前列腺癌，行化疗后，2022年 7 月患者出现腰背部疼痛，口服盐酸曲马多缓释片 200mg q12h 止痛，口服止痛药后疼痛未缓解，每天疼痛评分 8 分的时间约 2 h。患者夜间睡眠差，饮食差，为求进一步治疗于今日入院。

【概述】

在癌痛患者中，癌性爆发痛（breakthrough cancer pain，BTcP）的发生率为 33% ~ 95%。BTcP 不仅严重影响患者的日常活动，导致生存质量、治疗依从性的下降，还会增加医疗资源的支出，而且常常提示临床预后较差且对阿片类药物治疗的抗拒。1990 年，Portenoy 等首先提出 BTcP 的定义，是指在阿片类药物治疗疼痛稳定基础上出现的短暂性疼痛加重。《癌性爆发痛专家共识（2019 年版）》提出 BTcP 的诊断标准如下：①在过去的 1 周患者是否存在持续性疼痛（背景痛）；②在过去的 1 周患者的背景痛是否充分控制（数字化疼痛评分 ≤3 分）；③患者是否存在短暂疼痛加重的现象（数字化疼痛评分 ≥4 分）。若上述问题的答案均为"是"，则可确诊患者存在 BTcP。即上述 3 个条件需全部符合，患者才可确诊存在 BTcP。

【护理评估】

一、入院首次护理评估

（一）专科评估

1. 问题记录

患者神志清楚，精神差，诉腰背部疼痛不适 1 月，疼痛评分 4～6 分，院外自行口服盐酸曲马多缓释片 200 mg 止痛治疗，1 日 2 次，服药后仍感疼痛不适，疼痛评分 8 分。院外带入 PICC 置管，管道固定稳妥。辅助检查：胸部 CT 示，右下肺门见软组织肿块影，周围见少许条索影及斑片影；右侧胸腔中量积液。盆腔 PET/CT 显示，前列腺包块。

2. 质控分析

（1）患者疼痛时口服盐酸曲马多缓释片，服药依从性未描述，未具体询问病史。

（2）患者疼痛时情绪及心理状态未描述，用药后是否有副作用未询问。

（3）患者持续口服盐酸曲马多缓释片后疼痛是否有缓解，缓解后评分未描述。出现爆发痛，未写明爆发痛持续时间，未描述疼痛性质。

3. 规范记录

患者神志清醒，精神差，情绪稳定，诉腰背部阵发性疼痛不适

1月，疼痛评分4分，口服盐酸曲马多缓释片20 mg，1日2次，无便秘及恶心呕吐不适。患者每日按时定量口服用药，用药后疼痛缓解，评分2分。每日4次癌性爆发痛，腰部阵发性疼痛持续时间约30 min，疼痛评分8分。患者睡眠评分7分，为失眠状态，华西"心晴"指数评分18分，为高危，已请心理卫生中心会诊。患者院外带入PICC置管，管道固定稳妥，敷料清洁干燥。辅助检查：胸部CT示，右下肺门见软组织肿块影，周围见少许条索影及斑片影；右侧胸腔中量积液。PET/CT显示，前列腺包块。胸部CT考虑（前列腺）肺及骨转移。患者自诉已患前列腺癌3年，已行化疗。

（二）护理处置

1. 问题记录

特别指导：防火防盗，疫情防控，陪伴管理。

2. 质控分析

（1）特别指导是针对该患者个体疾病、生理和心理的指导。

（2）用药指导作为癌痛管理最重要的内容之一，应重点描述规范用药及用药后副作用的观察。

3. 规范记录

指导患者定时定量规范用药，观察用药后有无副作用，发生爆发痛时及时告知医护人员处理。

二、住院关键环节的护理记录

1. 入院时护理记录

（1）问题记录：患者神志清楚，精神差，情绪稳定，院外带入PICC置管，管道稳妥通畅，敷料清洁干燥。自诉腰背部疼痛不适，疼痛评分4分，遵医嘱予以口服盐酸曲马多缓释片20 mg q12h。华西"心晴"指数评分18分，为重度不良情绪；VTE风险评估7分，为血栓高危；跌倒风险评估5分，为跌倒高危；生活自理能力评估

45 分，为中度依赖；压力性损伤风险评估 14 分，为中度危险；营养风险筛查 5 分，有营养风险。均已行相关健康宣教。

（2）质控分析：①入院时护理记录应根据主要护理问题优先，即"首优"排序的原则。②患者出现异常体征/主诉，均应该有客观查体及相对应的健康教育。③健康教育应体现个体化及专科特色，及时评价健康教育效果。

（3）规范记录：患者神志清楚，精神差，情绪稳定，8:00 自诉腰部阵发性疼痛，评分 4 分，遵医嘱按计划予以口服盐酸羟考酮缓释片后疼痛缓解，8:30 疼痛评分 2 分。9:00 时自诉腰部阵发性疼痛难忍，表情痛苦，疼痛评分 8 分，立即通知医生，遵医嘱予以皮下注射吗啡 10 mg 对症处理，并予以心理安慰，9:30 复评疼痛为 1 分。患者 PICC 管道固定稳妥通常，敷料清洁干燥，遵医嘱静脉补液，进行营养支持。压疮和跌倒风险评估均为高危，指导患者床上适宜活动，适时翻身、保持床单位清洁干燥预防压疮。嘱 24 h 留守陪护、家属陪同如厕，避免跌倒坠床，患者及家属表示理解配合。

2. 治疗

患者具有皮下注射盐酸吗啡注射液滴定的指征，拟行盐酸羟考酮缓释片滴定治疗。

1）滴定前护理记录

（1）问题记录：患者神志清楚，精神差，情绪稳定，腰部阵发性疼痛不适，口服盐酸曲马多缓释片后效果不佳，出现爆发痛，腰部阵发性疼痛评分 8 分，遵医嘱拟定今日行盐酸吗啡注射液滴定治疗，行相关健康宣教。

（2）质控分析：记录中描述"腰部阵发性疼痛不适，口服盐酸曲马多缓释片后效果不佳，出现爆发痛，腰部阵发性疼痛评分 8 分，遵医嘱拟定今日行盐酸吗啡注射液滴定治疗"，滴定相关记录完整，但未详述盐酸吗啡注射液滴定相关宣教的重点内容。

（3）规范记录：患者神志清楚，精神差，情绪稳定，腰部阵发性疼痛不适，口服盐酸曲马多缓释片后出现爆发痛，为腰部阵发性疼痛，评分 8 分，遵医嘱拟定今日行盐酸吗啡注射液滴定治疗，行相关健康宣教。特别指导：①让患者正确认识疼痛及爆发性疼痛相关知识；②盐酸吗啡注射液滴定治疗的必要性及治疗过程；③观察用药后相关副作用；④让患者及其家属认识到强阿片类药物治疗的有效性及注意事项。患者及家属均表示理解、配合。

2）滴定后护理记录

（1）问题记录：患者神志清楚，情绪稳定，行盐酸吗啡注射液滴定治疗后，诉腰部疼痛较前有所缓解，评分 2 分。

（2）质控分析：滴定后，护理记录未具体描述疼痛缓解后患者的精神及心理状态；未具体描述出疼痛部位及疼痛性质有无变化；未说明滴定后用药剂量；未描述用药后有无副作用及其他并发症表现。

（3）规范记录：患者 24 h 内 4 次爆发痛，遵医嘱采用皮下注射盐酸吗啡注射液滴定治疗，共计使用 40 mg 吗啡注射液。患者神志清楚，精神状态可，生命体征平稳，华西"心晴"指数评分为 11 分，睡眠及食欲较前有所好转，诉现腰部阵发性疼痛评分为 1 分，未诉便秘、恶心呕吐及头晕不适。现遵医嘱予以口服盐酸羟考酮缓释片 30 mg q12h，动态观察疼痛变化。

三、出院

经过治疗，患者疼痛缓解，拟择日出院

1. 问题记录

患者神志清楚，情绪稳定，遵医嘱今日出院，已行出院健康指导。

2. 质控分析

健康指导未体现专病宣教特色。

3. 规范记录

患者神志清楚，情绪稳定，精神可，于今日出院，已行出院健康教育，特别指导：①须遵医嘱继续定时定量服药，定期复诊。②加强营养，增强免疫力。③保持良好的睡眠及心理状态。④适当使用非药物治疗方法，如针灸、经皮穴位电刺激等物理治疗、认知 - 行为训练以及社会心理支持治疗等。⑤如有不适请及时就近就诊。

（汪霞　胡雪　郑儒君）

参考文献

［1］Fallon M, Giusti R, Aielli F, et al. Management of cancer pain in adult patients: ESMO Clinical Practice Guidelines ［J］. Ann Oncol, 2018, 29（Suppl 4）: 166 - 191.

［2］Mercadante S, Caraceni A, Cuomo A, et al. A Longitudinal Study of Breakthrough Cancer Pain: An Extension of IOPS - MS Study ［J］. J Clin Med, 2021, 10 （11）: 2273.

［3］Portenoy RK, Bennett DS, Rauck R, et al. Prevalence and characteristics of breakthrough pain in opioid - treated patients with chronic noncancer pain ［J］. J Pain, 2006, 7（8）: 583 - 591.

［4］中华人民共和国国家卫生健康委员会. 癌症疼痛诊疗规范（2018 年版）［EB/OL］（2018 - 09 - 18）［2022 - 12 - 30］. http://www.nhc.gov.cn/yzygj/s3593/201809/6725a91b9e424691b5c9e8ee6df1fad8.shtml. .

［5］National Comprehensive Cancer Network. NCCN Clinical Practice Guidelines in Adult Cancer Pain（version 2. 2021）［EB/OL］（2021 - 06 - 03）［2022 - 12 - 30］. https://www.nccn.org/guidelines/guidelines - detail?category = 3&id = 1413.

第二章

乳腺癌相关淋巴水肿

【病例】

患者，女，49 岁，因"右上肢肿胀 1$^+$年，加重 1$^+$月"入院，患者 3$^+$年前诊断为"右乳浸润性导管癌"，行右乳根治术，术后行 4 个周期化疗及 28 次放疗。今以"右乳浸润性导管癌术后 3$^+$年，右上肢淋巴水肿"收治入科。专科查体：右乳可见一约 15 cm 长度的瘢痕，质软，无增生，右乳缺如，右上臂、前臂及手部肿胀明显，Stemmer 征（＋），右上肢肩关节及主动前屈、外展及手部抓握活动严重受限，右上肢肌力 4 级。

【概述】

乳腺癌相关淋巴水肿（breast cancer related lymphedema，BCRL）是乳腺癌手术、放射治疗或肿瘤转移后发生淋巴系统循环障碍，导致富含蛋白的淋巴液回流障碍而在组织间隙滞留所引起的水肿。研究显示，乳腺癌术后 5 年内，9.4% ~ 54.0% 的乳腺癌患者会发生 BCRL。BCRL 一旦发生难以治愈,临床表现为上肢或乳房肿胀,患肢外形增粗,容积进行性增大,伴随沉重感、束缚感、疲劳、皮肤角化、瘙痒等。如果未及时治疗,淋巴水肿可以造成严重后果,如上肢水肿、脂肪堆积、纤维化,甚至会糜烂、皮肤癌变、需要截肢等,给乳腺癌患者的生活质量带来巨大影响。

【护理评估】

一、入院首次护理评估

(一)专科评估

1. 问题记录

患者神志清楚,精神差,右上肢肿胀明显,皮肤瘙痒及疼痛,右上肢肩关节及主动前屈、外展及手部抓握活动严重受限,右上肢肌力 4 级。右上臂彩超结果示:皮下组织及深筋膜增厚,增厚的皮下层内见交织成网状或蚯蚓状的细小管道样无回声区。

2. 质控分析

(1)未描述患者肿胀原因,患者 3⁺年前诊断为"右乳浸润性导管癌",行右侧乳房根治术及放、化疗,右上肢的淋巴水肿属于乳腺癌继发性淋巴水肿,乳腺癌疾病是引发肿胀的始发因素。因乳腺癌疾病复发,加上手术和放、化疗的作用,使得右上臂淋巴水肿程度加重,应对乳腺癌疾病相关治疗和躯体状况进行描述。

(2)临床症状分为患者主观感受,即患者自诉,以及医护人员的客观评估,应有所区分并分别体现。

(3)对右上肢的肿胀程度,应按照淋巴水肿分级标准分级,对右上肢进行准确测量和评估后进行描述。此外,对淋巴水肿的特征性专科查体结果也应有相应描述。

3. 规范记录

患者神志清楚,精神差,因"右上肢肿胀 1⁺年,加重 1⁺月"

入院，自诉右上肢皮肤瘙痒、疼痛，右上肢肿胀，淋巴水肿 2 级，Stemmer 征（＋），右乳可见一约 15 cm 长度的瘢痕，右乳缺如，右上肢肩关节及主动前屈、外展及手部抓握活动严重受限，右上肢肌力 4 级。右上臂彩超结果显示：皮下组织及深筋膜增厚，增厚的皮下层内见交织成网状或蚯蚓状的细小管道样无回声区。3 ⁺ 年前诊断为"右乳浸润性导管癌"，行右乳根治术，术后行 4 周期化疗及 28 次放疗。

（二）护理处置

1. 问题记录

特别指导：行入院健康宣教。

2. 质控分析

（1）特别指导应是针对该患者疾病相关的重要指导。

（2）患者因"右上肢肿胀"收治入院，属于需要特别指导的内容。

3. 规范记录

指导患者正确皮肤护理和功能锻炼，如有任何不适及时告知医护人员处理。

二、住院关键环节的护理记录

1. 入院时护理记录

（1）问题记录：患者神志清楚，精神差，情绪稳定，日常生活自理能力评分为 90 分，为轻度依赖，NRS 2002 营养风险评分为 2 分，华西"心晴"指数评分为 12 分，其中第九条 2 分，均已行相关健康宣教。右上肢肿胀明显，自诉皮肤瘙痒及疼痛，行相关健康宣教。

（2）质控分析：对于患者的异常体征或指标，评估时应体现专科特色，因此，对疼痛的性质和评分应有所描述。异常体征或指标如有相应的处理，应在记录中描述，均应有相应的健康教育，避免"行相关健康宣教"类似的模糊描述。在记录时，应注意将患者主诉、客观评估和相应的健康宣教有机结合，保证逻辑性。应据实评估，避免语句矛盾，患者"华西'心晴'指数评分为12分，其中第九条2分"，却记录为"情绪稳定"，明显不符合实际情况。

（3）规范记录：患者神志清楚，精神差，右上肢淋巴水肿2级，Stemmer征（+），自诉右上肢皮肤瘙痒、刺痛，疼痛评分为2分，行心理安抚，嘱患者感疼痛时及时告知医护人员，指导患者保持右上肢皮肤清洁干燥，避免物理性和化学性刺激，避免搔抓皮肤。患者情绪低落，华西"心晴"指数评分为12分，其中第九条2分，告知主管医生，已行心理疏导，联系心理卫生中心会诊，嘱留陪一人，防自杀、自伤。患者及家属对健康教育内容均示理解及配合。

2. 治疗

患者具有淋巴水肿治疗指针，拟行淋巴水肿综合消肿治疗（CDT）。

1）CDT前护理记录

（1）问题记录：患者神志清楚，精神差，情绪稳定，右上肢肿胀明显，淋巴水肿2级，Stemmer征（+）。拟行淋巴水肿消肿，已行相关健康宣教。

（2）质控分析：记录中对右上肢淋巴水肿进行了评估和分级，但未描述治疗前准备，且无健康教育详细内容和患者反馈的记录。记录应确采用词规范、准确，"淋巴水肿消肿"应改为"淋巴水肿综合消肿治疗"。

（3）规范记录：患者神志清楚，精神差，情绪稳定，右上肢淋巴水肿2级，Stemmer征（+），拟行淋巴水肿综合消肿治疗，已指导患者清洁右上肢皮肤，向患者及家属行相关健康宣教，嘱患者保持右上肢皮肤干燥清洁，穿袖口宽松的衣服，患者及家属表示理解及配合。

2）CDT 后护理记录

（1）问题记录：患者行淋巴水肿综合消肿治疗完毕，右上肢予低弹力绷带多层加压包扎，未诉不适，行相关健康教育。

（2）质控分析：记录中描述患者"未诉不适"，未评估患者的体征并详细记录。应询问患者有无疼痛、瘙痒、麻木不适，评估有无肢端循环不畅。健康教育应包括详细内容和患者反馈。患者日常生活能力有所影响，应使用日常生活能力量表进行复评。弹力绷带包扎后的功能锻炼指导属于健康教育范畴，记录中未体现。

（3）规范记录：患者行淋巴水肿综合消肿治疗完毕，右上肢予低弹力绷带多层加压包扎，自诉无右上肢疼痛、瘙痒、麻木不适，肢端温暖，末梢红润。日常生活能力评分 80 分，为轻度依赖，必要时协助生活护理。指导患者在弹力绷带包扎下行屈肘、抬高患肢等功能锻炼，嘱患者保持右上肢干燥、清洁，穿纯棉透气无钢圈内衣。如有任何不适及时告知医护人员，患者及家属表示理解及配合。

三、患者出院

经过治疗，患者淋巴水肿症状有所改善，拟择日出院。

1. 问题记录

患者神志清楚，精神好，情绪稳定，根据医嘱安排予以办理出院，已行出院健康指导。

2. 质控分析

健康指导未体现专病宣教特色，没有疗效评估记录。疗效评估结果分为：完全缓解、部分缓解、水肿稳定、水肿进展。

3. 规范记录

患者神志清楚，精神好，情绪稳定，右上肢淋巴水肿部分缓解，根据医嘱安排予以办理出院，已行出院健康教育，特别指导：①指导患者应用 pH 值为中性或弱酸性的清洁用品和 pH 值为中性润肤剂进行皮肤清洁和护理，勿用力搓洗；②保持皮肤皱褶处清洁干燥；③保持皮肤的完整性，避免受外伤和蚊虫叮咬（尤其肌肤敏感的患者）；④不宜在患肢进行治疗性操作，如采血、注射测量血压、针灸、推拿等；⑤避免穿过紧衣物、戴过紧首饰；⑥患肢出现任何过敏或感染症状，如皮疹、瘙痒、溃烂、发红、皮温升高等，请立即就医。

（王乙舒　岳志瑛　郑儒君）

参考文献

［1］ M. 福迪，E. 福迪. 福迪淋巴学［M］. 第3版. 曹烨民，阙华发，黄广合，等译. 上海：世界图书出版公司，2017.

［2］ Claire D, Kimberly L, Kathryn R, et al. Interventions for Breast Cancer - Related Lymphedema：Clinical Practice Guideline From the Academy of Oncologic Physical Therapy of APTA［J］. Clinical Practice Guidelines，2020，100（7）：1163 - 1179.

［3］ DiSipio T, Rye S, Newman B, et al. Incidence of unilateral arm lymphoedema after breast cancer：a systematic review and meta - analysis［J］. Lancet Oncol，2013，14（6）：500 - 515.

［4］ 刘宁飞，汪立，陈佳佳，等. 手法淋巴引流综合治疗肢体慢性淋巴水肿［J］. 中华整形外科杂志，2010（5）：3.

［5］ 王静，王娟. 淋巴水肿护理指引［M］. 上海：第二军医大学出版社，2017.

［6］ 王静，钟献满. 淋巴水肿护理案例分享［M］. 上海：复旦大学出版社，2019.

第三章

上腔静脉综合征

【病例】

患者，男，66岁，因无明显诱因出现颈部肿大，伴咳嗽、咳痰、气促、颜面部水肿、发红、呼吸困难，急诊以"上腔静脉综合征"收治入院。持续鼻塞吸氧 3 L/min，端坐卧位。带入 5% GS① 100 ml + 地塞米松注射液 10 mg（剩余约 50 ml）静脉输入通畅，入院时测得 T 36.5℃，R 28 次/分，HR 118 次/分，BP 152/95 mmHg。

【概述】

上腔静脉综合征（superior vena cava syndrome，SVCS）又称上腔静脉阻塞综合征，是由患者体内相关组织的纤维化、血栓形成、肿瘤侵犯以及外来压迫等引起的完全或不全性上腔静脉及其主要分支阻塞，导致以上腔静脉系统血液回流受阻、侧支循环形成为主要临床表现的一组综合征，通常大部分 SVCS 都是由于肿瘤侵犯造成

———————————

① GS：葡萄糖注射液。

的，是最常见的肿瘤急症。主要临床表现为：①上腔静脉回流障碍。头颈、上肢的非凹陷性水肿，胸壁静脉扩张，颈静脉怒张，当阻塞发展迅速，上述症状加重，可出现全身水肿，并发胸腹腔、心包积液。②气管、食管、喉返神经受压。气管受压可以引起咳嗽、呼吸困难、胸闷、口唇发绀甚至不能平卧，食管受压引起进食不畅，喉返神经受压引起声音嘶哑。③其他。可有眶周水肿、结膜充血、脑水肿、颅内压升高、周围静脉压升高等表现。

【护理评估】

一、入院首次护理评估

（一）专科评估

1. 问题记录

患者神志清楚，呼吸急促，活动后感胸闷气急明显，自诉呼吸困难，不能平卧；咳嗽，咳少量白色黏痰。查体：头颈部及双上肢水肿。辅助检查：胸部 CT 增强扫描提示肿瘤侵犯纵隔及转移淋巴结压迫上腔静脉，导致管腔狭窄、血流受阻。

2. 质控分析

（1）患者呼吸困难、呼吸急促，未描述呼吸频率、节律；未监测血氧饱和度和血气分析指标，未描述有无缺氧相关症状及患者的心理状态。

（2）查体记录欠完整，未对头颈部、颜面部及双上肢水肿作详细描述，无法了解患者水肿程度，也未描述是否出现颈胸部静脉、胸腹壁浅表静脉曲张等。

（3）未描述患者精神、神经症状及其他躯体表现，如有无精神错乱或头晕、头胀、睑结膜充血等。

（4）急诊带入地塞米松稀释液，未描述静脉输液部位的情况。

（5）护理记录应根据主要护理问题优先的排序原则，即直接威胁患者生命，需要立即处理的问题为首优问题；不威胁患者生命，但能造成躯体或精神损害的问题为中优问题；在护理的过程中，可稍后解决的问题为次优问题，依次记录。

3. 规范记录

患者神志清楚精神差，呼吸急促，呼吸频率波动在 26 ~ 30 次/分，自诉感胸闷、气紧明显，轻微活动后症状加重，无头晕头胀不适；SpO_2 为 90%，心率波动在 116 ~ 122 次/分，节律齐。偶有咳嗽咳痰，咳少量白色黏痰，痰容易咳出。查体：双眼球结膜水肿轻微充血，颈静脉怒张、胸腹壁浅表静脉曲张，头颈部及双上肢呈对称性中度非凹陷性水肿，皮温正常。急诊带入 5% GS 100 ml + 地塞米松注射液 10 mg（余液约 50 ml）经下肢静脉输入通畅，穿刺点未见异常。持续鼻塞吸氧 3 L/min，急查肝肾功、血常规、凝血常规、动脉血气分析，请关注结果。

（二）**护理处置**

1. 问题记录

特别指导：端坐位休息，用氧安全，饮食指导。

2. 质控分析

（1）特别指导是针对该患者个体疾病、生理和心理的指导。

（2）患者目前生命体征不平稳，此时开展主动呼吸功能锻炼不切实际，应根据患者目前情况，做好体位管理。

3. 规范记录

指导患者端坐位休息，持续鼻塞吸氧 3 L/min，行心理疏导使其达到放松的状态；指导患者进食低盐饮食减轻水肿。

二、住院关键环节的护理记录

1. 入院时护理记录

（1）问题记录：患者由轮椅送入我科，神志清楚，精神差，急诊带入 5% GS 100 ml + 地塞米松注射液 10 mg（余液约 50 ml）输入通畅。自诉呼吸困难，不能平卧；咳嗽，咳少量白色黏痰。查体：头颈部及双上肢水肿。遵医嘱给予心电监护，提示：窦性心律，HR 120 次/分。予一级护理，医嘱病危，家属 24 h 陪护，低盐饮食，持续鼻塞吸氧 3 L/min，端坐位。行采血标本急检肝肾功、血常规、凝血常规、血气分析，安排急诊放疗。给予安全知识指导等，告知住院期间的相关注意事项，协助完善相关检查等。

（2）质控分析：①入院时护理记录应根据主要护理问题优先，即"首优"排序的原则。②异常体征/主诉描述不全，应首先记录患者呼吸困难、血氧饱和度以及有无精神神经症状。③急诊放疗作为治疗上腔静脉综合征的主要措施之一，未记录是否进行急诊放疗相关的健康宣教。④未记录静脉穿刺部位。⑤未关注危重患者的受压皮肤情况。⑥无风险评估及宣教描述。

（3）规范记录：患者神志清楚，精神差；呼吸急促，自诉感胸闷、气紧明显，轻微活动后症状加重，无头晕头胀不适；遵医嘱给予心电监护，提示窦性心律，心率波动在 116 ~ 122 次/分，节律齐，SpO_2 为 90%；呼吸波动在 26 ~ 30 次/分；偶有咳嗽咳痰，咳少量白色黏痰，痰容易咳出。查体：双眼球结膜水肿轻微充血，颈静脉怒张、胸腹壁浅表静脉曲张，头颈部及双上肢呈对称性中度非凹陷性水肿，皮温正常。急诊带入 5% GS 100 ml + 地塞米松注射液 10 mg（余液约 50 ml）经下肢静脉输入通畅，穿刺点未见异常。急查肝肾功、血常规、凝血常规、动脉血气分析，安排急诊放疗，讲解放疗前患者准备注意事项。予一级护理，医嘱病危，嘱家属 24 h 陪护，低盐饮食。患者端坐卧位，骶尾部受压皮肤未见异常。行自理能力评估为 50 分，压力性损伤风险评估为 14 分，VTE 风险评估为 5 分，跌倒风险评估为 4 分，营养风险筛查为 3 分，均为高风险，均已行相关健康宣教，患者及家属表示理解、配合。

2. **病情加重时护理记录**

（1）问题记录：患者神志清楚，精神差；双眼球结膜水肿轻微充血，颈静脉怒张、胸腹壁浅表静脉曲张，头颈部及双上肢呈对称性中度非凹陷性水肿，呼吸急促，自诉如厕后咳嗽，以干咳为主，感胸闷、气紧明显加重，感头晕头胀不适；床旁心电监护，提示窦性心律，心率波动在 112 次/分上下，节律齐，SpO_2 为 88%；R 30 次/分，BP 149/101 mmHg。遵医嘱予 20% 甘露醇 125 ml 静脉输入，增加鼻塞吸氧流量，床挡保护。

（2）质控分析：患者出现"头晕头胀"等神经功能受损，颅内压升高等症状时未观察瞳孔情况；未记录血气分析检验结果，未记录氧流量；未记录患者体位。

（3）规范记录：患者神志清楚，情绪稳定，精神差；自诉如厕后阵发性咳嗽咳嗽，以干咳为主，感胸闷、气紧明显加重，感头晕头胀不适。查体：双侧瞳孔等大等圆，直径约 3 mm，对光反射灵敏，双眼球结膜水肿轻微充血，颈静脉怒张、胸腹壁浅表静脉曲张，头颈部及双上肢呈对称性中度非凹陷性水肿。床旁心电监护提示：窦性心律，心率波动在 112 次/分上下，节律齐，SpO_2 为 88%；R 30 次/分，BP 149/101 mmHg；动脉血气析示：酸碱度 7.38，氧分压 70 mmHg，二氧化碳分压 44 mmHg。遵医嘱予 20% 甘露醇 125 ml 经下肢静脉快速输入，穿刺点无异常，调整鼻塞吸氧为 6 L/min。

3. **接受放疗护理记录**

（1）问题记录：患者神志清楚，情绪稳定，精神差；双眼球结膜水肿轻微充血，颈静脉怒张、胸腹壁浅表静脉曲张，头颈部及双上肢呈对称性中度非凹陷性水肿，呼吸急促。心电监护提示：窦性心律，HR 115 次/分，节律齐，SpO_2 为 92%，R 25 次/分。今日行第 1 次急诊胸部放疗，安置股静脉导管，讲解放疗及导管维护相关健康宣教。

（2）质控分析：放疗可以引起上腔静脉水肿，并发上腔静脉穿孔等并发症，需向患者讲解放疗副反应，签署同意书；安置股静脉导管需行非计划拔管风险评估及 VTE 风险评估。

（3）规范记录：患者神志清楚，情绪稳定，精神差；双眼球结膜水肿轻微充血，颈静脉怒张、胸腹壁浅表静脉曲张，头颈部及双上肢呈对称性中度非凹陷性水肿，呼吸急促。心电监护提示：窦性心律，HR 115 次/分，节律齐，SpO_2 为 92%，R 25 次/分。持续鼻塞吸氧 3 L/min。今日拟行第 1 次急诊胸部放疗，向患者讲解放疗副反应，签署放疗知情同意书；患者需要长期输注高浓度药物，外周静脉穿刺困难，签署侵入性操作同意书后安置股静脉导管，穿刺点敷料清洁干燥，非计划拔管风险评分 15 分，VTE 风险评估为 7 分，讲解放疗、导管维护及预防血栓相关健康宣教，患者表示理解、配合。

4. 放疗后患者病情好转、水肿消退护理记录

（1）问题记录：患者神志清楚，情绪稳定，颈静脉稍怒张、胸腹壁浅表静脉曲张较前减轻，头颈部及双上肢呈对称性轻度非凹陷性水肿，自诉气紧较前缓解，偶有干咳。心电监护提示：窦性心律，HR 108 次/分，节律齐，SpO_2 为 92%，R 22 次/分。持续鼻塞吸氧 3 L/min。今日拟行第 8 次胸部放疗，再次行放疗健康宣教。

（2）质控分析：患者放疗后病情好转，水肿消退，应准确记录出入量，观察患者皮肤颜色、温湿度、末梢血液循环，保证水电解质平衡；放疗期间应按时检查皮肤是否完好。

（3）规范记录：患者神志清楚，情绪稳定，颈静脉稍怒张、胸腹壁浅表静脉曲张较前减轻，头颈部及双上肢呈对称性轻度非凹陷性水肿，肢端皮肤温暖；自诉气紧较前缓解，偶有干咳。心电监护提示：窦性心律，HR 108 次/分，节律齐，SpO_2 为 92%，R 22 次/分。持续鼻塞吸氧 3 L/min。今日查血生化提示：血钾 3.8 mmol/L。拟行第 8 次胸部放疗，放射野皮肤完整；协助患者翻身，受压皮肤未见异常，再次行放疗相关健康宣教。24 h 输入液体 500 ml，饮入 1 000 ml，小便 1 300 ml。

5. 放疗结束患者病情进一步好转

（1）问题记录：患者神志清楚，情绪稳定，头颈部及双上肢呈水肿消退，肢端皮肤温暖；自诉偶有咳嗽，无呼吸困难。心电监护提示：窦性心律，HR 90 次/分，节律齐，SpO$_2$ 为 97%，R 19 次/分。持续鼻塞吸氧 3 L/min，遵医嘱停用心电监护。已完成 14 次胸部放疗，放射野皮肤完整。

（2）质控分析：放疗后，患者机体免疫力下降，加上纵隔压迫致引流不畅，患者极易发生以肺部为主的继发感染。因此，需加强对口腔、皮肤黏膜的护理；关注体温及血常规结果，咳嗽、咳痰情况，预防感染；病情变化及时复评各项风险评估表。

（3）规范记录：患者神志清楚，情绪稳定，今日已完成第 14 次胸部放疗，放射野皮肤完整，头颈部及双上肢呈水肿消退，肢端皮肤温暖；自诉偶有咳嗽，咳少量白色泡沫样痰，无胸闷胸痛、呼吸困难。测体温 36.5℃。心电监护提示：窦性心律，HR 90 次/分，节律齐，SpO$_2$ 为 97%，R 19 次/分。遵医嘱停用心电监护，间断鼻塞吸氧 3 L/min，适度床旁活动，预防静脉血栓发生。复查血常规提示：白细胞 4.5×10^9/L。指导患者有效咳嗽、咳痰，保持口腔清洁卫生，患者表示理解。复评自理能力评估为 80 分，压力性损伤风险评估为 20 分，VTE 风险评估为 5 分，跌倒风险评估为 2 分，营养风险筛查为 1 分。均已行相关健康宣教，患者及家属表示理解、配合。

三、患者出院

患者病情趋于稳定，拟今日出院。

1. 问题记录

患者神志清楚，情绪稳定，精神可，遵医嘱今日出院，已行出院指导。

2. 质控分析

未体现具体的出院指导内容。

3. 规范记录

患者神志清楚，情绪稳定，精神可，于今日出院，已行出院健康教育，特别指导：①注意观察患者放射区的皮肤反应，避免阳光暴露，避免使用碱性肥皂擦洗皮肤。②宜进食富有营养、易消化饮食，少食多餐，限制钠盐的摄入。③每周复查肝肾功及血常规，定期门诊复查。

（骆姣　陶琳　李俊英）

参考文献

［1］刘超，丁鹏绪，周朋利，等. 上腔静脉综合征的诊疗进展［J］. 中华介入放射学电子杂志，2022，10（1）：70－74＋87.

［2］党升强，毕军刚. 采用介入方法治疗恶性肿瘤所致上腔静脉阻塞综合征［J］. 血栓与止血学，2021，27（4）：630－631.

［3］Klein－Weigel PF，Elitok S，Ruttloffff A，et al. Superior vena cava syndrome［J］. Vasa，2020，49（6）：437－448.

PICC 相关性静脉血栓

【病例】

患者，男性，65 岁，以"确诊右肺腺癌 3$^+$ 月，化疗 2 周期"入院。入院时患者 PICC 置管侧肢体（右上肢）肿胀伴疼痛，测量臂围：右上肢臂围 32 cm，左上肢臂围 28 cm。上肢静脉彩超检查示：右侧贵要静脉、腋静脉、锁骨下静脉 PICC 导管周围附壁血栓形成。

【概述】

PICC 相关性静脉血栓（peripherally inserted central catheter - related venous thrombosis，PICC - RVT）是指置管后，由于穿刺过程或导管本身对血管内膜的直接损伤以及患者自身状态等多种因素相互作用，使 PICC 所在的血管内壁或导管附壁形成血凝块的过程，发生率为 1% ~ 35%。PICC - RVT 包括有症状血栓和无症状血栓，有症状的 PICC - RVT 通常表现为置管侧的手臂、颈部、肩部出现肿胀，臂围增加，或可出现同侧的胸部、下颌、耳朵疼痛，血栓部分或全部脱落游走至肺部时，可能会引起致命性的肺栓塞。PICC-RVT 常出现在头静脉、贵要静脉、腋静脉或锁骨下静脉等处，其形成主要原因包括患者相关因素，如恶性肿瘤、手术、长期卧床、脱水等，导管相关因素，如导管材料、导管管径、导管尖端位置，操作相关因素，如置管方法、冲封管等。

【护理评估】

一、入院首次护理评估

（一）专科评估

1. 问题记录

患者神志清楚，情绪稳定，精神差，诉咳嗽，咳白色黏稠痰液，气紧，平卧时气紧加重，右侧卧位时咳嗽、气紧症状有所减轻。院外带入 PICC 导管，置管侧肢体肿胀明显，伴疼痛。查体：右上肢臂围 32 cm，左上肢臂围 28 cm。辅助检查：上肢静脉彩超示右侧贵要静脉、腋静脉、锁骨下静脉 PICC 导管周围附壁血栓形成。

2. 质控分析

（1）患者咳嗽、咳痰，未描述咳嗽的程度、发作时间及发作规律、呼吸频率、指脉氧饱和度情况。未详细追问患者有无肺栓塞的相关临床表现及对疼痛的评估。

（2）患者右上肢肿胀明显，未描述肢端循环、皮肤颜色、皮肤温度等情况。

3. 规范记录

患者神志清楚，情绪稳定，精神差，诉阵发性咳嗽，夜间咳嗽症状加剧，咳白色黏稠痰液，气紧，平卧时气紧加重，右侧卧位时咳嗽、气紧症状有所减轻，SpO_2 为 90%，未诉胸痛、咯血，无晕厥病史。查体：右上肢肿胀明显，感疼痛，疼痛评分为 2 分，右上肢臂围 32 cm，左上肢臂围 28 cm，右上肢肢端温暖，可扪及桡动脉搏动，皮肤颜色呈暗红色。PICC 穿刺点无渗血渗液。辅助检查：上肢静脉彩超示右侧贵要静脉、腋静脉、锁骨下静脉 PICC 导管周围附壁血栓形成。

（二）护理处置

1．问题记录

特别指导：安全用氧、肢体活动方法。

2．质控分析

（1）特别指导是针对患者个体疾病、生理和心理的指导。

（2）根据患者的临床表现，判断 PICC - RVT 处于急性期，指导"肢体活动方法"易产生活动或制动的歧义，语言描述不准确。

（3）未针对疼痛进行相关指导。

3．规范记录

指导患者安全用氧、肢体制动方法、有效咳嗽咳痰方法，并进行疼痛评估、饮食指导。

二、住院关键环节的护理记录

1．入院时护理记录

1）问题记录

者神志清楚，情绪稳定，精神差，诉咳嗽，咳白色黏稠痰液，指导有效咳嗽、咳痰方法；气紧，平卧时气紧加重，右侧卧位时咳嗽、气紧症状有所减轻，予持续鼻塞吸氧 3 L/min。院外带入 PICC 导管，置管侧肢体肿胀明显，伴疼痛。查体：右上肢臂围 32 cm，左上肢臂围 28 cm。辅助检查：上肢静脉彩超示右侧贵要静脉、腋静脉、锁骨下静脉 PICC 导管周围附壁血栓血栓形成。行生活自理能力评估，评分为 85 分，为中轻度依赖；静脉血栓栓塞症风险评估，评分为 8 分，为高风险；非计划拔管风险因素评分 13 分，为低风险。均已行相关健康知识宣教，患者及家属表示理解。

2）质控分析

（1）入院时护理记录应根据主要护理问题优先，即"首优"排序的原则进行记录。

（2）患者出现异常症状和体征，均应该有相应的客观查体、处置及健康教育记录。

（3）健康教育应具有针对性和专科性并及时进行效果评价。

（4）未注意语言描述的逻辑性。

3）规范记录

患者神志清楚，情绪稳定，精神差，诉阵发性咳嗽，夜间咳嗽症状加剧，咳白色黏稠痰液，指导有效咳嗽、咳痰方法；气紧，平卧时气紧加重，右侧卧位时咳嗽、气紧症状有所减轻，予持续鼻塞吸氧 3 L/min，测 SpO_2 为 95%，未诉胸痛、咯血，无晕厥病史。院外带入 PICC，导管穿刺点无渗血渗液，导管外露长度为 4 cm。查体：右上肢肿胀明显，感疼痛，疼痛评分为 2 分，测得右上肢臂围32 cm，左上肢臂围 28 cm，右上肢肢端温暖，可扪及桡动脉搏动，皮肤颜色呈暗红色，无麻木感。辅助检查：上肢静脉彩超示右侧贵要静脉、腋静脉 PICC 导管周围附壁血栓形成。行静脉血栓栓塞症风险评估，评分为 8 分，为高风险，右上肢予适当抬高制动，嘱其避免热敷、按摩、压迫右上肢，每日饮入量维持在 1 500～2 500 ml；非计划拔管风险因素评分 13 分，为低风险，予妥善固定导管，讲解留置导管相关注意事项，防导管脱出；指导疼痛评估方法，协助半卧位休息，患者及家属表示理解、配合。

2. 外出检查护理记录

（1）问题记录：因患者咳嗽、气紧症状加重，需进一步完善胸部增强 CT，了解患者有无肺栓塞发生。

（2）质控分析：患者处于血栓发生的急性期，栓子脱落风险大，且患者气紧明显，需持续吸氧才能维持氧饱和度，外出需评估患者及转运设备的准备情况、转运人员的要求、转运过程中的监护等情况。

（3）规范记录：患者拟外出行 CT 肺动脉血管三维重建增强扫描检查，医生评估后嘱不需医护人员陪同，在中央运输工人护送下轮椅推送至检查室，途中予以便携式供氧设备氧气瓶或氧气袋供氧。

3. 患者需行抗凝治疗

1）问题记录

患者神志清楚，情绪稳定，精神较差，治疗上予低分子肝素钠 0.4 ml，皮下注射，q12h，行用药指导，患者表示理解配合。

2）质控分析

（1）低分子肝素钠为抗凝药物，用药前应了解患者的弥散性血管内凝血（DIC）常规检查情况，询问及查看患者有无皮肤、黏膜、牙龈等出血的情况。

（2）健康教育不全面，抗凝药物用药时间可能较长，在此过程中需教会患者用药后的自我观察，预防出血。

3）规范记录

患者神志清楚，情绪稳定。DIC 常规结果示：纤维蛋白原 5.34 g/L，抗凝血酶Ⅲ 86.8%，纤维蛋白及纤维蛋白原降解物 25.9 mg/L，D - 二聚体 14.40 mg/L FEU。治疗上予以低分子肝素钠（克赛）0.4 ml，皮下注射，q12h。查体：患者皮肤无瘀斑、瘀点，无牙龈出血，大小便颜色正常。行用药相关指导，指导患者观察有无出血征象，患者及家属表示理解、配合。

三、患者出院

经过治疗，患者右上肢肿胀明显缓解，复测臂围为 28 cm，病情趋于稳定，拟择日出院。

（1）问题记录：根据医嘱要求安排出院，办理出院手续，嘱其出院后遵医嘱用药，门诊定期复查、随访。患者带 PICC 导管出院，交代出院后家庭护理注意事项，发放健康宣传单。

（2）质控分析：缺乏专病宣教特色。

（3）规范记录：根据医嘱要求安排出院，办理出院手续。患者带 PICC 导管出院，交代出院后家庭护理注意事项，发放健康宣传单。复评静脉血栓栓塞症风险，评分为 8 分，为高风险，行出院健康指导：①遵医嘱坚持抗凝治疗，勿随意停药，用药期间密切观察药物的副作用，出现异常情况及时就医。②定期复查 DIC 常规。③右上肢活动指导；指导静脉血栓预防操。④指导患者每日饮入量维持在 2 500 ~ 3 000 ml。⑤定期肿瘤科及血管外科门诊随访。

（李红　陶琳　李俊英）

参考文献

[1] 成芳，傅麒宁，何佩仪，等. 输液导管相关静脉血栓形成防治中国专家共识（2020 版）[J]. 中国实用外科杂志，2020，40（4）：377 – 383.

[2] 李荣华，何佩仪，杜萍，等. 肿瘤患者经外周穿刺中心静脉置管后血栓形成的高危因素及对导管相关性血栓的诊断价值 [J]. 实用医学杂志，2020，36（16）：2309 – 2314.

[3] 熊丽君，叶江浙，杨瑞，等. 1 例肺癌患者 PICC 导管相关性血流感染并发静脉血栓的护理 [J]. 实用临床医学，2020，21（1）：84 – 86.

第三篇

老年病科常见疾病护理关键环节的
文书要点

第一章

骨质疏松症

【病例】

患者，女，67 岁，因"腰背部疼痛 16 年，加重 3⁺月"，老年病科门诊以"骨质疏松症"收入院。

【概述】

骨质疏松症（osteoporosis，OP）是最常见的骨骼疾病，是一种以骨量低、骨组织微结构损害，导致骨脆性增加，易发生骨折为特征的全身性骨病。骨质疏松症可发生于任何年龄，但多见于绝经后女性和老年男性。

骨质疏松症分为原发性和继发性两大类。原发性骨质疏松症包括绝经后骨质疏松症（Ⅰ型）、老年性骨质疏松症（Ⅱ型）和特发性骨质疏松症（包括青少年型）。绝经后骨质疏松症一般发生在女性绝经后 5～10 年，老年性骨质疏松症一般指 70 岁以后发生的骨质疏松。继发性骨质疏松继发于其他疾病，如性腺功能减退症、甲状腺功能亢进症（简称甲亢）、库欣综合征、血液病等。

【护理评估】

一、入院首次护理评估

(一)专科评估

1. 问题记录

患者 T 36.3℃，P 78 次/分，R 20 次/分，BP 126/72 mmHg。自动体位，神志清楚，查体合作，主诉腰背部疼痛，疼痛为弥漫性钝痛，休息后无缓解，X 线骨密度检查示骨质疏松。

2. 质控分析

(1)患者腰背部疼痛，但未记录疼痛的诱发因素、部位、性质、程度、发作方式、加重和缓解因素、伴随症状等。

(2)未评估患者有无身高变矮和脊柱椎体变形情况。

(3)未评估患者有无胸闷、气短、呼吸困难等症状，如患者伴有脊柱压缩性骨折可导致胸廓畸形，使肺活量和最大肺换气量下降，导致肺功能下降，引起胸闷、气短、呼吸困难症状。

3. 规范记录

患者 T 36.3℃，P 78 次/分，R 20 次/分，BP 126/72 mmHg。自动体位，神志清楚，查体合作，诉无明显诱因出现腰背部疼痛，疼痛为弥漫性钝痛，负荷增加时疼痛加重，休息后无缓解，VAS 疼痛评分 4 分，不伴有恶心、呕吐、烦躁不安、心率加快等症状，身高较前变矮 5cm，脊柱发育正常，无畸形，生理弯曲存在，无胸闷、气短、呼吸困难症状，全脊柱 MRI 检查示全脊柱退行性改变（骨质增生，椎间盘变性，$C_5 \sim C_6$、$L_4 \sim L_5$ 椎间盘轻度突出）；X 线骨密度检查示骨质疏松。

(二)护理处置

1. 问题记录

特别指导：骨质疏松症疾病的相关健康宣教。

2．质控分析

特别指导是针对该患者个体疾病、生理和心理的指导。原记录未针对骨质疏松患者应如何活动以及如何缓解疼痛进行指导。

3．规范记录

指导患者减少负重活动，维持关节功能位，进行关节活动训练，保持肌肉张力。指导家属增加陪伴，辅助音乐治疗，共同参与患者疼痛的管理。

二、住院关键环节的护理记录

（一）入院时护理记录

1．问题记录

患者神志清楚，精神尚可，因"腰背部疼痛16年，加重3⁺月"入院。入院后遵医嘱给予一级护理；VAS评分4分，VTE评分3分，为中危，跌倒风险评估为高风险，营养风险筛查2分，无营养风险；予行相关健康宣教。

2．质控分析

（1）患者出现异常症状或体征，均应有客观查体、相关健康宣教及处理措施。

（2）健康教育应体现个性化，并及时评价健康教育效果。

（3）入院时护理记录应该完整、全面记录患者入院前、入院时存在的问题，并有相应的护理措施。

3．规范记录

患者神志清楚，精神尚可，诉无明显诱因出现腰背部疼痛，疼痛为弥漫性钝痛，负荷增加时疼痛加重，休息后无缓解，VAS疼痛评分4分，不伴有恶心、呕吐、烦躁不安、心率加快等症状，指导患者减少负重活动，卧床休养，维持关节功能位，进行关节活动训练，保持肌肉张力，遵医嘱予观察，行疼痛相关健康宣教。跌倒风险评估为高风险，遵医嘱予一级护理，行入院宣教、疼痛指导、预防 VTE、预防跌倒/坠床等相关健康宣教，留陪护 1 人，患者及家属表示理解和配合。

（二）治疗

患者具有使用唑来膦酸注射液治疗骨质疏松的指征，医嘱予唑来膦酸注射液静滴。

1. 问题记录

遵医嘱予唑来膦酸注射液 100 ml 静滴。

2. 质控分析

记录中未体现患者输注唑来膦酸的原因，以及输注时间。静脉滴注时间最好大于 30 min，以免增加肾脏的负担，并减少不良反应的发生。同时也未体现输注前的注意事项（给药前必须对患者进行适当的补水）及输注后健康宣教（静脉使用唑来膦酸后绝大多数怀疑与药物相关的不良反应出现在给药后 3 天内，主要包括流感样症状，如发热、头痛、恶心、骨痛、肌痛、关节痛，症状可在发作后 3 天内逐渐消失）。

3. 规范记录

患者诊断为骨质疏松症，11：00 遵医嘱予 NS① 250 ml 静滴后予唑来膦酸注射液 100 ml 缓慢静滴，嘱患者多饮温水。11：40 患者滴注唑来膦酸注射液完毕，用药过程中生命体征平稳，无不良反应，指导患者用药后注意有无流感样症状，如发热、头痛、恶心、骨痛、肌痛、关节痛等症状，如有不适立即通知医务人员。

（三）患者出院

经过治疗，患者病情趋于稳定，拟择日出院。

1. 问题记录

患者神志清楚，情绪稳定，精神可，遵医嘱予办理今日出院，

---

① NS：0.9% 氯化钠注射液。

已行出院相关指导。

2．质控分析

出院指导无针对性，未体现专病宣教特色。

3．规范记录

患者神志清楚，情绪稳定，精神可，遵医嘱今日出院，已行出院健康教育。特别指导：①每天保证适量运动，如打太极拳、散步等，注意不宜过度运动，逐步增加运动量即可。②充足的日光照射有助于合成维生素 D，但需避免过度暴晒以免损伤皮肤。③多食用含钙丰富的食物，如牛奶、虾皮、豆制品等。④根据医嘱每天及时、正确服用维生素 D 和钙剂。⑤避免重体力活动，注意腰肌及脊柱的保护。⑥定期复查，如有不适及时就医诊治。

（李海平　徐爱红）

参考文献

［1］张玲娟，张雅丽，皮红英. 实用老年护理全书［M］. 上海：上海科学技术出版社，2019.

［2］王亮. 骨内科临床病例荟萃［M］. 北京：科学技术文献出版社，2020.

［3］姚振均. 骨质疏松那些事儿［M］. 上海：上海科学技术出版社，2020.

［4］李敏. 老年护理的理论与应用研究［M］. 成都：四川科学技术出版社，2019.

［5］王丽. 老年慢病患者护理手册［M］. 苏州：苏州大学出版社，2017.

［6］王静. 老年健康护理与管理［M］. 北京：中国纺织出版社，2021.

第二章

阿尔茨海默病

【病例】

患者，女，75 岁，因"记忆力减退 3 年，逐渐加重伴行为异常 1 年，近 5 天出现饮水呛咳，吞咽后口腔仍有食物残留"来诊，老年病科门诊以"阿尔茨海默病"收入院。

【概述】

阿尔茨海默病（Alzheimer disease，AD）是一种起病隐匿、进行性发展的神经系统退行性疾病，是一种最常见的痴呆类型，占痴呆的 60%～80%，多发于老年人。临床上以记忆障碍、失语、失用、失认、视空间技能损害、执行功能障碍、精神行为改变及日常生活能力下降等全面性痴呆表现为特征。

【护理评估】

一、入院首次护理评估

（一）专科评估

1. 问题记录

患者神志清，记忆力明显下降，外出不能回家，生活不能自理，需要家人帮助，进食有呛咳情况。入院后密切关注患者神志和行为变化。

2. 质控分析

（1）专科评估未明确记忆下降的时间，是近期记忆还是远期记忆等。

（2）未评估患者认知功能哪几方面受损（记忆、语言、定向、计算、注意力、逻辑思维、判断、视空间觉及执行能力），是否影响日常生活能力等。

（3）未记录辅助检查阳性结果。

（4）患者吞咽功能障碍，无体温、咳嗽、咳痰等肺部感染记录。

3. 规范记录

患者 3 年来记忆明显减退，尤其是近期记忆，主要表现为不记得已买过的东西，不记得刚放置的物品位置，外出归途不认识路；时有精神行为异常，表现为易怒、脾气古怪、不讲究卫生，目前需要专人照护。患者时有咳嗽，咳浆液性泡沫痰。体格检查：患者神志清，T 37.8℃，语言清晰，时间、地点、人物定向力差，近期记忆、理解能力、计算能力明显下降，判断及解决问题能力受损。老年综合评估：MMSE[①] 评分 17 分，MoCA[②] 评分 13 分，Rey 听觉言

---

① MMSE：简易精神状态检查。

② MoCA：蒙特利尔认知评估。

语学习测验（即刻回忆 6 分，延迟回忆 0 分），词语流畅性测验 15 分，Boston 命名试验 16 分，连线测验 A 部分 120s，B 部分 300s，日常生活能力量表 44 分，神经精神问卷 55 分。颅脑 MRI 可见全脑皮质萎缩；胸部 CT 示右肺出现密度较高的模糊阴影，肺纹理增粗。

（二）护理处置

1. 问题记录

特别指导：阿尔茨海默病照护相关知识健康宣教。

2. 质控分析

特别指导是针对该患者个体疾病、生理和心理的指导。

3. 规范记录

患者应有专人陪护，外出身上随时携带个人身份信息及联系方式，防止走失；指导照护者帮助患者进食时要让患者取坐位，选择合适的食物类型，一口量，每顿不要过饱。

二、住院关键环节的护理记录

（一）入院时护理记录

1. 问题记录

患者步行入院，神志清，语言清晰，不恰当穿衣，按内科一级护理，留陪护 1 人。跌倒高危，洼田饮水试验 3 级，吞咽异常，有走失风险，加强陪护宣教，注意防跌倒、防走失、防误吸。

2. 质控分析

（1）患者出现异常症状或体征，均应有客观查体、相关健康教育及处理措施。

（2）健康教育应体现个体化及专科特色，并及时评价健康教育效果。

（3）护理记录是对患者住院期间护理过程的经常性、连续性记录，后续应注意实时、动态地记录患者的认知、行为、自理能力及痴呆老年人常见风险。

3. 规范记录

患者神志清，语言清晰，但计算力、理解力、推理能力、记忆、视空间均障碍，外出不知归路，伴有行为异常，不愿意洗澡，不恰当穿衣，有时随地大小便，情绪容易波动，易怒。日常生活自理能力评定：重度依赖，跌倒高危，有误吸、走失风险。遵医嘱给予一级护理，留陪护 1 人，进行疾病知识宣教，让照护者了解阿尔茨海默病，提高照护技巧，做好跌倒、走失、误吸防范措施宣教。

（二）患者因吞咽障碍误吸发生吸入性肺炎

1. 问题记录

患者出现发热，剧烈咳嗽、咳痰，伴有气喘、呼吸困难，遵医嘱给予抗感染治疗，心电监护监测生命体征及血氧情况。患者精神差，进食少，照护者诉患者早上喝粥时频繁呛咳，平时吞咽后也有食物残留。

2. 质控分析

（1）患者发热，未记录具体体温，未描述痰液的性状，有气喘、呼吸困难未见处理措施。

（2）无异常体征记录，无治疗、护理干预措施记录，尤其是保持呼吸道通畅的记录。

（3）未记录吞咽障碍评估结果。

3. 规范记录

患者精神差，发热，T 38.6℃，剧烈咳嗽、咳痰，痰为浆液性泡沫状，不易咳出，伴有气喘、呼吸困难，听诊双肺有明显的湿性啰音。遵医嘱协助患者抬高床头，头偏向一侧，必要时给予负压吸引，吸氧 4 L/min，心电监护监测生命体征，SpO_2 85% ~ 95%，已急抽血标本送检验科化验，并尽快行肺部影像学检查。患者入院时行洼田饮水试验 3 级，吞咽异常，照护者诉今早患者在喝粥时出现呛咳，近几天进食后口腔有食物残留，遵医嘱暂停自行进食，予安置留置鼻饲管，鼻饲时做好患者体位管理，掌握好患者合适的鼻饲量。在康复师的帮助下行吞咽障碍训练，并对照护者进行吞咽障碍喂养技术培训。

三、患者出院

患者病情好转，择日出院，做好认知、行为、自理、吞咽康复训练指导。

1. 问题记录

经治疗患者病情好转，神志清，精神好，今日出院，已对患者和照护者行出院相关健康教育。

2. 质控分析

阿尔茨海默病患者问题非常多，经过治疗哪些问题得到缓解未具体描述；宣教的内容没有专科针对性。

3. 规范记录

经过治疗患者病情好转，认知、行为、吞咽功能得到改善，体温恢复正常，无咳嗽、咳痰，已拔除胃管，能经口进食。但仍需要专人照护。目前患者神志清，精神好，语言清晰，今日出院。已行出院健康教育，特别指导：①继续对患者进行认知功能训练，如回忆往事、现实定向、重新激发等。②异常行为非药物性干预，如对于患者重复无目的动作，要有意忽略、转移注意力；对于患者反复问或同说一件事，要避免责怪、争论和说服，要耐心给予解答等。③生活功能训练。多鼓励患者动手干活，避免功能废退。④预防老年人衰弱。合理饮食，保证充足营养；坚持吞咽功能训练，防误吸；坚持肢体抗阻运动，鼓励患者下床行走，预防肌少症；运动过程中防跌倒，防走失、自伤及伤人等。

（徐爱红　李海平　林芳）

参考文献

［1］李小鹰. 老年医学［M］. 北京：人民卫生出版社，2021.

［2］王志稳. 认知障碍老年人激越行为的非药物管理［M］. 北京：北京大学医学出版社，2018.

［3］田金洲，解恒革，王鲁宁，等. 中国阿尔茨海默病痴呆诊疗指南（2020 年版）［J］. 中华老年医学杂志，2021，40（3）：269－283.

［4］阿米娜·马木提. 老年患者吸入性肺炎临床诊治分析［J］. 临床研究，2018，18（66）：78.

［5］中国吞咽障碍康复评估与治疗专家共识组. 中国吞咽障碍评估与治疗专家共识（2017 年版）［J］. 中华物理医学与康复杂志，2018，40（1）：1－10.

第三章

尿路感染

【病例】

患者，女，90 岁，以"尿色浑浊 10 天，发热 5 小时"为主诉，以"尿路感染"收入院。门诊急查尿常规：尿黄色微浊，白细胞（＋＋＋）。既往有 2 型糖尿病、冠心病 30 余年，10 年前因右肾癌行右肾切除术，1 年前诊断为中度阿尔茨海默病，规律服用多种药物治疗。

【概述】

尿路感染（urinary tract infection，UTI）是由于各种病原微生物感染所引起的尿路急、慢性炎症。高发人群是中青年女性和老年人群。年轻女性的发病率约为 5%，55 岁以下的男性发病率为 0.9‰ ~ 2.4‰。而在老年人，不仅女性高发，60 岁或 60 岁以上的男性，发病率也明显增加，85 岁以上的男性发病率可达 0.77%。在养老机构的老人，尿路感染占医疗相关感染的 30% ~ 40%，女性与男性的比例约为 2:1。

【护理评估】

一、入院首次护理评估

(一)专科评估

1. 问题记录

患者发热，尿频、黄色浑浊，因患者不能表达便意及行走困难，继续穿纸尿裤，注意保持会阴部清洁卫生。

2. 质控分析

(1)患者患多种疾病，专科记录无疾病相关症状和体征以及辅助检查阳性结果。

(2)缺少老年患者专科评估内容。

3. 规范记录

患者发热，T 38.2℃，尿频、每次尿量少、黄色浑浊，失禁状态，因患者不能表达便意及行走困难，予持续穿纸尿裤；随机床旁血糖 13.2 mmol/L。查体：患者神清，痴呆样，不能完全正确对答，双肺呼吸音粗，双下肺闻及散在细湿啰音，双下肢有轻度水肿。尿常规：白细胞（＋＋＋），WBC[①]1 350/μL，细菌 380/μL。血常规：WBC 10.5×10⁹/L，N% 79.8%，HGB 102 g/L[②]。血生化：ALB 29.8 g/L，GLU 14.3 mmol/L[③]。胸部 CT：双肺内慢性炎症。老年综合评估结果：认知障碍，衰弱，失能，压疮、跌倒、VTE 高危，洼田饮水评估 3 级，吞咽异常，饮水时有呛咳。营养评估 5 分，存在营养不良。大小便失禁，有发生失禁性皮炎的风险，目前会阴、肛周皮肤潮红，未破溃。

---

① WBC：白细胞计数。
② N%：中性粒细胞百分比；HGB 或 Hb：血红蛋白。
③ ALB：白蛋白；GLU：葡萄糖。

（二）护理处置

1. 问题记录

做好尿路感染护理及老年综合征风险管理。

2. 质控分析

"做好尿路感染护理及老年综合征管理"，无针对性，未体现专病宣教特色。

3. 规范记录

患者专人陪护，指导保持会阴部皮肤清洁干燥，白天尽量不穿尿不湿，照护者要定时询问患者是否有小便，协助患者下床排便，预防尿路感染、失禁皮炎、压力性损伤、跌倒、误吸、VTE。患者发热，给予温水擦浴，加强营养。指导认知功能训练、床上功能锻炼，鼓励尽早下床活动。

二、住院关键环节的护理记录

（一）入院时护理记录

1. 问题记录

患者神清，痴呆样，进食少，身体衰弱，长期卧床，小便失禁，穿尿不湿。遵医嘱给予一级护理，给予抗感染、营养、支持对症治疗，已行风险防范健康宣教。

2. 质控分析

（1）患者发热无具体体温。

（2）患者痴呆的表现类型未表述。

（3）患者疾病症状未记录。

（4）风险防范健康宣教内容无针对性。

3. 规范记录

患者发热，T 38.2℃；神清，痴呆样，不能完全正确对答；进食少，身体衰弱，长期卧床，生活不能自理；小便频繁、失禁，每次尿量少，穿尿不湿，每 4 h 更换尿不湿 1 次，尿色黄；时有咳嗽，有少许白色黏痰。遵医嘱给予一级护理，预防压力性损伤、失禁性皮炎、VTE、误吸、跌倒/坠床发生，给予相关健康宣教，加强营养，饮食均衡。遵医嘱暂停自行进食，安置鼻饲管，鼻饲时做好患者体位管理，掌握好患者合适的鼻饲量。留陪护 1 人，患者及家属表示理解和配合。

（二）高龄、慢性病、老年综合征、多重用药、卧床导致患者衰弱

1. 问题记录

患者乏力，卧床，不能下床活动，指导患者床上做功能锻炼。

2. 质控分析

（1）引起该患者衰弱的原因未记录。

（2）衰弱的预防和治疗未描述。

3. 规范记录

患者 90 岁高龄，有多种慢性病和老年综合征，多重用药、发热、感染等导致患者卧床，行动减少，乏力，伴有食欲下降和衰弱。加强手卫生，严格执行无菌操作，减少陪人探视，保持空气流通，预防多重耐药发生。已安置鼻饲管，鼻饲过程中要防误吸。血糖控制不稳定，空腹血糖 10 ~ 13 mmol/L，时有凌晨低血糖现象，血糖 3.0 ~ 4.0 mmol/L，加强血糖管理，严密监测，合理搭配饮食，指导患者床上做双上肢抬举锻炼、双下肢踝泵运动或直抬腿运动、呼吸操等。保证愉悦心情，充足睡眠。

三、患者出院

患者病情好转，择日出院，做好慢性病、老年综合征、老年风险指导工作。

1. 问题记录

经治疗患者病情好转，今日出院，已对患者及照护者行出院相

关健康教育。

2. 质控分析

（1）患者慢性病、老年综合征多，对哪些症状好转未作描述。

（2）出院健康宣教内容无针对性。

3. 规范记录

患者病情好转，尿频症状消失，尿液清亮呈淡黄色，尿量正常，在家属搀扶下可在床旁大小便；无咳嗽、咳痰现象；洼田饮水评估 2 级，饮水无呛咳。今日出院。已行出院健康教育，特别指导：①尽早下床适宜活动；②多饮水，每日饮水量 1 500～2 500 ml；③尽量不穿纸尿裤，会阴部勤清洗；④合理膳食，低盐低脂糖尿病饮食；⑤预防各种风险，进行如跌倒、压力性损伤、误吸等风险防范宣教；⑥做好血糖管理，指导照护者正确测量指尖血糖及识别低血糖的表现及处理方法；⑦保持心情愉快，充足睡眠；⑧按医嘱服药，随身备硝酸酯类药物；⑨每 3 个月回医院复查，如有异常及时就诊。

（徐爱红　李海平）

参考文献

[1] 李小鹰. 老年医学［M］. 北京：人民卫生出版社，2021.

[2] 何家扬. 尿路感染［M］. 北京：中国医药科学技术出版社，2020.

[3] 习勤峰. 感染性疾病的诊断与综合治疗［M］. 开封：河南大学出版社，2020.

[4] 杜雪萍，陈婵玲，陈燕昀，等. 降低老年住院患者留置尿管相关尿路感染发生率的集束化护理实践［J］. 护理学报，2021，28（18）：12‑16.

[5] 夏莹，赵艳伟，杨慧，等. 氯己定会阴护理预防高龄 ICU 患者导尿管相关尿路感染的效果［J］. 中华医院感染学杂志，2021，31（4）：598‑601.

[6] 张岚，王晶晶，李静，等. 目标管理方案降低导尿管相关性尿路感染发生率的临床实践［J］. 中华护理杂志，2021，56（11）：1655‑1660.

[7] 董雪，李婷，赵琪珩. 社区居家长期卧床老年患者主要照顾者对尿路感染认知的调查分析［J］. 中华医院感染学杂志，2018，（10）：1577‑1580.

第四篇

儿科常见疾病护理关键环节的
文书要点

急性感染性喉炎

【病例】

患儿，男，1岁，因"声音嘶哑3天，发热2天"就诊，双侧扁桃体Ⅱ度肿大，门诊以"急性喉炎"收入住院。血常规：WBC 11.4×10^9/L。体温最高38.8℃。

【概述】

急性感染性喉炎（acute infectious laryngitis）是指喉部黏膜的急性弥漫性炎症，以犬吠样咳嗽、声嘶、喉鸣、吸气性呼吸困难为临床特征；冬春季多发，且多见于婴幼儿，可有严重并发症喉梗阻，危及患儿生命。喉梗阻分为4度。

Ⅰ度：活动后出现吸气性喉鸣和呼吸困难，肺部听诊呼吸音及心率无改变。

Ⅱ度：安静时亦出现喉鸣和吸气性呼吸困难，肺部听诊可闻及喉传导音或管状呼吸音，心率快。

Ⅲ度：除上述喉梗阻症状外，因缺氧而出现烦躁不安、口唇及指（趾）发绀、双眼圆睁、惊恐万状、头面部出汗，肺部呼吸音明显降低，心率快，心音低钝。

Ⅳ度：渐显衰竭，昏睡状态，由于无力呼吸，三凹征可不明显，面色苍白发灰，肺部听诊呼吸音几乎消失，仅有气管传导音，心律不齐，心音钝、弱。

【护理评估】

一、入院首次护理评估

（一）专科评估

1. 问题记录

患儿入院时咽部充血明显，双肺听诊呼吸音粗，可闻及明显喉鸣音，嘱家长予患儿多饮温开水，做好口腔及皮肤护理。

2. 质控分析

（1）专科记录无疾病相关症状、体征和辅助检查阳性结果。

（2）未描述呼吸困难程度及血氧饱和指标。

（3）应对患儿的喉梗阻情况进行详细描述。

3. 规范记录

患儿面色苍白，烦躁不安，犬吠样咳嗽，声音嘶哑，偶有闻及吸气性喉鸣音，吸气时呼吸困难，三凹征（＋），梗阻度为Ⅱ度。SpO_2 93%，T 38.8℃。门诊血常规：WBC $11.4×10^9$/L。

（二）护理处置

1. 问题记录

遵医嘱给予吸氧及雾化吸入治疗。

2. 质控分析

护理处置记录较简单且未体现专病宣教内容。

3. 规范记录

置患儿予平卧舒适体位，保持呼吸道通畅，遵医嘱给予鼻导管吸氧 2 L/min，布地奈德 1 mg 雾化吸入，雾化后给予拍背排痰；治疗集中，减少刺激，避免患儿大声哭闹加重缺氧。

二、住院关键环节的护理记录

(一) 入院时护理记录

1. 问题记录

予鼻导管吸氧 2 L/min，入院后注意观察患儿咳嗽、咳痰、喘憋情况；营养风险筛查，评分为 4 分，有营养风险，指导合理营养的摄入宣教；压力性损伤风险评分为 23 分，为中度风险；均已行相关健康知识宣教，家属表示理解。

2. 质控分析

(1) 应记录患儿入院时阳性体征、给予的医嘱处置及处置后的评估。

(2) 根据专科评估内容进行宣教指导。

3. 规范记录

患儿神志清楚，面色苍白，烦躁不安，入睡困难，犬吠样咳嗽，声音嘶哑，可闻及吸气性喉鸣音，呼吸困难明显，三凹征 (+)，梗阻度为Ⅱ度，T 38.8℃。遵医嘱予口服布洛芬混悬滴剂降温，指导家长多给患儿饮水，做好肢端保暖；营养风险筛查，评分为 4 分，有营养风险，指导合理营养的摄入宣教；遵医嘱予告病危，心电监护及血氧监测，鼻导管吸氧 2 L/min 后 SpO_2 96%；告知家长用氧及雾化吸入注意事项。

(二) 抢救记录

1. 问题记录

患儿出现呼吸困难加重，面色苍白，予布地奈德与沙丁胺醇雾化吸入。

2. 质控分析

(1) 患儿病情变化的描述未体现具体症状、体征及缺氧情况。

（2）抢救用药记录书写不完整。

3. 规范记录

患儿出现烦躁不安、双眼圆睁、惊恐万状、头面部出汗、口唇发绀，心电监护示：HR 140～160 次/分，R 50～60 次/分，SpO₂ 88%。三凹征（＋＋），梗阻度为Ⅲ度。遵医嘱鼻导管吸氧 3 L/min，布地奈德 1 mg 雾化吸入，共雾化 3 次，每次间隔 15 min；同时予 5% GS 30 ml＋甲泼尼龙 20 mg 静滴。指导并协助家长给予患儿雾化后拍背。治疗集中，减少刺激，避免患儿大声哭闹加重缺氧。注意观察患儿面色、意识状态、呼吸频率与节律等情况，保持呼吸道通畅，严防窒息发生。做好患儿及家属心理疏导，使其积极配合检查和治疗。

三、患儿出院

经过治疗，患儿病情稳定，生命体征正常，拟择日出院。

1. 问题记录

患儿生命体征平稳，遵医嘱今日出院并行健康指导。

2. 质控分析

健康指导未体现专病宣教特色。

3. 规范记录

患儿神志清楚，精神食欲正常，遵医嘱于今日办理出院，特别指导：①提倡坚持母乳喂养，及时添加换乳期食物，以清淡、易消化、营养丰富食物为主，增强免疫力，预防上呼吸道感染；②感冒后不随意喂服镇咳、镇静药物，以免引起患儿排痰困难，加重呼吸道阻塞；③避免到人多拥挤的场所，防止交叉感染，远离粉尘环境；④告知家长疾病的危险性，当出现犬吠样咳嗽、呼吸困难时，及时就医，以免延误病情。

（黎鸣桃　林芳）

参考文献

[1] 王卫平，孙锟，常立文，等. 儿科学 [M]. 第 9 版. 北京：人民卫生出版社，2018.

[2] 董洁. 小儿急性喉炎的治疗和护理 [J]. 临床医药文献电子杂志，2018，5 (23)：108－109.

[3] 赵洪波. 布地奈德雾化吸入辅助治疗小儿急性喉炎的临床疗效观察 [J]. 现代诊断与治疗，2020，31 (7)：1055－1056.

[4] 裴瑜. 综合性护理干预在小儿急性喉炎雾化吸入治疗中的效果分析 [J]. 医药前沿，2020，10 (32)：162－164.

[5] 刘卉娟，薛莹莹，李忠新，等. 小儿急性喉炎伴梗阻的急救与护理 [J]. 首都食品与医药，2018，25 (20)：78.

[6] 温淑芹. 浅谈小儿急性喉炎的护理措施 [J]. 世界最新医学信息文摘，2016，16 (61)：405－406.

轮状病毒性肠炎

【病例】

患儿，男，1 岁，因"腹泻、呕吐伴不规则发热 2 天"，急诊以"轮状病毒性肠炎"收入住院。患儿 2 天前开始解黄色水样便 7 ~ 10 次/天，带少许黏液，呕吐胃内容物，进食时呕吐明显，4 ~ 6 次/日，非喷射性呕吐；发热呈不规则发热，体温最高不超 38℃。门诊血常规：白细胞计数 $12.90 \times 10^9/L$，C 反应蛋白 8 mg/L；大便常规：轮状病毒（+）。

【概述】

轮状病毒性肠炎（Rotavirus enteritis）是婴儿腹泻最常见的疾病。呈散发或小流行，经粪—口传播，也可通过气溶胶形式经呼吸道感染而致病。潜伏期 1 ~ 3 天，多发生于 6 ~ 24 个月的婴幼儿。起病急，常伴发热和上呼吸道感染症状，多数无明显感染中毒症状。患儿病初 1 ~ 2 天常发生呕吐，随后出现腹泻，大便次数及水分多，呈黄色水样或蛋花样便带少量黏液，无腥臭味，常并发脱水、酸中毒及电解质紊乱。脱水的症状、体征见表4－2－1。

表4－2－1　脱水的症状和体征

症状体征	程度		
	轻度 （体重的3%~5%）	中度 （体重的5%~10%）	重度 （＞体重的10%）
心率增快	有	有	有
脉搏	可触及	可触及（减弱）	明显减弱
血压	正常	体位性低血压	低血压
皮肤灌注	正常	正常	减少，出现花斑纹
前囟	正常	轻度凹陷	凹陷
黏膜	湿润	干燥	非常干燥
眼泪	有	有或无	无
呼吸	正常	深，也可快	深和快
尿量	正常	少尿	无尿或严重少尿

【护理评估】

一、入院首次护理评估

（一）专科评估

1. 问题记录

患儿精神萎靡，多睡少动，哭时无泪。

2. 质控分析

（1）患儿腹泻次数多，肛周皮肤易出现潮红、破溃，记录中应描述肛周皮肤情况。

（2）记录中未评估患儿呕吐情况，专科记录无辅助检查阳性结果。

3. 规范记录

患儿 T 37.6℃，精神差，多睡少动，哭时无泪，伴有恶心、呕吐，呕吐物为胃内容物；尿少，肛周皮肤完好。门诊血常规：WBC 12.90×10^9/L，C反应蛋白 8 mg/L。大便常规：轮状病毒（＋）。给予疾病宣教，提高家长对疾病的了解，缓解焦虑心情，使其能够积极配合工作。

（二）护理处置

1. 问题记录

特别指导：行消化系统疾病相关健康宣教。

2. 质控分析

"消化系统疾病相关健康宣教"范围太广，无针对性，未体现专病宣传特色。

3. 规范记录

指导家长正确使用尿布，便后温水清洗臀部，毛巾吸干水分，保持皮肤干燥整洁，同时若发现臀部变红或有渗出者，及时予莫匹罗星软膏或红霉素软膏涂抹；集中处理患儿粪便、尿不湿等，做好消毒和床边隔离措施；在护理过程中严格执行手卫生；注意监测体温变化，急查电解质等。

二、住院关键环节的护理记录

（一）入院时护理记录

1. 问题记录

患儿 T 37.6℃，精神差，注意观察患儿有无呕吐、尿量及解大便情况，注意监测体温变化，指导合理营养的摄入宣教。

2. 质控分析

（1）记录中无患儿入院时给予的医嘱处置。

（2）应根据专科评估内容进行宣教指导、处置及观察要点。

3. 规范记录

患儿体温37.6℃，精神差，轻微腹胀，遵医嘱予口服10%氯化钾 5 ml bid，密切监测体温变化，观察患儿的恶心呕吐、尿量及大便等情况。指导并协助家长做好肛周皮肤护理，防止肛周皮肤出现潮红破溃；选择米汤等易消化饮食，少量多次喂食。

（二）患儿电解质紊乱、酸碱平衡失调的处理记录

1. 问题记录

血气分析回报结果异常，尿少，遵医嘱记 24 h 出入量，予补液，做好肛周护理，密切观察患儿的尿量及解稀便的情况。

2. 质控分析

应详细记录血气分析结果及专科处置、健康宣教。

3. 规范记录

患儿精神差，尿少，急查血气分析：pH 值 7.28，SBE① － 7.4，标准碳酸氢盐浓度 19.28 mmol/L，钠 125 mmol/L，钾 2.6 mmol/L，钙 2.20 mmol/L，镁 0.79 mmol/L。遵医嘱予 5% GS 72 ml ＋ 0.9% 氯化钠注射液 33 ml ＋ 5% 碳酸氢钠注射液 5 ml 及 5% GS 200 ml ＋ NS 200 ml ＋ 10% 氯化钾注射液 6 ml 静脉滴注纠正其水电解质失衡，记 24 h 出入量，禁食 2 h，密切观察患儿生命体征、输液穿刺的局部情况、尿量及大便的情况。肛周皮肤稍潮红，指导家长做好肛周护理，增加更换尿不湿的频率，清水清洗臀部，毛巾吸干水分，保证皮肤干爽，注意手卫生，避免交叉感染。做好家长心理疏导，宣教疾病发生的原因及注意事项等，缓解焦虑心理。

（三）复查血气分析结果记录

1. 问题记录

患儿复查血气分析结果正常。

2. 质控分析

应详细记录血气分析结果及饮食情况。

---

① SBE：标准碱剩余。

3．规范记录

患儿精神尚可，体温 36.8℃，尿量正常。复查血气分析结果：pH 值 7.40，SBE －2.8，标准碳酸氢盐浓度 23.45 mmol/L，钠 138 mmol/L，钾 4.6 mmol/L，钙 2.40 mmol/L，镁 0.89 mmol/L。遵医嘱停暂禁食，指导家长给予患儿喂食流质饮食，少量进餐，密切观察有无呕吐情况。

三、患儿出院

经过治疗，患儿病情平稳，生命体征正常，拟择日出院。

1．问题记录

遵医嘱于今日出院，已行出院健康宣教，嘱注意手卫生。

2．质控分析

出院指导无针对性，未体现专病宣教特色。

3．规范记录

患儿神志清楚，精神食欲正常。遵医嘱于今日办理出院，健康宣教：①向家长讲解疾病的护理方法，指导家长接触孩子排泄物后做好手卫生，注意食物应新鲜易消化，加强餐具消毒；②及时增加衣物，避免受凉感冒；③如出现呕吐频繁，暂禁食，及时来院就诊。

（韩艳　林芳）

参考文献

［1］王卫平，孙锟，常立文，等．儿科学［M］．第 9 版．北京：人民卫生出版社，2018．

［2］李萍．浅谈轮状病毒性肠炎患儿的护理［J］．实用临床护理学杂志，2019，4（22）：192．

［3］滕小雁，覃四妹．小儿轮状病毒性肠炎 120 例临床护理［J］．临床医药文献电子杂志，2019，6（29）：90－91．

［4］陆波，彭博，张天爽，等．临床路径护理模式对轮状病毒性肠炎的护理效果体会［J］．世界最新医学信息摘要，2019，19（51）：324＋331．

［5］万悦．整体护理干预在小儿轮状病毒性肠炎患儿中的效果［J］．中国医药指南，

2022，20（5）：164－166.

［6］伍臣，夏倩. 微量元素锌辅助治疗小儿轮状病毒性肠炎的效果观察［J］. 中国继续医学教育，2021，13（12）：164－167.

［7］付莉. 临床路径护理模式对轮状病毒性肠炎的护理效果［J］. 中国继续医学教育，2018，10（20）：174－176.

［8］张倩. 临床路径护理模式对轮状病毒性肠炎的护理效果观察［J］. 临床医药文献电子杂志，2019，6（29）：78.

［9］王冰. 临床路径护理模式在轮状病毒性肠炎护理中的应用效果评价［J］. 中国医药指南，2019，17（6）：165－166.

［10］郭明晶. 整体护理模式在小儿轮状病毒感染性腹泻护理中的应用［J］. 中华养生保健，2022，40（9）：68－70.

第三章

热性惊厥

【病例】

患儿，男，1 岁，因发热 2 天，抽搐 1 次，以"抽搐查因"急诊手抱入院。患儿 2 天内间断发热，体温 39℃以上，半小时前抽搐 1 次，表现为意识不清、双眼上翻、唇周发绀、四肢强直样抖动，予 10% 水合氯醛 5ml 灌肠镇静，1 min 后抽搐缓解。体温 40.5℃，呼吸急促，呼吸 44 次/分。门诊血常规：WBC 13.87×10^9/L。

【概述】

惊厥（convulsion）是神经元功能紊乱引起脑细胞突然异常放电所致的全身或局部肌肉不自主收缩，常伴有意识障碍。惊厥是原发疾病所引起的一种症状。大约有 4% 的儿童在 15 岁以前至少有 1 次惊厥发作，其中近半数为热性惊厥。

热性惊厥（febrile seizure，FS）是指 3 个月到 5 岁儿童，发热初期或体温快速上升期出现的惊厥，排除了颅内感染和其他引起惊厥的原因，既往也没有无热惊厥史。FS 可分为单纯型和复杂型。FS

多发生于 6 个月到 5 岁儿童，发病高峰年龄为 18 个月。6 个月到 5 岁儿童中 FS 发病率 2%～5%，占各年龄段儿童惊厥的 30%。FS 多短暂且为自限性，发作超过 10 min 应送急诊。

【护理评估】

一、入院首次护理评估

（一）专科评估

1. 问题记录

患儿精神疲倦，T 40.5℃，呼吸急促，R 44 次/分。

2. 质控分析

患儿有惊厥史，应描述患儿神志、前囟、四肢肌张力，及检验阳性结果。

3. 规范记录

患儿神志清楚，精神疲倦，前囟饱满，四肢肌张力正常，肢端凉，T 40.5℃，R 44 次/分，SpO_2 92%；门诊血常规：WBC 13.87×10^9/L。

（二）护理处置

1. 问题记录

特别指导：指导家长给予患儿温水擦浴。

2. 质控分析

热性惊厥属于儿科常见急症，入院时应根据主要护理问题优先原则给予医嘱处置及专科疾病的具体宣教。

3. 规范记录

床旁备好抢救用品、药品及气管插管物品等，防止舌咬伤；抽搐时切勿强行按压抽搐肢体，防止骨折；协助家长予患儿温水擦浴，密切观察神志、体温变化。

二、住院关键环节的护理记录

（一）入院时护理记录

1. 问题记录

立即建立静脉通道，密切观察生命体征变化。

2. 质控分析

应记录入院时的医嘱处置。

3. 规范记录

患儿神志清楚，精神疲倦，肢端凉，T 40.5℃，R 44 次/分，SpO_2 92%。遵医嘱告病危，予口服布洛芬混悬滴剂 2 ml 降温，吸氧 2 L/min，20% 甘露醇 50 ml 快速静脉滴注及输入头孢曲松钠抗感染。

（二）患儿入院后再次发生惊厥的抢救记录

1. 问题记录

患儿发生抽搐 1 次，协助医生床旁抢救。

2. 质控分析

（1）应记录发作时的表现、抢救给的医嘱处置。

（2）描述专科疾病的观察要点，关注家属的心理情况。

3. 规范记录

15:00 患儿 T 41℃，出现抽搐 1 次，表现为唇周发绀，双眼凝视上翻，牙关紧闭，四肢强直样抖动，肢端凉。立即将患儿平卧，头偏向一侧，解开衣领及时清除口腔分泌物，防止误吸；遵医嘱予地西泮注射液 1 mg 静脉注射，约 2 min 后抽搐缓解，无受伤情况，神志清楚。密切观察患儿体温、脉搏、呼吸、意识等生命体征的改变，已行疾病知识健康宣教，专人看护，防止受伤，做好家属心理护理。

（三）腰椎穿刺术护理记录

1. 问题记录

医生在无菌操作下行腰椎穿刺术。

2．质控分析

（1）应记录脑脊液的颜色、标本送检情况。

（2）宣教术后的护理要点及注意事项。

3．规范记录

9：00 遵医嘱给予患儿 NS 5 ml + 苯巴比妥钠粉针 0.05 g 静脉注射后，患儿呈镇静状态。协助医生在无菌操作下给患儿行腰椎穿刺术，脑脊液为无色透明样并留取 3ml 标本急送检；患儿去枕平卧 6 h，头偏向一侧，腰椎穿刺处予无菌纱布覆盖，纱布干燥，无渗血、渗液情况，密切观察患儿生命体征、神志、瞳孔改变。15：00 患儿神志清醒，无哭闹及呕吐情况，能配合玩耍，穿刺点无渗血渗液，纱布干燥。

三、患儿出院

经过治疗，患儿病情稳定，生命体征平稳，拟择日出院。

1．问题记录

于今日出院，已行出院健康宣教。

2．质控分析

出院指导无针对性，未体现专病宣教特色。

3．规范记录

脑脊液常规、生化及培养结果未见异常。患儿神志清楚，精神、食欲正常，预约明日办理出院，特别指导：①提倡坚持母乳喂养，及时添加换乳期食物，增强免疫力，预防上呼吸道感染；②因患儿有热性惊厥史，如有体温超过 38.5℃时应及时就医；③指导家长惊厥发作的急救处理（如体位、安全、保持气道通畅等），讲解惊厥的病因、治疗、预后等知识，缓解家长的焦虑及恐惧。

（黎鸣桃　林芳）

参考文献

[1] 崔焱，张玉侠. 儿科护理学［M］. 第 7 版. 北京：人民卫生出版社，2021.

［2］王卫平，孙锟，常立文，等. 儿科学［M］. 第 9 版. 北京：人民卫生出版社，2018.

［3］袁世萍. 小儿高热惊厥诊治知多少［J］. 保健文汇，2020（6）：25.

［4］王俊青. 地西泮分别与苯巴比妥或布洛芬联合治疗小儿高热惊厥的疗效对比［J］. 江西医药，2021，56（9）：1340 - 1342.

［5］严瑜霞. 小儿热性惊厥的护理体会［J］. 医药前沿，2017，7（12）：2.

［6］于建华. 综合性护理干预对预防小儿热性惊厥复发的效果探讨［J］. 人人健康，2019（11）：196.

［7］李秋兰，宋继花，李剑玉. 循证护理在小儿热性惊厥护理中的实践［J］. 黑龙江中医药，2018，47（3）：110 - 111.

［8］蔡华玲. 临床护理路径在小儿热性惊厥护理中的应用效果研究［J］. 国际护理学杂志，2017，36（2）：3.

［9］郭亿. 综合性急救措施在小儿热性惊厥护理探讨［J］. 临床医药文献电子杂志，2018，5（25）：147 + 149.

β 地中海贫血

【病例】

患儿，男，11 岁，确诊"β 地中海贫血（重型）"10$^+$年，面色苍白加重 5 天，门诊以"β 地中海贫血（重型），中度贫血"收入院。急查血常规：HGB 78 g/L。无头晕、头痛，无胸闷、气促，无乏力。既往患儿多次住院治疗。

【概述】

β 地中海贫血（β thalassemia）是指 β 链的合成受部分或完全抑制的一组血红蛋白病。患儿出生时无症状，多于婴儿期发病，生后 3 ~ 6 个月内发病者占 50%，偶有新生儿期发病者。发病年龄愈早，病情愈重。该病是严重的慢性进行性贫血，需依靠输血维持生命，3 ~ 4 周输血 1 次，随患儿年龄增长症状日益明显。

地中海沿岸、东南亚为高发地区。我国南方该病发病率高。

【护理评估】

一、入院首次护理评估

（一）专科评估

1. 问题记录

患儿神志清，情绪稳定，精神、食欲差，注意卧床休息，密切观察患儿病情变化。

2. 质控分析

（1）无疾病相关体征及阳性结果。

（2）应进行营养风险、跌倒风险评估。

3. 规范记录

患儿神志清，全身皮肤黏膜及四肢甲床苍白，心前区可闻及Ⅱ/6级吹风样杂音，腹部稍饱满，HGB 78 g/L。跌倒/坠床及营养风险评估均为高风险，行相关宣教指导，家属理解表示配合。

（二）护理处置

1. 问题记录

遵医嘱予静脉采血1次。

2. 质控分析

应该是针对该疾病的阳性体征及辅助检查结果，予申请交叉配血，输血治疗。

3. 规范记录

患儿HGB 78 g/L，遵医嘱经双人核对予交叉配血，申请"O"型RH（+）去白细胞悬浮红2 U。

二、住院关键环节的护理记录

（一）入院时护理记录

1．问题记录

遵医嘱予去铁治疗。

2．质控分析

应体现去铁药物的剂量、浓度、用药途径以及用药的注意事项等。

3．规范记录

患儿神志清，全身皮肤黏膜及四肢甲床苍白，腹部饱满，遵医嘱予5% GS 500 ml + 去铁胺0.5 g输液泵静脉泵入，50 ml/h，观察尿液是否出现铁锈色或者茶色。嘱患儿卧床休息，减少耗氧量，多饮水，做好饮食指导、防跌倒等健康宣教。

（二）输血治疗的护理记录

1．问题记录

遵医嘱予输"O"型RH（+）去白细胞悬浮红2 U。

2．质控分析

应按规范记录输血流程，记录输血过程有无不良反应，输血结束后评估患儿皮肤黏膜及甲床颜色变化。

3．规范记录

09:50遵医嘱经双人查对后予输"O"型RH（+）去白细胞悬浮红2U，11:50输血结束，输血过程顺利，患儿无不良反应。皮肤黏膜及甲床颜色较前红润。有关血的详细信息以及输血过程中的生命体征情况等已记录在安全输血护理记录单中。

三、患儿出院

经过治疗，患儿病情改善，HGB 108 g/L，拟定出院。

1. 问题记录

患儿输血完毕，病情改善，HGB 108 g/L，遵医嘱拟明日出院，行出院健康指导。

2. 质控分析

出院指导无针对性，未体现专病宣教特色。

3. 规范记录

患儿神志清，精神、食欲尚可，面色红润，拟明日出院，健康宣教：①向家长讲解疾病相关知识，做好家长及患儿的心理指导，消除家长及患儿的紧张心理；②指导家长密切观察患儿面色，注意有无乏力及活动心慌气短情况；③避免到人群集聚场所以防交叉感染，预防感冒，注意保暖；④合理饮食，减少含铁食物的摄入，比如动物肝脏、瘦肉、蛋黄、樱桃、菠菜等；⑤定期复查血红蛋白及铁蛋白，如有不适及时就医。

（杨胡丽　林芳）

参考文献

[1] 张卫红. 临床常见症状体征观察与护理［M］. 长春：吉林科学技术出版社，2016.

[2] 祁桠楠. 临床常见病诊疗学［M］. 长春：吉林科学技术出版社，2017.

[3] 王卫平，孙锟，常立文. 儿科学［M］. 第9版. 北京：人民卫生出版社，2018.

[4] 麦海超. 青少年重型β-地中海贫血护理探讨［J］. 世界最新医学信息文摘，2019（17）：3.

[5] 施国栋，刘燕琼. 儿童地中海贫血诊断治疗进展［J］. 河北医药，2021，43（4）：599-605.

[6] 何春萍. β-地中海贫血基因治疗的研究进展［J］. 今日健康，2021，7.

[7] 邓玲，贺静. β-地中海贫血基因治疗的研究进展［J］. 分子诊断与治疗杂志，2021，13（2）：169-173+162.

[8] 张彩红，钟玉旋，蓝彩旋，等. 全过程护理模式在重型β地中海贫血患儿输血管理中的应用效果［J］. 中外医疗杂志，2021，40（19）：129-131+135.

第五篇

口腔科常见疾病护理关键环节的
文书要点

先天性唇腭裂

【病例】

患儿，女，5个月，出生时即发现其唇腭部裂开畸形，伴吸吮困难、进食呛咳、食物鼻腔反流，患儿易感冒，曾被诊为"双侧Ⅲ度唇裂，双侧Ⅱ度腭裂"。今患儿家长要求手术，由门诊收治入院。

患儿心肺腹部未见明显异常，面型不对称，左右上红唇至鼻基底全层裂开，左右鼻翼塌陷，鼻小柱歪斜；悬雍垂至牙槽突完全裂开，牙槽突无切迹，裂隙最宽处位于悬雍垂根部，约1 cm，距咽后壁约2 cm，腭活动度可。

【概述】

唇腭裂是一种先天性口腔颌面部的发育畸形，可以表现为单独的唇裂（俗称兔唇），还可表现为腭裂（俗称狼咽）或唇裂合并腭裂。正常情况下，在胎儿发育的早期阶段，嘴唇和上腭会存在裂口，这种裂口会在6～11周内融合，从而形成完整的嘴唇和口腔。

但当裂口不能正常地融合，就会形成不同程度的唇腭裂。

【护理评估】

一、入院关键环节的护理记录

（一）专科评估

1. 问题记录

患儿面型不对称，左右上红唇至鼻基底全层裂开，悬雍垂至牙槽突完全裂开，牙槽突无切迹，出生时诊断为"双侧Ⅲ度唇裂，双侧Ⅱ度腭裂"，遂于我院治疗。

2. 质控分析

①患儿有腭裂，应记录患儿的吸吮情况，是否有鼻腔反流。②患儿被诊断为腭裂，应记录腭裂范围，准确到长、宽。

3. 规范记录

患儿神志清楚，呼吸道通畅，伴吸吮困难、进食呛咳、食物鼻腔反流，出生时即发现其唇腭部裂开畸形，诊断为"双侧Ⅲ度唇裂，双侧Ⅱ度腭裂"。患儿面型不对称，左右上红唇至鼻基底全层裂开，左右鼻翼塌陷，鼻小柱歪斜；悬雍垂至牙槽突完全裂开，牙槽突无切迹，裂隙最宽处位于悬雍垂根部，约 1 cm，距咽后壁约 2 cm，腭活动度可。辅助检查示：心肺腹部、心电图未见明显异常。

（二）护理处置

1. 问题记录

特别指导：保持口腔卫生。

2. 质控分析

特别指导是针对该患儿疾病、疾病潜在风险、生理及个体差异进行指导。

3. 规范记录

指导家属正确使用床栏，防止患儿坠床，注意添加衣物，防止患儿感冒。

二、住院关键环节的护理记录

(一) 入院时护理记录

1. 问题记录

患儿，女，5 个月，面型不对称，左右上红唇至鼻基底全层裂开，左右鼻翼塌陷，鼻小柱歪斜；悬雍垂至牙槽突完全裂开，牙槽突无切迹，裂隙最宽处位于悬雍垂根部，测量生命体征并对家属进行入院宣教。

2. 质控分析

①5 个月患儿应行生长发育评估，评估是否有营养不良，是否符合手术指征。②测量体重时应精确，如衣服太厚重等，应扣除衣物及尿布湿重量，以防影响麻醉医师对麻药的用量。③应询问喂奶方式，以便术后嘱咐其喂养方式。

3. 规范记录

患儿，女，5 个月，由家长抱至医院，患儿面型不对称，左右上红唇至鼻基底全层裂开，左右鼻翼塌陷，鼻小柱歪斜；悬雍垂至牙槽突完全裂开，牙槽突无切迹，裂隙最宽处位于悬雍垂根部；入院时测得生命体征均正常，行生长发育评估：身长 65 cm、坐高 42 cm、体重 7.5 kg、头围 43 cm、胸围 44 cm。体型评价为：匀称适中型，无营养不良；患儿 24 h 奶量约 1 000 ml，夜奶约 2 次，约 150 ml/次，母乳及奶瓶交替，无便秘等情况。

(二) 对患儿行手术治疗

患儿拟于明日在全麻下行 "双侧完全性唇裂修复术 + 右鼻孔成形术 + 双侧鼻基底成形术 + 鼻尖成形术"。

1. 术前护理记录

(1) 问题记录：患儿于明日行 "双侧完全性唇裂修复术 + 右鼻

孔成形术 + 双侧鼻基底成形术 + 鼻尖成形术",已向家属行术前相关健康教育。特别指导：患儿术前 6 h 禁饮牛奶，术前 4 h 禁水。

（2）质控分析：特别指导应针对饮食精确到时间、量，强调不能因为患儿哭闹而随意喂养。

（3）规范记录：患儿于明日行"双侧完全性唇裂修复术 + 右鼻孔成形术 + 双侧鼻基底成形术 + 鼻尖成形术",已向家属行术前相关健康教育。特别指导：患儿术前 6 h 禁饮牛奶，术前 4 h 禁水，可在术前 4 h 喂养 10% GS 150 ml，夜间注意休息，以防感冒。

2. 术后护理记录

（1）问题记录：患儿于今日 08:25 在全麻下行"双侧完全性唇裂修复术 + 右鼻孔成形术 + 双侧鼻基底成形术 + 鼻尖成形术",术毕于 11:05 由麻醉复苏室返回病房观察室。患儿神志清楚，呼吸道通畅，鼻唇轻度肿胀，伤口无出血，唇部由纱布覆盖，右侧鼻成形管固定稳妥，遵医嘱停特级护理改为一级护理，予心电监护及输液治疗。

（2）质控分析：除了观察伤口部位，还应观察患儿口唇、面色红润程度，因患儿较小，不能言语，哭闹时仪器数据显示不准确，容易忽略患儿缺氧等不良反应，故术后常规进行低流量吸氧；因患儿较小，应准确记录输液量及输液滴速。

（3）规范记录：患儿于今日 08:25 在全麻下行"双侧完全性唇裂修复术 + 右鼻孔成形术 + 双侧鼻基底成形术 + 鼻尖成形术",术毕于 11:05 由麻醉复苏室返回病房观察室。患儿神志清楚，呼吸道通畅，口唇、面色红润，鼻唇轻度肿胀，伤口无出血，唇部由纱布覆盖，右侧鼻成形管固定稳妥。遵医嘱停特级护理改为一级护理，持续鼻导管吸氧 1 L/min，床旁心电监护示：窦性心律，节律整齐，HR 125 次/分，SpO_2 98%，R 24 次/分。留置针穿刺部位无肿胀，继续输注由麻醉复苏室带回的乳酸钠林格注射液 500 ml 余液 100 ml，滴速为 15～20 滴/分。四肢活动自如，嘱其保持患儿头偏向一侧，防止患儿吸吮手指或用手抓挠手术部位，术后 2 h 可进食糖水，无呕吐等不适后 4 h 可进食母乳。

三、患儿出院

经过治疗，患儿手术伤口基本愈合，拟择日出院。

（1）问题记录：患儿神志清楚，情绪稳定，精神可，拟明日出院，已向家属行出院健康教育，嘱定期复查，择日行唇裂术后二期修复及腭裂手术。

（2）质控分析：出院指导无针对性，未体现专病宣教特色。

（3）规范记录：患儿神志清，精神、食欲尚可，面色红润，拟明日出院。健康宣教：①向家长讲解疾病相关知识，做好家长的心理指导，消除家长及患儿的紧张心理；②建议继续母乳喂养，并做好患儿生长发育记录；③指导家长正确使用减张贴，避免瘢痕增生；④指导家长正确按摩唇部瘢痕，软化瘢痕。

（白沅艳　徐庆鸿）

参考文献

[1] 张志愿，俞光岩. 口腔颌面外科学［M］. 第 7 版. 北京：人民卫生出版社，2012.

[2] 赵佛容. 口腔护理学［M］. 第 3 版. 上海：复旦大学出版社，2017.

[3] 陈晓璇，祝青，王郑菲，等. 唇腭裂儿童的口腔习惯和非营养性吮吸习惯发生状况的研究［J］. 临床口腔医学杂志，2020，36（12）：735–737.

[4] 袁平丽. 心理护理干预对唇腭裂患儿术后心理健康的影响及患者家属健康状况调查［J］. 中外医学研究，2017，15（8）：93–95.

[5] 钟成燕，王义芳，杨静. 唇腭裂患儿全身麻醉术后早期进食的可行性研究［J］. 上海护理，2021，21（11）：49–51.

[6] 黄秀拉，胡园园，李锋. 唇腭裂患儿术后并发症发生的影响因素分析［J］. 护理与康复，2020，19（2）：25–27.

[7] 黄薇，黎秀贤. 勺子奶瓶在唇腭裂患儿术后应用的效果评价［J］. 继续医学教育，2019，33（3）：87–89.

第二章

颌面部间隙感染

【病例】

患者，男，64岁，主诉：颌下红肿疼痛9天，加重伴感染6天。患者9天前于当地医院拔牙后自觉左侧下颌疼痛，6天前疼痛加重，难以忍受，张口受限，进食困难，伴发热38.5℃，自行口服抗生素及止痛药后不见好转，疼痛、肿胀症状持续加重，伴红肿范围扩大，双侧颌下、口底均红肿，以"口底多间隙感染，2型糖尿病"收治入院。

【概述】

颌面部间隙感染（maxillofacial space infection）是口咽、面颈部软组织肿大化脓性炎症的总称，感染均为继发性，常见为牙源性或腺源性感染扩散所致，损伤性、医源性、血源性较少见，多为需氧和厌氧菌引起的混合感染，也可为葡萄球菌、链球菌等引起的化脓性感染，或厌氧菌等引起的腐败坏死性感染。根据解剖结构和感染常见部位，将其分为咬肌间隙、翼下颌间隙、颞下间隙、颞间隙、下颌下间隙、咽旁间隙、颊间隙、口底间隙等感染。感染可沿神经、血管扩散，引起海绵窦血栓性静脉炎、脑脓肿、败血症、纵隔炎等严重并发症。在感染发生、发展过程中表现出程度不同的化脓性感染的全身症状。

【护理评估】

一、入院关键环节的护理记录

（一）专科评估

1. 问题记录

患者左颌下肿胀明显，喉部疼痛不适，询问既往糖尿病史 8$^+$ 年，行餐前胰岛素治疗。入院查体：T 38.5℃，BP 138/91 mmHg，HR 115 次/分，R 19 次/分。患者神志清楚，表情痛苦，体型肥胖；颌面部见颌下区肿胀明显，皮温高，皮肤潮红，触压疼痛明显，有凹陷性水肿，张口度约 1.5 cm，舌体高抬，活动受限，口底肿胀明显。辅助检查示：患者口底肿胀导致舌体抬高，咽腔变窄；下颌下缘及颏部软组织肿胀。

2. 质控分析

（1）已观察到患者口底、颌下区肿胀明显。应关注呼吸是否通畅，有无呼吸困难，警惕窒息。

（2）患者左侧下颌疼痛及喉部疼痛不适。未询问是否影响进食，评估营养状况。

（3）未记录肿胀最初原因。追问原因：患者 9 天前于当地医院拔牙后自觉左侧下颌疼痛，于 6 天前加重，自行口服抗生素及止痛药，但未见明显好转。

（4）患者有糖尿病，并在使用胰岛素治疗。未记录空腹及餐后血糖值。

（5）护理记录应根据主要护理问题优先排序的原则，即按照首优症状（直接威胁患者生命，需要立即处理的问题），中优症状（不威胁患者生命，但能造成躯体或精神损害的问题），次优症状（人们在应对发展和生活中的变化所出现的症状，在护理过程中可稍后解决），依次记录。

3. 规范记录

患者神志清楚，表情痛苦，口底肿胀明显，舌体高抬，活动受限，颌下区肿胀，左侧较明显，无呼吸困难，轻微胸闷不适，喉部疼痛不适，进食困难，张口受限，张口度约 1.5 cm，入院时测得体温为 38.5℃，患者颌下区肿胀区域皮温高，皮肤潮红，可触及波动感，触压疼痛明显，肿胀中心区可触及凹陷性水肿。病史：患者 9 天前于当地医院拔牙后自觉左侧下颌疼痛，6 天前疼痛加重，自行口服抗生素及止痛药，但未见明显好转；自诉既往糖尿病史 8[+] 年，行餐前胰岛素治疗，一般空腹血糖约为 6.5 mmol/L，餐后 2 h 血糖约为 11.0 mmol/L。辅助检查示：患者口底肿胀导致舌体抬高，咽腔变窄；下颌下缘及颏部软组织肿胀。

（二）**护理处置**

1. 问题记录

特别指导：防坠床跌倒。

2. 质控分析

特别指导是针对该患者个体疾病、疾病潜在风险、生理和心理的指导。

3. 规范记录

指导患者摇高床头，保持呼吸道通畅，如有呼吸困难等不适，及时告知医护人员处理。

二、住院关键环节的护理记录

（一）入院时护理记录

1. 问题记录

患者心电监护示：HR 112 次/分，BP 133/89 mmHg，R 18 次/分，SpO_2 97%。予鼻导管吸氧、降体温、抗感染等对症支持治疗。

2. 质控分析

（1）入院时护理记录应根据主要护理问题优先，即"首优"排序的原则。

（2）患者出现异常体征/主诉，均应该有客观查体及相对应的健康教育。

（3）健康教育应体现个体化及专科特色，及时评价健康教育效果。

3. 规范记录

患者神志清楚，呼吸道通畅，予心电监护，持续鼻导管吸氧 2 L/min，胸闷不适症状明显改善，密切观察呼吸及血氧饱和度，床旁备气切包，必要时行气管切开术。测得患者 T 38.5℃，遵医嘱口服对乙酰氨基酚混悬液 15 ml，嘱其多饮水，行物理降温，10 min 后复测体温为 37.4℃，密切监测体温变化。静脉抗感染治疗，遵医嘱给予止痛药，嘱其转移注意力缓解疼痛。测得随机血糖为 11.1 mmol/L。

（二）"左侧口底多间隙感染切开引流术＋神经松解术"护理记录

1. 术前护理记录

（1）问题记录：患者神志清楚，呼吸道通畅，持续心电监护、鼻导管吸氧 2 L/min，拟于明日行"感染切开引流术＋神经松解术"，已行术前相关宣教；患者咽腔变窄，颌下区肿胀明显，待麻醉医生进一步评估气管插管风险。

（2）质控分析：手术名称应记录规范、完整，写明手术部位；未详述术前宣教重点内容。

（3）规范记录：患者拟于明日在全麻下行"左侧口底多间隙感染切开引流术＋神经松解术"，已行术区备皮，向患者及家属行手术前健康指导。特别指导：术前禁饮食6～8 h；如有低血糖等不适反应，应立即告知医护人员；麻醉医生评估后建议首选非紧急无创方法建立气道，同时备紧急有创方法（环甲膜切开），患者及家属均表示理解、配合。

2. 术后护理记录

（1）问题记录：患者行"左侧口底多间隙感染切开引流术＋神经松解术"，术毕安返病房。患者神志清楚，呼吸道通畅，伤口无出血，左侧颌下区1根橡皮引流条固定在位，予无菌敷料覆盖，予半卧位、鼻导管吸氧、术区冷疗、心电监护。

（2）质控分析：①患者口底明显肿胀且手术部位在颌下，手术采用全麻插管，术后应记录患者声音有无嘶哑。②患者伤口处有引流条，应记录是否有引流液流出，且引流液的颜色、性状、量，以防出现活动性出血。③患者手术部位在颌下，应记录口底及舌体的肿胀程度，防止窒息。④患者有糖尿病史，术后应监测、记录血糖情况。

（3）规范记录：患者于今日8:15在全麻下行"左侧口底多间隙感染切开引流术＋神经松解术"，术毕于15:00返回病房观察室，患者神志清楚，呼吸道通畅，声音无嘶哑，伤口无出血，左侧颌下区1根橡皮引流条固定在位，予无菌敷料覆盖，可见少量暗红色血性分泌物，口底肿胀明显，舌体轻度肿胀，舌体动度好，遵医嘱停特级护理改为一级护理，立即予半卧位、持续低流量吸氧2 L/min，予术区冷疗，冷疗部位皮肤完好、无冻伤，患者枕突、骶尾部、足跟部等部位皮肤完好。床旁心电监护示：窦性心律，HR 82次/分，BP 130/87 mmHg，SpO_2 98%，R 20次/分。测得患者随机血糖为

10.9 mmol/L，继续给予静脉输液等抗感染治疗。行生活自理能力评估，评分为 35 分，为重度依赖，给予生活护理。

三、患者出院

经过治疗，患者口底肿胀明显消退，拟择日出院。

（1）问题记录：患者呼吸道通畅，情绪稳定，精神可，拟明日出院。

（2）质控分析：出院指导无针对性，未体现专病宣教特色。

（3）规范记录：患者呼吸道通畅，情绪稳定，精神可，拟明日出院。健康宣教：①遵循医生的医嘱定期换药；②饮食遵循糖尿病饮食的基础上忌辛辣刺激性食物，宜进食高蛋白、高维生素食物；③遵医嘱服用药物，控制血糖，监测血糖，如控制不稳定到内分泌科就诊；④进行散步、快走等体育锻炼，增强自身抵抗力；⑤观察自身情况，如症状反复，及时就诊；⑥如有张口受限等症状，需进行张口训练。

（白沅艳　徐庆鸿）

参考文献

［1］张志愿，俞光岩. 口腔颌面外科学［M］. 第 7 版. 北京：人民卫生出版社，2012.

［2］赵佛容. 口腔护理学［M］. 第 3 版. 上海：复旦大学出版社，2017.

［3］赵悦涛. 口腔颌面部间隙感染临床特征分析与治疗探讨［J］. 系统医学，2021，6（10）：3.

［4］黄芳芳，田玲，韦倩，等. 第三磨牙来源的口腔颌面部间隙感染危险因素分析［J］. 口腔颌面外科杂志，2020，30（4）：234-238.

［5］赵乐，刘乐. 颌面部间隙感染患者麻醉围术期气道管理策略［J］. 中国当代医药，2020，27（16）：165-167+174.

［6］梁悦悦. 护理干预对颌面部间隙感染合并糖尿病患者的影响［J］. 智慧健康，2020，6（3）：50-51.

［7］黄翔平. 护理文书环节质控常见问题剖析［J］. 当代护士（下旬刊），2017（11）：184-185.

第三章

颌骨骨折

【病例】

患者，男，28岁，8⁺天前不慎从高约5 m处摔下，面部先着地，自诉外伤后下颌出血，牙齿脱落4颗，张口受限，咬合改变，右侧大拇指疼痛及活动障碍，8⁺天前于急诊科行颏部外伤清创缝合，3⁺天前于骨科行"右侧大拇指骨折骨折复位固定术"，现患者诉张口受限，以"下颌骨骨折"收治入院。

【概述】

颌骨骨折（fractures of the jaws）是一种常见的口腔科骨折类型，大部分患者都是由于交通事故、高空坠落或者打击伤、火器伤，使颌面部受到外力直接或间接作用发生骨折。颌骨骨折按照骨折部位可分为上颌骨骨折与下颌骨骨折，按照创伤暴露与否可分为开放性骨折与闭合性骨折，在临床上表现为局部肿胀、疼痛、断端移位等常规骨折症状以及咬合错乱、唇鼻部麻木、张口受限、呼吸吞咽受阻等特异性症状。一旦发生，便会影响患者的咀嚼、语言、吞咽功能，并伴随面部外形畸形，严重影响患者的健康以及生活质量。

【护理评估】

一、入院首次护理评估

（一）专科评估

1. 问题记录

患者颌面部多处擦伤，已结痂，颏部可见 1.5 cm 伤口，缝线尚存，伤口无明显异常，右手大拇指可见纱布包扎，无明显渗血及异常分泌物，口底轻度肿胀，舌体动度好，张口受限，张口度约 1 横指，咬合改变，口内见 13、23、44、46 牙缺失，伤口无明显渗血。外院头部 CT 示：下颌骨骨折，颅脑内实质未见明显挫伤或出血，颈部淋巴结明显增多，右肺中叶少许炎症。

2. 质控分析

（1）患者从高处摔下致骨折，应警惕颅脑损伤，观察患者神志。

（2）已观察到患者口底肿胀，应关注呼吸是否通畅，有无呼吸困难，警惕窒息。

（3）患者存在张口受限、咬合改变，应关注是否影响进食，评估营养情况。

（4）患者颏部及右手大拇指存在缝合伤口，未追问病史，还应关注右手大拇指的皮温、颜色、动度等。追问病史：患者于外院急诊科行颏部外伤清创缝合术、骨科行右侧大拇指骨折切开复位固定术。

（5）护理记录应根据主要护理问题优先，即"首优"排序的原则，依次记录。

3. 规范记录

患者神志清楚，呼吸道通畅，口底轻度肿胀，呈紫色，舌体动度好，口内见 13、23、44、46 牙缺失，伤口无明显渗血；张口受限，张口度约 1 横指，侧方运动受限，咬合改变，进食流食；颌面部多处擦伤，已结痂，颏部可见 1.5 cm 伤口，缝线尚存，伤口无明显异常；右手大拇指可见纱布包扎，无明显渗血及异常分泌物，皮温正常，呈粉红色，活动可。病史：患者 8$^+$ 天前自高处摔下，面部着地，右侧大拇指疼痛及活动障碍，于外院急诊科行颏部外伤清创缝合术、骨科行右侧大拇指骨折切开复位固定术。外院头部 CT 示：下颌骨骨折，颅脑内实质未见明显挫伤或出血，颈部淋巴结明显增多，右肺中叶少许炎症。

（二）**护理处置**

1. 问题记录

特别指导：防跌倒坠床。

2. 质控分析

特别指导是针对该患者个体疾病、疾病潜在风险、生理和心理的指导。

3. 规范记录

指导患者取半卧位休息，保持呼吸道通畅，保持口腔清洁卫生、颏部伤口保持清洁干燥，预防感染。

二、住院关键环节的护理记录

（一）入院时护理记录

1. 问题记录

患者神志清楚，呼吸道通畅，颌面部多处擦伤，颏部可见 1.5 cm 缝线伤口，右手大拇指可见纱布包扎，伤口无出血及异常分泌物，口内见 13、23、44、46 牙缺失，口底轻度肿胀，舌体动度好，遵医嘱予抗感染治疗，口腔护理，继续观察病情变化。

2. 质控分析

（1）入院时护理记录应根据主要护理问题优先，即"首优"排

序的原则。

（2）患者出现异常体征/主诉，均应该有客观查体及相对应的健康教育。

（3）健康教育应体现个体化及专科特色，及时评价健康教育效果。

3. 规范记录

患者神志清楚，呼吸道通畅，口底轻度肿胀，呈紫色，舌体无明显肿胀，舌体动度好，口内见13、23、44、46牙缺失；颌面部多处擦伤，颏部可见1.5 cm缝线伤口；右手大拇指可见纱布包扎，伤口均无出血及异常分泌物，右手大拇指皮温正常，呈粉红色，动度可。遵医嘱予二级护理，代金氏管饲流食，予左上肢置静脉留置针，行抗感染治疗，备口腔护理盘于床旁，予患者口腔护理，保持口腔卫生，嘱患者保持皮肤干燥清洁。VTE及压力性损伤风险评估为中危，存在营养风险，行相关健康宣教，患者及家属理解，继续观察病情变化。

（二）"下颌骨骨折切开复位内固定术＋牵引钉植入术"护理记录

1. 术前护理记录

（1）问题记录：患者神志清楚，呼吸道通畅，伤口无出血，口底轻度肿胀，呈紫色，舌体无明显肿胀，舌体动度好，继续抗感染治疗，拟于今日行"下颌骨骨折切开复位术"，已向患者行术前健康宣教。

（2）质控分析：手术名称未规范、完整记录，应详述术前健康宣教的重点内容。

（3）规范记录：患者拟定今日在全麻下行"下颌骨骨折切开复位内固定术＋牵引钉植入术"，已行术区备皮，向患者及家属行术前健康教育。特别指导：术前禁饮禁食6~8 h，如有不适，请及时告知医护人员。向患者介绍手术时间与流程等，消除患者紧张与焦虑情绪，嘱放松心情。

2. 术后护理记录

（1）问题记录：患者于今日行"下颌骨骨折切开复位内固定术＋牵引钉植入术"，术毕安返病房。患者神志清楚，呼吸道通畅，声音无嘶哑，口底轻度肿胀，舌体无明显肿胀，舌体动度好，右侧下颌前庭沟留置负压引流管，术区冷疗，遵医嘱停特级护理转为二级护理，停间断氧气吸入，予持续心电监护，ECG[①]示：节律整齐，波形正常。左上肢静脉输液通畅，继续抗感染等静脉治疗，予留置尿管，患者吞咽功能正常，自诉无恶心、呕吐等症状，遵医嘱停禁饮禁食，予代金氏管饲流食，行术后健康宣教及安全知识讲解，患者及家属均表示理解。

（2）质控分析：①未准确记录手术时间及返回病房时间。②患者留置负压引流管与尿管，除导管位置，还应关注导管是否固定、通畅，引流液的颜色、性质、量，并且未描述向患者进行的防导管滑脱相关宣教。③对患者进行冷疗，应记录冷疗部位皮肤是否存在冻伤等异常，手术时间较长，还需关注全身骨隆突处皮肤是否存在压疮等。④对于术前即存在、与本次手术不相关的皮肤、四肢动度等的异常情况也应进行记录。

（3）规范记录：患者于今日8:30在全麻下行"下颌骨骨折切开复位内固定术＋牵引钉植入术"，术毕于13:00由麻醉复苏室返回病房观察室。患者神志清楚，呼吸道通畅，声音无嘶哑，伤口无出血，口底轻度肿胀，舌体无明显肿胀，舌体动度好，右侧下颌前庭沟负压引流通畅，引流出暗红色血性液少许；颌面部可见多处擦伤，痂壳已脱落，颏部可见1.5 cm陈旧伤口，缝线尚在，伤口均无明显异常；右侧大拇指行纱布包扎，无明显渗血及异常分泌物，皮温正常，呈粉红色，活动可。术区冷疗，冷疗部位皮肤完好无冻

---

① ECG：心电图。

伤，患者枕突、骶尾部、足跟部等部位无压红，遵医嘱停特级护理转为二级护理，予半卧位，持续心电监护，ECG 示：节律整齐，波形正常，HR 80 次/分，BP 119/78 mmHg，SpO_2 98%，R 20 次/分。左上肢静脉输液通畅，继续抗感染等静脉治疗，保留尿管固定通畅，引流出淡黄色清亮小便少许。患者吞咽功能正常，自诉无恶心、呕吐等症状，遵医嘱停禁饮禁食，予代金氏管饲流食，协助饮入温开水约 5 ml，自诉无呛咳等不适。行术后健康宣教及安全知识讲解。特别指导：防导管滑脱，避免剧烈咳嗽、擤鼻涕等会牵扯伤口的动作，避免出血，保持呼吸道通畅，备吸痰盘于床旁。患者及家属均表示理解。行生活自理能力评估，评分为 40 分，为重度依赖，予生活护理。

三、患者出院

经过治疗，患者咬合稳定良好，拟择日出院。

（1）问题记录：患者呼吸道通畅，情绪稳定，精神可，拟明日出院。

（2）质控分析：出院指导无针对性，未体现专病宣教特色。

（3）规范记录：患者神志清楚，情绪稳定，精神可，拟明日出院。健康宣教：①颌间固定期进流质饮食，拆除颌间固定后从软食逐步过渡到普食；②加强口腔卫生，餐后刷牙；③拆除颌间固定后，指导进行张口训练；④1 月内避免剧烈运动，如有不适及时就诊。

（白沅艳　徐庆鸿）

参考文献

［1］张志愿，俞光岩. 口腔颌面外科学［M］. 第 7 版. 北京：人民卫生出版社，2012.

［2］赵佛容. 口腔护理学［M］. 第 3 版. 上海：复旦大学出版社，2017.

［3］聂晓立. 颌骨骨折患者的护理体会［J］. 中国医药指南，2022，20（7）：126-128.

［4］常博杰，高丽荣. 植入式钛钉颌间牵引联合微型钛板内固定在颌骨骨折治疗中的效果［J］. 微创医学，2021，16（5）：649－651＋664.

［5］黄付梅. 颌骨骨折患者术后感染发生率及危险因素分析［J］. 山西医药杂志，2020，49（24）：3459－3461.

［6］袁卫军，寿宇燕. 口腔颅颌面创伤的急救护理［J］. 上海护理，2020，20（5）：65－68.

［7］许静. 下颌骨骨折切开复位内固定术的围术期护理措施评价［J］. 中国实用医药，2018，13（29）：171－172.

舌 癌

【病例】

患者，男，30 岁，因"发现左舌腹溃烂不适 2$^+$ 月"入院。入院诊断为"左舌癌"。主诉：2$^+$ 月前无意间左舌腹开始出现一拇指大小溃烂面，进食时疼痛不适，1$^+$ 月前溃烂处出现一拇指大小包块，1 周前于当地医院行（左侧舌肿物）切取活检，提示鳞状细胞癌，为求诊治，以"左舌癌"收治入院。

【概述】

舌癌（carcinoma of tongue）是最常见的口腔癌，男性多于女性，但近年来有女性增多及发病年龄年轻化的趋势。舌癌多数为鳞癌，尤其在舌前 2/3 部位；腺癌较少见，多发生于舌根部，舌根部有时也可发生淋巴上皮癌及未分化癌。舌癌多发生于舌缘，其次为舌尖、舌背及舌根等处，常为溃疡型或浸润型。一般恶性程度较高，生长快，浸润性较强，常波及舌肌，致使舌运动受限，使说话、进食及吞咽均发生困难。晚期舌癌可蔓延至口底肌肉及下颌骨，使全舌固定；向后发展可以侵犯腭舌弓及扁桃体。如有继发感染或侵犯舌根常发生剧烈疼痛，疼痛可反射至耳颞部及整个同侧的头面部。

【护理评估】

一、入院首次护理评估

（一）专科评估

1. 问题记录

患者神志清楚，左舌腹中份可见一长约 1.5 cm 的活检瘢痕，以其为中心浸润周围半径约 1.5 cm 舌体组织，自诉进食时疼痛不适，患者否认呼吸、消化、心血管等其他相关系统疾病史，行相关入院健康宣教。

2. 质控分析

（1）已观察到患者舌腹中份舌体组织，但未描述其性状，并应关注浸润组织是否累及口底，是否影响呼吸，警惕窒息的危险。

（2）患者自诉进食时疼痛不适，未了解其进食情况，并应评估营养状况。

（3）未记录患者的药物过敏史。追问患者：自诉有青霉素过敏史。

（4）未记录患者的精神心理状态。多数患者确诊为癌症后，会产生恐惧、沮丧、烦躁、焦虑、紧张等不良情绪。

（5）护理记录应根据主要护理问题优先，即"首优"排序的原则，依次记录。

3. 规范记录

患者神志清楚，呼吸道通畅，精神可，配合度较好。左舌腹中份可见一长约 1.5 cm 的活检瘢痕，以其为中心浸润周围半径约 1.5 cm 舌体组织，质硬，界不清，稍有触压痛，未见明显出血，上至左舌背中份，下未累及口底，后至舌根前份，未累及舌根，舌体活动不受限；自诉进食时疼痛不适，患病以来进食欠佳，体重较前有所减轻，行营养风险评估，提示有营养不良的风险；自诉青霉素过敏史。当地医院病理报告提示：（左侧舌肿物）活检组织，鳞状细胞癌，组织学分级暂时为 G2，癌组织内未见坏死，送检组织内未见神经侵犯，未见脉管内癌栓。MRI 报告示：左侧舌缘见结片异常信号影，范围约 22 mm×13 mm×18 mm，边界不清，毗邻舌下腺，增强扫描呈明显均匀强化。

（二）护理处置

1. 问题记录

特别指导：防坠床、跌倒。

2. 质控分析

特别指导是针对该患者个体疾病、疾病潜在风险、生理和心理的指导。

3. 规范记录

关注患者心理健康，指导其了解疾病的相关知识，分享成功案例，帮助树立其战胜疾病的信心，并鼓励患者表达自己的感受，教会患者放松的技巧和转移注意力的方法。

二、住院关键环节的护理记录

（一）入院时护理记录

1. 问题记录

患者精神可，配合度好，一般情况好，入院后积极行血常规、凝血、电解质、生化、感染标志物、血型、心电图、胸片、小便常规等检查；行颌面部增强 CT 明确病变，行胸部 CT 明确肺部病灶是否转移，行颈部淋巴结彩超检查明确颈淋巴是否异常，行皮瓣移植术前评估。患者营养风险筛查 3 分，有营养不良风险，行相关健康宣教。

2. 质控分析

（1）入院时护理记录应根据主要护理问题优先，即"首优"排序的原则。

（2）患者出现异常体征/主诉，均应该有客观查体及相对应的健康教育。

（3）健康教育应体现个体化及专科特色，及时评价健康教育效果。

3. 规范记录

患者呼吸道通畅，精神可，配合度较好。患者有营养不良的风险，指导其进食清淡易消化高蛋白饮食，加强营养；患者进食时有疼痛不适感，嘱其可采取转移注意力的方法缓解疼痛，必要时遵医嘱给予止痛药，关注患者心理健康，积极完善术前各项准备，待术。

（二）手术护理记录

1. 术前护理记录

（1）问题记录：患者精神可，情绪稳定，术前检查未见明显异常，拟定明日行"左舌鳞癌扩大切除术+颈淋巴清扫术加皮瓣游离移植术"，已备皮，并行相关术前健康宣教。

（2）质控分析：麻醉方式未记录；手术名称应记录规范、完整，写明手术部位；未详述术前宣教重点内容。

（3）规范记录：患者拟于明日在全麻下行"左舌鳞癌扩大切除术+左颈淋巴清扫术+左血管化股前外侧皮瓣游离移植术+血管吻合术"，已备皮，并向患者及家属行术前相关健康宣教。特别指导：术前禁食禁饮6~8 h，指导患者进行术前术后口腔清洁及术后练习在床上大、小便，预防术后出现尿潴留。患者及家属均表示理解、配合。

2. 术后护理记录

（1）问题记录：患者行"左舌鳞癌扩大切除术+左颈淋巴清扫

术＋左血管化股前外侧皮瓣游离移植术＋血管吻合术＋左颈部、左大腿筋膜组织瓣形成术"，术毕安返病房观察室。患者神志清楚，呼吸道通畅，保持头正中位，双眼球结膜轻度水肿，伤口无出血，舌体活动度差，口内引流条固定，左颈部及取瓣处伤口敷料清洁干燥，左颈前、左颈后及取瓣处负压引流管固定在位，留置尿管通畅，小便颜色淡黄。遵医嘱予特级护理，心电监护，继续静脉输入由麻醉复苏室带回的乳酸钠林格注射液余液 200 ml，行术后健康知识宣教。

（2）质控分析：①患者手术采用全麻插管，术后应记录患者声音有无嘶哑。②患者手术部位为舌体，应记录口底及舌体的肿胀程度，防止窒息。③患者伤口处有引流条，应记录引流条的数量，以防引流条误吞。④患者伤口处有引流管，应记录是否有引流管是否通畅及引流液的颜色、量、性状，以防出现活动性出血。⑤患者做了股前外侧皮瓣游离移植术，术后应记录皮瓣的颜色、质地，以防血管危象。⑥因股前外侧皮瓣供区创面切取面积较大，应记录供瓣区皮肤及肢端情况，以防出现血肿、淤紫、水疱等情况。⑦患者手术时间较长，应记录枕突、骶尾部、足跟部等易受压部位的皮肤情况，以防压疮。

（3）规范记录：患者于今日 8：15 在全麻下行"左舌鳞癌扩大切除术＋左颈淋巴清扫术＋左血管化股前外侧皮瓣游离移植术＋血管吻合术＋左颈部、左大腿筋膜组织瓣形成术"，术毕于 20：15 返回病房观察室。患者神志清楚，呼吸道通畅，声音无嘶哑，保持头正中位，双眼球结膜轻度水肿；伤口无出血，口底及舌体肿胀明显，舌体活动度差，口内一根橡皮引流条固定在位，口内皮瓣颜色较周围组织略显苍白，质地柔软，轻度肿胀；左颈部及取瓣处伤口敷料清洁干燥，局部无肿账、无渗出；左下肢肢端皮肤温度、颜色正常，活动度好；左颈前、左颈后及取瓣处负压引流管通畅、固定，引流出暗红色血性液少许；留置尿管通畅、固定，小便颜色淡黄；患者枕突、骶尾部、足跟部等部位皮肤完好无压红。遵医嘱予特级护理，禁饮食，持续心电监护。ECG 示：窦性心律。予持续低流量吸氧 2 L/min，SpO_2 波动在 95% ~ 99%，输液通畅，继续静脉输入从麻醉复苏室带回乳酸钠林格注射液 500 ml 余液 200 ml。行吞咽功能障碍评定，自理能力评估，评分为 35 分，为重度依赖，给予生活护理，行术后健康知识宣教，患者及家属均表示理解。

三、患者出院

经过治疗，患者伤口及皮瓣愈合良好，拟择日出院。

出院护理记录：患者呼吸道通畅，情绪稳定，精神可，伤口及皮瓣愈合良好，于今日出院，已行出院健康教育，特别指导：忌坚硬、粗糙和刺激性食物，保持口腔清洁，加强营养，增强免疫力，戒除吸烟、嗜酒等不良习惯，加强语言及舌体功能的训练，定期门诊复查，如有不适及时就诊。

（白沅艳　徐庆鸿）

参考文献

[1] 张志愿，石冰，张陈平. 口腔颌面外科学 [M]. 第 8 版. 北京：人民卫生出版社，2020.

[2] 伏洁，毕晓琴. 1 例产褥期舌癌患者的术前术后护理体会 [J]. 当代护士（上旬刊），2019，26（12）：158 - 160.

[3] 张学兰. 舌癌患者围手术期的护理 [J]. 当代护士（中旬刊）（学术版），2010（1）：41 - 42.

[4] 张慧培. 23 例舌癌根治术后缺损性游离股前外侧皮瓣修复患者的护理报告 [J] 护理实践与研究，2021，18（12）：1870 - 1872.

[5] 何杏芳，黄秋雨. 37 例舌癌根治术同期股前外侧皮瓣舌再造患者的护理 [J] 中国临床护理，2019，11（6）：504 - 506.

第六篇

急重症科常见疾病护理关键环节的
文书要点

第一章

急症护理

第一节　缺血性脑卒中

【病例】

患者，男，66岁，因突发左侧肢体麻木乏力2h，以"急性脑梗死"于14:14分由外院120转运至急诊科。患者神志清楚，无头晕头痛，无胸闷胸痛，无肢体抽搐，无呛咳、口角歪斜等。

【概述】

脑卒中（stroke），或称急性脑血管事件，是指由于急性脑循环障碍所致的局限或全面脑功能缺损综合征，分为两种类型，即缺血性脑卒中（ischemic stroke）和出血性脑卒中（hemorrhagic stroke）。

缺血性脑卒中又称脑梗死（cerebral infarction），是指各种原因所致脑部血液供应障碍，导致脑组织缺血、缺氧性坏死，出现相应神经功能缺损，占全部脑卒中的 60%～70%。按病理机制可将脑梗死分为脑血栓形成（cerebral thrombosis）、脑栓塞（cerebral embolism）和腔隙性脑梗死（lacunar cerebral infarction）。其中，脑血栓形成和脑栓塞是急诊科常见的脑血管急症。

脑卒中的危险因素包括高血压、高脂血症、心房纤颤（简称房颤）等。脑血栓形成的常见病因是动脉粥样硬化和动脉炎。脑栓塞按栓子来源不同可分为心源性、非心源性和来源不明三类，其中 60%～75% 的栓子来源是心源性，如房颤时附壁血栓脱落形成的栓子，心肌梗死形成的附壁血栓，心脏外科手术体外循环产生的栓子等。

【护理评估】

一、急救关键环节的护理记录

（一）入抢救室首次护理记录

1. 问题记录

患者因左侧上肢乏力麻木 2 h 到我科急诊，神志清，T 36.5℃，P 55 次/分，R 18 次/分，BP 158/86 mmHg，遵医嘱予建立静脉通道，NS 500 ml 静滴。予吸氧，心电监护，床旁心电图，测血糖提示：5.0 mmol/L。

2. 质控分析

（1）临床症状分为患者主观感受，即患者自诉，以及医护人员的客观评估，应有所区分并分别体现。

（2）未描述患者入院方式；未描述留置针穿刺部位。

（3）评估记录不完整，缺乏脑卒中专科疾病体征描述。

（4）对该患者无针对性的健康指导。

3. 规范记录

患者因左侧上肢乏力麻木 2 h，于 14:14 分由外院 120 转运到急诊科。神志清楚，应答切题，心电监护示：P 55 次/分，R 18 次/分，BP 158/86mmHg，SpO$_2$ 98%，给予鼻导管吸氧 2 L/min。查体：患者皮肤黏膜完好，吞咽功能评定正常，左侧上肢肌力 3 级，左侧下肢肌力 5 级，右侧上下肢肌力 5 级。在右侧肢体予 9 号静脉留置针建立静脉通道，NS 500 ml 静滴。ECG 示：窦性心律。测指尖血糖 5.0 mmol/L。特别指导：卧床休息，头偏向一侧，床头抬高 15°，避免情绪激动。

（二）急诊检验室检查的记录

1. 问题记录

遵医嘱采集血标本行血常规、血生化、凝血时间、血糖等检查。

2. 质控分析

（1）未记录检验室血标本的检查结果及出报告时间。

（2）急诊溶栓前应特别关注凝血时间的结果。

3. 规范记录

遵医嘱采集血标本行血常规、血生化、凝血时间、血糖等检查。14:37 结果回报示：APTT 28.80 s，PT 10.90 s，FIB 2.98 g/L，PTR 0.94，TT 15.30 s，ATⅢ 90.0%，PT－INR 0.94，PTA 103.10%[①]。

（三）患者需外出急诊影像检查的记录

1. 问题记录

患者离开急诊科去做检查。

2. 质控分析

（1）未注明离开时间。

（2）未记录转运前评估及转运级别。

---

① APTT：活化部分凝血活酶时间；PT：凝血酶原时间；FIB：纤维蛋白原；PTR：凝血酶原时间比值；TT：凝血酶时间；ATⅢ：抗凝血酶Ⅲ；PT－INR：凝血酶原时间国际标准化比值；PTA：凝血酶原活动度。

3. 规范记录

患者神志清楚，情绪稳定，BP 158/86 mmHg，SpO$_2$ 97%。于14:25按二级转运要求，由护士送患者行颅脑CT及DWI检查。

（四）患者完成检查返回急诊抢救室的记录

1. 问题记录

患者返回急诊抢救室。

2. 质控分析

（1）未注明返回时间。

（2）未评估患者生命体征和记录检查结果。

3. 规范记录

15:00患者安全返回急诊抢救室。神志清楚，P 60次/分，R 19次/分，BP 158/88 mmHg，SpO$_2$ 97%，鼻导管吸氧2 L/min。颅脑CT及DWI提示：右侧顶叶皮层梗死。患者双侧瞳孔等大等圆，直径约2.5 mm，对光反应灵敏；左侧上肢肌力3级，左侧下肢肌力5级；右侧上下肢肌力5级；无头痛、头晕、恶心等情况。跌倒/坠床风险评估1分，为高危，拉起护栏，嘱患者卧床休息，下床时需告知医护人员。

（五）溶栓的护理记录

1. 问题记录

15:16患者T 36.5℃，P 58次/分，R 18次/分，BP 167/80 mmHg，神志清，应答切题，左侧上肢肌力3级，左下肢5级，右上下肢5级，遵医嘱予阿替普酶6 mg静推，予阿替普酶54 mg/h泵入，患者自述无不适，予继续观察。溶栓1 h内每隔15 min在健侧肢体测量血压。

2. 质控分析

（1）溶栓作为治疗缺血性脑卒中的主要救治措施，用药期间应重点监测有无活动性出血情况，特别是颅内出血的表现等。

（2）溶栓用药未体现具体的使用方法；特殊用药应与其他液体分开使用，避免同一静脉通路使用，以免药物之间发生不良反应。

（3）无针对性的健康指导内容。

3.　规范记录

患者神志清楚，应答切题，左侧上肢肌力 3 级，左下肢肌力 5 级，右侧上下肢肌力 5 级。心电监护示：P 58 次/分，BP 167/80 mmHg，SpO₂ 97%。15: 16 遵医嘱予注射用水 6 ml + 阿替普酶 6 mg 静脉推注，推注完毕后再用注射用水 54 ml + 阿替普酶 54 mg 以 54 mg/h 注射泵泵入，静脉通道通畅，穿刺点未见异常。继续密切观察患者病情，尤其是溶栓 1 h 内每隔 15 min 在右侧健肢测量血压和有无出血状况。协助患者适时翻身和左上肢肢体活动，告知患者如出现严重头痛、恶心等，需及时告知医护人员。患者及家属对健康教育内容均示理解并配合。

二、经过急救处置后，拟转入病房的交接记录

1.　问题记录

患者 T 36.6℃，P 60 次/分，R 19 次/分，BP 162/80 mmHg，神志清，予阿替普酶 6 mg 静推及阿替普酶 54 mg/h 泵入。16: 20 护送患者至脑血管病房。

2.　质控分析

（1）阳性检查结果未交接。

（2）特殊用药未交接用药时间、剂量、用途。

（3）未记录转运前评估及转运级别。

3.　规范记录

患者神志清楚，应答切题，吞咽功能评定正常，皮肤黏膜完好无皮下出血征兆，T 36.6℃，P 60 次/分，R 19 次/分，BP 162/80 mmHg，SpO₂ 97%。颅脑 CT 及 DWI 提示：右侧顶叶皮层梗死。遵医嘱 15: 16 予注射用水 6 ml + 阿替普酶 6 mg 静脉推注后，再用注

射用水 54 ml＋阿替普酶 54 mg 以 54 mg/h 注射泵泵入，于 16：18 泵入完毕，溶栓过程顺利，无头痛、恶心、呕吐等不适。溶栓后左侧、右侧上下肢肌力 5 级。16：20 按照一级转运护送患者至神经内科，转运过程中注意观察患者神志、气道、生命体征变化及管道情况。

（魏兰玉　王淑芳）

参考文献

[1] 金静芬，刘颖青. 中华护理学会专科护士培训教材　急诊专科护理［M］. 北京：人民卫生出版社，2018.

[2] 叶欣. 综合护理干预在脑梗死静脉溶栓患者中的应用观察［J］. 血栓与止血学，2022，28（1）：134－135.

[3] 周艳伟，孙耀霞，马静. 脑梗死患者溶栓治疗中风险护理的应用探讨［J］. 黑龙江中医药，2022，51（1）：318－320.

[4] 叶柳莺，汪桃芹，高国芳. 急性脑梗死急诊溶栓治疗的个性化护理［J］. 护理与康复，2021，20（10）：57－59.

[5] 吕肖. 对急性缺血性脑卒中患者进行优质急诊护理对降低其死亡率、缩短其 DNT 时间的效果［J］. 当代医药论丛，2020，18（7）：281－282.

第二节　多发性创伤

【病例】

患者，女，46 岁，因高处坠落致全身多处疼痛伴左腕部损伤出血，出血量约 10 ml，活动受限 1 h，现场予三角巾临时固定骨盆，左腕部局部加压止血，右上肢开通静脉，以"多发性创伤，左侧髂骨骨折，耻骨上下支骨折"于 17：13 分由 120 转运到急诊科。患者神志清醒，痛苦面容，T 36.5℃，P 64 次/分，R 30 次/分，BP 90/50 mmHg，静脉通道带入 NS 500 ml（剩余约 300 ml）。

【概述】

多发性创伤（multiple trauma），简称多发伤，是指在同一致伤因素作用下，人体同时或相继有两个以上的解剖部位或器官受到创伤，且其中至少有一处是可以危及生命的严重创伤，或并发创伤性休克者。多发伤多由交通事故、工伤事故、高速冲撞、高处坠落、严重挤压等引起，伤情复杂多变，病情重，致死率高，病情隐蔽常被掩盖，容易漏诊、误诊或发生再次损伤，因此急救护理与转运有其特殊性，直接关系救治的成败。

面对多发伤患者的处理需分秒必争，保障气道、呼吸、循环的安全，遵循"ABCDE"原则：A（气道及颈椎保护）B（呼吸）C（循环）D（神经系统）E（暴露与环境控制）。

多发伤的抢救过程可以按 VIPCO 程序进行：①V（ventilation）指保持呼吸道通畅、通气和充分给氧。②I（infusion）指迅速建立静脉通路，保证输液、输血，扩充血容量及细胞外液等抗休克治疗；对已有休克症状的患者迅速建立多个静脉通道予以液体复苏。③P（pulsation）指监护心脏搏动，维护心泵功能。如发现心搏呼吸骤停者，应立即心肺复苏。患者除低血容量休克外，亦要考虑到心源性休克，特别是伴有胸部外伤的多发伤，可因气胸、心肌挫伤、心包填塞、心肌梗死或冠状动脉气栓而导致心脏衰竭。有些患者低血容量休克和心源性休克可同时存在。针对病因给予胸腔闭式引流、心包穿刺以及控制输液量或应用血管活性药等措施。④C（control bleeding）指控制出血。⑤O（operation）指急诊手术治疗。严重多发伤手术处理是创伤治疗中的决定性措施，而且手术控制出血是最有效的措施，危重患者急救应在伤后的黄金时间（伤后 1 h）内尽早手术治疗。

【护理评估】

一、急救关键环节的护理记录

(一)入抢救室首次护理记录

1. 问题记录

17:13 分进入抢救室,神志清,予心电监护,T 36.5℃,P 64 次/分,R 30 次/分,BP 90/50 mmHg,疼痛评分 4 分。查体:患者全身多处擦伤,左下肢活动受限,左腕部有一伤口,长约 3.5 cm。

2. 质控分析

(1)临床症状分为患者主观感受,即患者自诉,以及医护人员的客观评估,应有所区分并分别体现。

(2)多发伤患者受伤部位多,伤情复杂,可同时存在多种症状和体征,描述阳性症状与体征时应根据疾病诊断的先后顺序进行描述,或从头到脚逐一评估。

(3)患者出现异常体征/主诉,应认真评估,详细记录客观查体及相对应的处理措施。

3. 规范记录

患者因从高处坠落致全身多处疼痛伴左腕部损伤,出血量约 10 ml,活动受限 1 h,17:13 分由 120 转运至急诊科,右上肢带入 16G 静脉留置针静脉通道,NS 500 ml 静滴(余 300 ml)。患者神志清醒,痛苦面容,疼痛评分 4 分,对答切题,格拉斯哥评分为 14 分,双侧瞳孔等大等圆,直径约 2.5 mm,对光反射灵敏。心电监护示:P 64 次/分,R 30 次/分,BP 90/50 mmHg,SpO_2 96%。给予鼻导管吸氧 2 L/min,面色、口唇及四肢末梢苍白,皮肤冰冷。在患者右上肢肘正中静脉予 20G 静脉留置针新建立静脉通道,予 NS 1 000 ml、林格氏液 500ml 快速静滴,留置保留尿管,引出淡黄色尿液 200ml，密切观察血压、尿量情况。查体：左额部可见一处擦伤，大小约 5 cm×4 cm，局部轻微疼痛，创面少量淡黄色组织液渗出；颈部无损伤，可触及动脉搏动，气管居中；胸廓呼吸运动对称，听诊双肺呼吸音减弱，胸部挤压实验阳性，无皮下气肿，可见大面积擦伤，创面有渗血渗液；全腹压痛，腹肌稍紧张，骨盆挤压征阳性，继续予三角巾固定；左腕部有一处伤口，大小约 3.5 cm×6 cm，已加压包扎止血，敷料外观干燥；左下肢活动受限，轻度肿胀，肢端血运及感觉良好，双侧足背动脉可触及。擦伤部位皮肤予 NS 250 ml 冲洗，0.5% 碘伏擦拭消毒。特别指导：平卧位休息，床头抬高 15°，保暖，左下肢制动。

（二）急救处置的观察护理记录

1. 问题记录

遵医嘱行床边心电图检查，采集血标本行血常规、血生化、凝血时间、血糖、交叉配血等检查，申请悬浮红细胞 2 U，持续低流量吸氧，密切观察生命体征。

2. 质控分析

（1）经急救处置后应密切关注生命体征、尿量的变化，以判断伤情发展及补液量是否足够。

（2）床边心电图记录应描述结果。

（3）未记录检验室血标本的检查结果及出报告时间。

（4）应特别关注血常规、血生化的结果以评判休克程度。

3. 规范记录

患者神志清醒，精神疲惫，对答切题，疼痛评分 3 分。T 36.8℃，P 70 次/分，R 28 次/分，BP 110/70 mmHg，SpO$_2$ 98%。持续鼻导管吸氧 2 L/min，尿管通畅，引出淡黄色尿液 50 ml；左腕部伤口敷料干燥，左下肢肢端温暖，可触及足背动脉。ECG 示：窦性心律。遵医嘱采集血标本行血常规、血生化、血型鉴定、输血四项、凝血五项、交叉配血等检查，申请悬浮红细胞 2 U 备用。

17：30 检验科结果回报示：HGB 126 g/L，PLT① 195 × 10^9/L，WBC 16.21 × 10^9/L，CO_2 CP② 20.1 mmol/L，APTT 22.2 s，PT 10.5 s，血糖 5.6 mmol/L。

（三）特殊用药的护理记录

1. 问题记录

遵医嘱给予肌注破伤风抗毒素。

2. 质控分析

（1）未记录用药时间。

（2）未记录用药后观察。

3. 规范记录

17：28 遵医嘱予破伤风抗毒素注射液 15 IU 皮内注射，20 min 后观察皮试结果阴性，予破伤风抗毒素注射液 1 500 IU 肌内注射。特别指导：出现皮肤瘙痒、恶心、胸闷、呼吸困难等不适需及时告知医护人员。

（四）患者需外出急诊影像检查记录

1. 问题记录

患者离开急诊科去做检查。

2. 质控分析

（1）未注明离开时间。

（2）未记录转运前评估及转运级别。

3. 规范记录

患者神志清楚，精神疲倦，P 72 次/分，R 23 次/分，BP 128/64 mmHg，于 18：00 按二级转运要求，由护士送患者行 DR③ 和 CT

---

① PLT：血小板。

② CO_2 CP：二氧化碳结合力。

③ DR：数字 X 射线摄影。

检查。

（五）患者完成检查返回急诊抢救室记录

1. 问题记录

患者返回急诊抢救室。

2. 质控分析

（1）未注明返回时间。

（2）未评估患者生命体征和记录检查结果。

3. 规范记录

18:30 患者安全返回急诊抢救室，神志清楚，精神疲倦，BP 118/60 mmHg，SpO_2 98%，鼻导管吸氧 2 L/min。CT 检查结果示：双侧气胸；双侧肋骨骨折；肺挫伤。DR 检查结果示：左侧髂骨、耻骨上、下支骨折。

二、经过急救处置后，拟转入病房的交接记录

1. 问题记录

患者 T 36.4℃，P 75 次/分，R 20 次/分，BP 110/64 mmHg，SpO_2 99%，神志清楚，已采集血常规、血生化、血型鉴定、输血四项、凝血五项、交叉配血，申请悬浮红细胞 2 U 备用；破伤风抗毒素已肌注。

2. 质控分析

（1）阳性检查结果未交接。

（2）未详细记录尿管是否通畅，尿液颜色及量。

（3）特殊用药未交接。

（4）未记录转运前评估及转运级别。

3. 规范记录

患者神志清楚，精神疲倦，对答切题，疼痛评分 3 分。T 36.4℃，P 75 次/分，R 20 次/分，BP 110/64 mmHg，SpO_2 99%，持续鼻导

管吸氧 2 L/min，尿管通畅，引出淡黄色尿液 100 ml。左腕部伤口包扎敷料干燥，骨盆三角巾固定，左下肢肢端温暖，可触及足背动脉。开通的 2 条静脉通道均通畅，已予破伤风抗毒素注射液 1 500 IU 肌内注射；已采集交叉配血，申请悬浮红细胞 2 U 备用。头颅 CT 检查示：①双侧气胸；②双侧肋骨骨折；③肺挫伤。DR 检查示：左侧髂骨、耻骨上、下支骨折。19：00 按照二级转运护送患者至创伤骨科，转运过程中注意观察患者神志、气道、足背动脉搏动、生命体征变化及管道情况。

（冯旭君　魏兰玉　王淑芳）

参考文献

[1] 金静芬，刘颖青. 中华护理学会专科护士培训教材　急诊专科护理 [M]. 北京：人民卫生出版社，2018.

[2] 刘街成. 120 院前急救结合院内救治损伤控制策略用于多发伤并骨盆骨折中的价值 [J]. 江西医药，2022，57（7）：784－786.

[3] 卢素真，杨杏芬，广明亮. 无缝隙护理在急诊骨盆骨折患者中的应用 [J]. 齐鲁护理杂志，2020，26（20）：37－39.

[4] 胡玲. 常见创伤的急救护理 [J]. 人人健康，2019（15）：117－118.

[5] 李梦情. 一体化急救护理新模式在严重创伤患者救治中的应用 [J]. 中国冶金工业医学杂志，2022，39（6）：733－734.

重症护理

第一节 心脏骤停后综合征

【病例】

患者，男，88 岁，因"反复胸闷痛 10 多年，再发气短 1 个月，加重伴呼吸困难 1 天"以"冠状动脉粥样硬化性心脏病"收入老年科。在住院期间给予扩张冠状动脉、抗凝、调脂和改善循环、低盐低脂饮食治疗后病情好转。住院第 8 天下午，患者在病床静坐状态下突发心慌气紧，随之呼之不应，叹息样呼吸，颈动脉搏动未触及，嘴唇、四肢末端发绀，冰凉。立即行心肺复苏、气管插管接呼吸机辅助通气等急救措施，18 min 后患者恢复自主心律，心电监护示：窦性心律，频发室早，心率 105 次/分，SpO_2 83%，BP 105/52 mmHg。患者呈昏迷状态，双侧瞳孔等大等圆，直径约 1.0 mm，对光反射迟钝。患者既往有高血压、脑梗死、肾功能不全、慢性阻塞性肺气肿等多种病史 10 多年，右肾切除术后 3 年。患者为进一步救治转入重症医学科。

【概述】

心脏骤停后综合征（postcardiac arrest syndrome）是指心脏骤停（CA）经过心肺复苏（CPR），在自主循环得以恢复后，心、肺、脑等主要器官氧供代谢失衡，全身组织缺血/再灌注损伤，继发全身炎症反应综合征（SIRS），进而出现多器官功能障碍综合征（MODS），病情进展快、死亡率高，累及一个器官的死亡率在 30% 左右，累及两个器官的死亡率在 50% ~ 60%，累及三个及以上器官的死亡率为 70% ~ 100%。

【护理评估】

一、入院首次护理评估

（一）专科评估

1. 问题记录

患者心肺复苏术后转入我科。患者四肢发绀、冰凉，T 35℃，P 114 次/分，R 24 次/分，BP 114/61 mmHg，pH 值 6.98，$PCO_2$① 261.3 mmHg，$PO_2$② 218 mmHg。

2. 质控分析

（1）专科评估患者心肺复苏后出现四肢冰凉、发绀，应描述发绀的面积及程度，因心肺复苏后会导致大脑缺氧、水肿、酸碱失衡及电解质混乱，仍是再使心脏骤停的重要因素，同时原发病明显加重，可随时产生因心肌细胞缺氧性病变为主的心律失常，血压不稳

---

① PCO_2：二氧化碳分压。
② PO_2：氧分压。

定。所以应描述动态监测患者意识、瞳孔、心率及血压变化。

（2）患者心肺复苏成功后行机械通气，应记录辅助通气呼吸机的各项参数，监护仪指尖血氧饱和度。

（3）亚低温治疗主要通过降低机体的温度以减少中枢神经系统的耗氧量，减少创伤对机体造成的极度应激反应。护理记录中未体现头部亚低温治疗。

（4）老年患者基础疾病多、复杂，可同时存在多种症状和体征，描述阳性症状与体征时应根据疾病诊断的先后顺序进行描述。护理记录中未进行对症状的护理处置描述。

3. 规范记录

患者在病床静坐状态下突发心慌气紧，随之呼之不应，叹息样呼吸，颈动脉搏动未触及，嘴唇、四肢末端发绀，冰凉。经过心肺复苏、经口气管插管接呼吸机辅助通气等急救措施，18 min 后患者恢复自主心率，立即由病房医护人员平车转入 ICU。患者既往有高血压、冠心病、脑梗死、肾功能不全、慢性阻塞性肺气肿等多种疾病病史 10 多年，右肾切除术后 3 年。患者呈昏迷状，双侧瞳孔等大等圆，直径约 2.0 mm，对光反射迟钝。颈动脉搏动可触及，面色、口唇、四肢末梢发绀，肢体末梢冰凉，听诊双肺呼吸音粗，可闻及少量—中量湿性啰音，双下肢轻度凹陷性水肿，双侧足背动脉可触及。心电监护显示：窦性心律，频发室早，HR 114 次/分，R 24 次/分，BP 114/61 mmHg，SpO_2 98%，T 35℃。气管插管导管尖端距门齿刻度 23 cm，监测气囊压力 29 cmH_2O，持续行经口气管插管接呼吸机辅助通气，调节参数：V－A/C 模式，潮气量 400ml，呼吸频率 18 次/分，PEEP 5 cmH_2O[①]，给氧浓度 60%，呼吸机监测指标示 Ppeak 19 cmH_2O[②]。遵医嘱给予亚低温治疗，患者头戴冰帽，设置

---

① PEEP：呼吸末正压。
② Ppeak：气道峰压。

水温 4~10℃，目的是减少脑细胞的损害。

（二）护理处置

1. 问题记录

气管插管接呼吸机辅助通气，心电监护，加盖棉被保暖，密切观察患者生命体征变化情况，做好约束及受压处皮肤的护理及预防VTE的护理。

2. 质控分析

（1）特别指导是针对该患者个体疾病、生理和心理的措施。

（2）患者目前生命体征不平稳，重点应做好各器官功能监测。

3. 规范记录

监测各项生命体征及呼吸机参数指标，维持有效的循环、呼吸功能及脑复苏，用 NS 40 ml + 间羟胺 100 mg 以 3 ml/h 泵入调节血压。

二、住院关键环节的护理记录

（一）入院时护理记录

1. 问题记录

患者心肺复苏术后转入我科，带入气管插管接呼吸机辅助通气，四肢末端紫绀、全身湿冷，末梢冰凉，双下肢僵硬。

2. 质控分析

（1）患者出现异常症状或体征，均应有客观查体、相关的检查结果及处理措施，且该记录未评估神经系统症状。

（2）专科评估应体现个体化及专科特色，并及时评价治疗后的效果。

（3）护理记录是对患者住院期间护理过程的经常性、连续性记录，后续应注意实时、动态地记录患者病情发展的情况。

3. 规范记录

患者呈昏迷状态，双侧瞳孔等大等圆，直径约 2.0 mm，对光反射迟钝，面色、口唇、肢端紫绀，四肢冰凉，予加盖棉被保暖。双下肢僵硬，四肢肌力 4 级，肌张力增高，GCS 评分① 2 分 + 经口气管插管。协助医生留置右锁骨下深静脉管（三腔），遵医嘱经左桡动脉置管接压力传感器实时监测动态血压，保持留置胃管及尿管通畅，记每小时出入量。血气分析显示：pH 值 6.98，PCO_2 61.3 mmHg。遵医嘱予 5% 碳酸氢钠 125 ml 静滴，关注血气分析结果的变化。心电监护显示：窦性心律伴频发室早，HR 108 次/分，R20 次/分，BP 120/60 mmHg，SpO_2 99%，T 35.5℃。持续经气管插管接呼吸机辅助通气，P－A/C 模式，潮气量 400 ml，呼吸频率 18 次/分，PEEP 7 cmH_2O，氧浓度 60%。亚低温治疗，水温设置 4～10℃。全身皮肤完好。日常生活能力评定 10 分，为重度依赖；营养筛查 7 分，请营养科会诊给予营养支持；静脉栓塞症危险评分 8 分，高危；压力性损伤风险评估 10 分，高度危险；非计划拔管风险评估 18 分，低风险；跌倒/坠床风险评估低风险。加强各项护理措施的落实。

（二）根据血气分析指标行气道管理的记录

1. 问题记录

按医嘱按时采血行血气分析检查，结果报告医生调节呼吸机参数。保持呼吸道通畅，分泌物明显较前减少，并做好翻身保护皮肤完好。

2. 质控分析

（1）未描述血气分析具体值，并根据各血气指标调整呼吸机参数。

（2）做好气道管理可从吸痰量、性状评估来描述。

（3）重症患者的自理能力评估为重度依赖，留置有多条管道，对于翻身要有一定专科技巧。

---

① GCS 评分：格拉斯哥昏迷指数评分。

3. 规范记录

复查血气分析：pH 值 7.30，PCO_2 51.30 mmHg，PO_2 168.00 mmHg，氧合指数 280 mmHg，乳酸浓度 4.2 mmol/L，标准碳酸氢盐浓度 20.1 mmol/L。遵医嘱调整呼吸机参数：V－A/C 模式，潮气量 400 ml，呼吸频率 16 次/分，PEEP 5 cmH_2O，氧浓度 50%。气管插管气囊压力 29 cmH_2O。心电监护示：HR 100 次/分，R 18 次/分，BP 114/61 mmHg，SpO_2 99%，T 35.5℃。予床头抬高 40°，体外振动排痰 q8h，雾化吸入 q8h，布地奈德雾化及甲泼尼龙琥珀酸钠针解痉平喘，适当给予丙泊酚镇静。按需吸痰，每次吸痰量 3～5 ml，呈白色黏痰。每 2 h 进行翻身，避免皮肤长时间受压。

（三）CT 检查的转运记录

患者各项指标趋于稳定，为进一步诊断及治疗，需外出到放射科完成 CT 检查的转运记录。

1. 问题记录

患者入科第 7 天，遵医嘱予试脱呼吸机观察，给予经气管插管口鼻导管给氧 5 L/min。今医护人员 10:30 护送患者至放射科行 CT 检查。10:50 患者安返病区。

2. 质控分析

（1）转运患者前未记录患者的生命体征、意识、瞳孔，未评估转运风险。

（2）未记录静脉通路是否通畅，各种引流管是否通畅并妥善固定。

（3）应记录转运中及转运后的生命体征。

3. 规范记录

患者生命体征平稳，暂停呼吸机辅助通气，改为经气管插管给氧 5 L/min，观察 2 h，呈镇静状态，镇静评分 3 分，双侧瞳孔等大等圆，直径 2.5 mm，对光反应均迟钝。HR 88 次/分，R 23 次/分，

BP 121/64 mmHg，SpO_2 98%。10:30 遵医嘱外出检查，给予患者静脉通路及保持各管道通畅并固定妥善，备呼吸气囊及抢救药品等，在医护人员监护及给氧 5 L/min 下，护送患者至放射科行颅脑、胸部、腹部 CT 检查。10:50 患者安全返回病区，心电监护显示：窦性心律，HR 82 次/分，R 19 次/分，BP 119/61 mmHg，SpO_2 98%。气管插管导管尖端距门齿 23 cm，气囊压力 29 cmH_2O，遵医嘱持续经气管插管给氧 5 L/min。

（四）患者病情恶化，抢救护理记录

1. 问题记录

12:05 患者出现大汗淋漓，SpO_2 89%，心电监护示：房颤，频发室早，HR 125 次/分，BP 88/42 mmHg。患者口唇、四肢末梢、甲床发绀。遵医嘱 12:07 急查血气分析：pH 值 6.98，PaO_2[①] 55 cmH_2O，$PaCO_2$[②] 30 cmH_2O，乳酸浓度 13.2 mmol/L。12:09 遵医嘱予 5% 碳酸氢钠 125 ml 静脉滴注，NS 40 ml + 间羟胺 100 mg 以 10 ml/h 微量泵入。12:20 BP 77/32 mmHg，遵医嘱调节间羟胺组液至 20 ml/h 泵入，12:40 患者心率由 121 次/分下降至 45 次/分，立即行心脏按压，12:41 遵医嘱予肾上腺素 1 mg 静推，阿托品 1 mg 静推。

2. 质控分析

（1）未评估患者的神志瞳孔状态，未详细描述抢救过程的时间及措施。

（2）未记录与家属的沟通情况。

3. 规范记录

12:05 心电监护显示：房颤，频发室早，HR 125 次/分，SpO_2 89%，BP 88/42 mmHg，患者呈昏迷状态，双侧瞳孔等大等圆，直

_____

① PaO_2：动脉血氧分压。
② $PaCO_2$：动脉血二氧化碳分压。

径约 4.0 mm，对光反应迟钝，出现大汗淋漓，面色、嘴唇、甲床发绀，呈叹息样呼吸，听诊双肺呼吸音粗，可闻及湿啰音。12:07 急查床边血气分析：pH 值 6.98，PaO_2 55 cmH_2O，$PaCO_2$ 30 cmH_2O，乳酸浓度 13.2 mmol/L。遵医嘱立即经气管插管接呼吸机辅助通气，V-A/C 模式，潮气量 500ml，呼吸频率 16 次/分，PEEP 7 cmH_2O，氧浓度 100%，呼吸机参数根据血气结果调节。12:09 分患者 HR 120 次/分，R 34 次/分，BP 86/40 mmHg。遵医嘱予 5% 碳酸氢钠 125 ml 静脉滴注，患者点头样呼吸，面色发绀，予 NS 40 ml + 间羟胺 100 mg 以 10 ml/h 微量泵入。12:15 患者 HR 126 次/分，R 37 次/分，BP 80/35 mmHg，双侧瞳孔等大等圆，直径约 4.0 mm，对光反应消失，经气管插管内吸出黄色黏痰量约 3 ml，双肺听诊可闻及湿啰音。12:20 BP 77/32 mmHg，HR 115 次/分，遵医嘱调节间羟胺组液至 20 ml/h 泵入，12:40 患者心率下降至 45 次/分，立即行胸外心脏按压，12:41 遵医嘱予肾上腺素 1 mg 静推，阿托品 1 mg 静推。同时医生与家属沟通患者病情变化。

三、死亡记录

1. 问题记录

经过 30 min 持续性心肺复苏及肾上腺素、阿托品反复静推，患者未恢复自主心律，颈动脉未触及，宣布死亡。

2. 质控分析

（1）未评估患者瞳孔及生命体征。

（2）死亡时间未记录，及精确到分钟。

3. 规范记录

经过 30 min 持续心肺复苏，反复静推肾上腺素共 11 mg 及阿托品共 11 mg，患者仍无自主呼吸，大动脉搏动消失，瞳孔散大固定，心电监护呈一直线，自主心跳未恢复，于×年 4 月 11 日 13:10 宣布死亡。

（陈洁　林芳）

参考文献

[1] 王金高，蔺际，张民伟，等. 吸入氢气能减轻兔心搏骤停后心肌损伤 [J]. 中华危重病急救医学，2017，29（10）：911-915.

[2] 顾巧玲，孙娜，宋雪楠. 强化健康教育护理模式对冠心病合并糖尿病患者的影响 [J]. 齐鲁护理杂志，2021，27（23）：57-59.

[3] 王乐，徐芳，郭文婷. 环节式健康教育对冠心病心绞痛患者自我管理行为，生活质量的改善效果 [J]. 临床医学研究与实践，2021，6（1）：165-167.

[4] 陈利芬，成守珍. 专科护理常规 [M]. 广州：广东科技出版社，2013.

[5] 马国萍，重症监护护理文件书写规范化与法律问题的探讨 [J]. 医药前沿，2017，7（11）：356-357.

[6] 王莹，崔更力，王文娟，呼吸科危重症病区护理文书质量控制效果分析 [J]. 中国病案，2020，21（6）：11-13.

[7] 韦灵芝，何晶晶. 危重症病人规范护理文件书写的策略 [J]. 爱情婚姻家庭，2022（13）：183-184.

[8] 杨丽娜，文莉娟. 护理文书书写规范 [M]. 宁夏：阳光出版社，2019.

[9] 丁炎明. "一病一品"常见疾病护理 [M]. 北京：人民卫生出版社，2020.

第二节　多器官功能障碍综合征

【病例】

患者，女，80岁，因"上腹痛反复发作10⁺年，间断解黑便2个月，加重1天"来门诊就医，行胃镜检查后以"十二指肠溃疡出血"收入消化科。既往史：十二指肠溃疡10⁺年。入院后给予抑制胃酸分泌、保护胃黏膜、止血等治疗。入院次日21:30患者烦躁不安，呕吐800 ml鲜血后出现意识障碍，呼吸浅慢，血压需使用血管活性药物维持，给予气管插管后转入重症医学科进一步治疗。

【概述】

多器官功能障碍综合征（multiple organ dysfunction syndrome，MODS）是指机体受到严重创伤、休克、感染等急性损伤因素打击

139

下 24 h 后同时或序贯发生 2 个或 2 个以上与原发病损有或无直接关系的系统或器官的可逆性功能障碍。

MODS 患者器官功能改变早期常无特异性或典型表现，出现明显或典型症状时往往器官功能已受损严重，难以逆转。因此，早期识别 MODS 具有非常重要的临床意义。护士应熟悉 MODS 的诱因和发展过程，掌握 MODS 器官功能变化各期的常见表现，做好生命体征和实验室检查的监测，积极协助医师早期发现病情变化，预防器官衰竭的发生。

【护理评估】

一、入科首次护理评估

（一）专科评估

1. 问题记录

患者因"十二指肠溃疡出血"于昨日下午收入消化内科，今日 21：30 呕吐大量鲜血后出现意识障碍，呼吸浅慢，予经口气管插管后 22：15 转入重症医学科。入科时患者呈昏迷状态，气管插管接呼吸机辅助通气，去甲肾上腺素泵入维持血压。入科后立即心电监护，吸氧，予重症医学科特级护理。

2. 质控分析

（1）患者转科，对转入前的病史及治疗应有简要的总结性描述，出现的病情变化要详细进行描述，比如呕血量、频率、用药史、相关实验室检验指标等。

（2）患者呈昏迷状态，需对瞳孔变化进行描写。

（3）经口气管插管的患者，需对导管置入深度、气囊压力、呼吸机通气相关参数进行记录。

（4）患者靠血管活性药物泵入维持血压，血管活性药物浓度、剂量需要描述。

3. 规范记录

患者因"十二指肠溃疡出血"在消化内科住院 1 天，给予奥美拉唑抑制胃酸分泌、生长抑素持续泵入止血等治疗。今日 21：30 出现呕血，呈鲜红色，量约 800 ml。呕血后患者意识逐渐模糊，呼吸浅慢，心电监护示 P 125 次/分、R 10 次/分、SpO_2 71%，BP 75/32 mmHg，血气分析示 pH 值 7.20、氧合指数 180 mmHg、$PaCO_2$ 55 mmHg、乳酸 2.8 mmol/L，立即给予经口气管插管，乳酸钠林格注射液快速静脉滴注，5% GS 41 ml + 去甲肾上腺素 18 mg 泵入维持血压在正常范围内后，于 22：15 转入重症医学科继续治疗。入科时患者呈昏迷状态，双侧瞳孔等大等圆，直径约 3.0 mm，对光放射迟钝。气管插管尖端距门齿 23 cm，气囊压力 28 cmH_2O，呼吸机模式 P－A/C，氧浓度 50%。有外周留置针静脉通路 2 条，其中 1 条静脉通路予微量泵泵入 5% GS 41 ml + 去甲肾上腺素 18 mg 以 0.5 μg/kg·min、NS 32 ml + 多巴胺 180 mg 以 0.3 μg/kg·min 维持血压。查体：患者面色苍白、皮肤湿冷；腹部膨隆，肠鸣音亢进，触之硬，叩诊呈鼓音。给予保暖。

（二）护理处置

1. 问题记录

特别指导：告知家属科室探视制度。

2. 质控分析

（1）特别指导是针对该患者个体疾病、生理和心理的指导。

（2）患者目前生命体征不平稳，重点应做好各器官功能监测。

3. 规范记录

监测各项生命体征及参数指标，维持有效的循环、呼吸功能及脑复苏；做好皮肤护理。

二、住院关键环节的护理记录

(一) 入科时护理记录

1. 问题记录

入科后给予安置休克体位，心电监护，气管插管接呼吸机辅助通气，留置胃管、尿管、动脉置管，予重症医学科特级护理。

2. 质控分析

（1）护理记录需体现各器官功能改变时的紧急抢救措施，如立即建立多条静脉通路、抢救用药、呼吸循环支持等。

（2）留置各管路记录需详细，如置管作用、引流性质和量。动脉置管需记录置管位置、血管评估、肢端血运情况等。

3. 规范记录

患者呈昏迷状态，双侧瞳孔等大等圆，直径约 3.0 mm，对光放射迟钝，遵医嘱给予抗休克体位，心电监护，经口气管插管接呼吸机辅助通气，模式 P－A/C、吸气压力 14 cmH$_2$O、呼气末正压 6 cmH$_2$O、氧浓度 50%、呼吸频率 16 次/分，呼吸机监测指标示气道峰压 21 cmH$_2$O、呼吸 20 次/分、潮气量 480 ml。留置胃管深度 50 cm，接负压器持续胃肠减压，引出鲜红色液约 150 ml。留置尿管接精密尿袋引流通畅，尿液呈浓茶色，量少，约 20 ml。行 Allen's 试验①正常，留置右侧桡动脉置管，接压力传感器监测动态血压变化并随时观察肢端血运情况。协助医生行右锁骨下深静脉置管，监测中心静脉压为 3 cmH$_2$O，提示液体不足，给予琥珀酸明胶注射液静脉滴注。实验室检查示血红蛋白 65 g/L，经双人核对无误后行交叉配血，申请红细胞悬液 2 U。持续予 NS 30 ml + 生长抑素 30 mg 以 2.5 ml/h 泵入抑制出血，5% GS 41 ml + 去甲肾上腺素 18 mg 以 0.8 μg/kg·min、NS 32 ml + 多巴胺 180 mg 以 0.5 μg/kg·min 泵入

---

① Allen's 试验即艾伦试验，又叫血管通畅试验。

维持血压，奥美拉唑注射液静脉滴注，右美托咪定稀释液泵入镇静。护理风险评估：压力性损伤评估 10 分，非计划性拔管评估 17 分，跌倒/坠床评分低风险，静脉血栓栓塞症风险评分 7 分，营养评估 5 分，日常生活能力评定 0 分，镇静评分 −2 分。医生向家属告知病情和各类风险，家属表示理解配合。

（二）患者出现急性肾损伤、高钾血症，给予对症治疗的护理记录

1．问题记录

患者连续 3 h 每小时尿量 5～10 ml，遵医嘱给予对症支持治疗。

2．质控分析

（1）急性肾损伤是肾脏病中常见的危重症，对临床表现及处理方法需重点描述。

（2）对相关实验室指标应进行监测。

3．规范记录

患者尿量每小时 5～10 ml，心电监护示：窦性心律，偶发室性早搏。实验室检查：肌酐 646 μmol/L，血钾 5.5 mmol/L。立即遵医嘱给予 10% 葡萄糖酸钙 20 ml 缓慢静注，5% 碳酸氢钠 125 ml 静滴，50% GS 40 ml + 普通胰岛素 4 U 泵入。密切观察心电监护是否有 QRS 波群异常情况出现。

（三）纤维支气管镜检查记录

1．问题记录

患者呼吸机辅助通气血气分析指标未见好转，协助医生行纤维支气管检查，过程顺利。

2．质控分析

纤维支气管镜检查术是重症患者常见检查与治疗方法，需对手术起止时间准确记录，护士在掌握配合要点的同时做好检查前的各项评估，护理记录对检查情况，标本留取需进行描述。

3. 规范记录

患者呼吸机辅助通气，模式为 P-A/C，呼气末正压 10 cmH$_2$O，氧浓度 60% 的情况下 SpO$_2$ 在 92% 左右，氧合指数 160 mmHg。23:30 给予患者去枕平卧位后协助医生行床旁支气管镜检查，调节呼吸机参数氧浓度为 100% 维持 SpO$_2$ 90% 以上，呼气末正压为 3 cmH$_2$O，予丙泊酚泵入充分镇静。检查过程顺利，镜下可见左右主支气管及各段支气管黏膜充血水肿，留取痰液标本行细菌培养检查，患者术中生命体征平稳，操作顺利。23:40 术毕，调节呼吸机参数同术前，加强呼吸道管理，吸痰时动作轻柔，注意吸痰压力，密切监测 SpO$_2$ 变化。

（四）患者出现室颤，立即给予心肺复苏术的记录

1. 问题记录

患者胃肠减压处可见大量血性液引出，量约 1 200 ml 后，心电监护示室颤，立即给予心外按压，心脏电除颤，遵医嘱用药。

2. 质控分析

（1）患者抢救开始时间及结束时间需记录准确到分钟。

（2）评估患者临床表现，包括意识情况、心电监护提示、呼吸节律和频率、缺氧表现、瞳孔反射。

（3）心脏电除颤时间、次数、模式、能量均需描写清楚。

3. 规范记录

03:10 患者持续胃肠减压，引出鲜红色液 1 200 ml，面色苍白，呈昏迷状态，双侧瞳孔等大等圆，直径约 5.0 mm，对光放射消失。心电监护示室颤心率，立即遵医嘱床旁电除颤非同步双相波 150 J 一次，心电图显示心搏停止，给予胸外心脏按压，调节呼吸机参数为 V-A/C 模式，潮气量 480 ml，呼气末正压为 0 cmH$_2$O，呼吸频率 16 次/分。遵医嘱肾上腺素 1 mg 静推，阿托品 1 mg 静推，碳酸氢钠 125 ml 静滴。03:14 患者恢复窦性心律，HR 56 次/分，BP 70/

36 mmHg，调节去甲肾上腺素组液以 2 $\mu g/kg \cdot min$、多巴胺组液以 2 $\mu g/kg \cdot min$ 泵入维持平均动脉压 $\geqq 65$ mmHg，输注红细胞悬液 2 U。复苏后患者呈昏迷状态，双侧瞳孔等大等圆，直径约 5.0 mm，对光反应消失，给予复苏体位，电子冰帽保护大脑，密切观察患者生命体征变化。

三、患者病情恶化，家属要求放弃治疗的记录

1. 问题记录

患者家属要求放弃治疗，劝解无效，签字为证，给予办理出院。

2. 质控分析

（1）在护理濒死患者的情况下，医疗人员以关怀及同情心与病危患者家属进行开放性的沟通。

（2）考虑涉及相关的法律问题，与家属要做好各项知情同意告知并签字。

3. 规范记录

患者家属因家庭风俗习惯等原因综合考虑，与医生沟通要求放弃治疗自动出院。医生完成各项知情告知，家属已签字，遵医嘱给予办理出院，拔除各类管道，为患者整理皮肤及衣物，安慰家属情绪，给予心理支持。

（陈洁　王妍）

参考文献

[1] 卢依颖，赵茹茹. ICU 护理文书书写规范的质量控制方法的研究进展［J］. 中国科技期刊数据库医药，2022（8）：3.

[2] 周荣慧. 规范护理文书书写标准完善护理病案质量监控［J］. 护理管理杂志，2002，2（6）：2.

[3] 杨丽娜，文莉娟. 护理文书书写规范［M］. 宁夏：阳光出版社. 2019.

[4] 梁廷波. 病历书写规范［M］. 杭州：浙江大学出版社，2018.

[5] 邵小平，黄海燕，胡三莲. 实用危重症护理学［M］. 上海：上海科学技术出版社，2021.

[6] 波莉·E. 帕森斯. 重症医学的秘密 [M]. 黄伟, 章志丹, 王洪亮, 等译. 第 6 版. 北京: 人民卫生出版社, 2021.

[7] 尤黎明, 吴瑛. 内科护理学 [M]. 第 7 版. 北京: 人民卫生出版社, 2022.

第三节　脓毒症

【病例】

患者, 男, 52 岁, 因腹部疼痛 3 天, 加重 1 h, 急查血常规示: WBC 5.59×10^9/L, N% 92.7%, HGB 97 g/L, PLT 132×10^9/L, 急诊以"脓毒症, 脓毒性休克, 腹腔感染待诊"收入重症医学科。患者神志清楚, 痛苦面容, T 38.6℃, P 123 次/分, R 28 次/分, BP 85/34 mmHg。查体: 腹肌紧张, 左上腹部压痛、反跳痛, 疼痛评分 4 分。带入 NS 500 ml (剩余约 150 ml)、去甲肾上腺素稀释液以 0.3 μg/kg·min (剩余 42 ml) 微量泵泵入, 液体通畅。

【概述】

脓毒症 (sepsis) 是宿主对于感染反应失调所导致可以威胁生命的器官功能障碍综合征, 即机体对感染的反应, 如肺部感染、腹腔感染、泌尿系统感染、皮肤软组织感染等都可以导致脓毒症。

脓毒症休克 (septic shock) 是脓毒症发生了严重的循环、细胞和代谢异常, 并足以使病死率显著增加的危重综合征。

虽脓毒症及脓毒症休克的诊疗已取得了一定的进展, 但其病死率仍居高不下, 经世界卫生组织 (WHO) 统计, 每 10 万院内脓毒症患者中约有 189 例发生死亡, 而且脓毒症是导致患者入住重症监护病房 (ICU) 的主要病因之一。

【护理评估】

一、入院首次护理评估记录

（一）专科评估

1. 问题记录

患者神志清，T 38.6℃，P 123 次/分，R 28 次/分，BP 34/85 mmHg，双侧瞳孔等大等圆，直径约 2.0 mm，对光反射均灵敏。自述腹部疼痛可忍耐，持续予 5% GS 41 ml + 去甲肾上腺素 180 mg 以 0.3 μg/kg·min 微量泵泵入。

2. 质控分析

（1）患者血压低，予去甲肾上腺素持续泵入，除观察神志以外，应该描述患者的周围循环情况及静脉穿刺部位血管情况。

（2）腹痛应描述具体的评估分值、部位、性质及程度。

（3）未评估阳性的辅助检查。

3. 规范记录

患者神志清醒，面色苍白，痛苦面容，双侧瞳孔等大等圆，直径约 2.0 mm，对光均反射灵敏，主诉左上腹疼痛，NRS 评分 4 分。查体：T 38.6℃，四肢末梢湿冷，腹部膨隆，腹肌紧张，左上腹有压痛及反跳痛，叩诊呈鼓音，肠鸣音 1 次/分。实验室检查示：WBC 5.59×10^9/L，N% 92.7%，PLT 132×10^9/L；血气分析示：pH 值 7.20，血乳酸 3.0 mmol/l，氧合指数 320 mmHg。心电监护示：P 123 次/分，R 28 次/分，BP 34/85 mmHg，SpO_2 98%。予鼻导管吸氧 3 L/min。急诊带入 5% GS 41 ml + 去甲肾上腺素 180 mg 以 0.3 μg/kg·min 经左上肢静脉微量泵泵入，液体通畅。

（二）护理处置

1. 问题记录

特别指导：低流量吸氧，卧床休息，观察中心静脉置管快速补液及尿量情况,以及行脓毒症相关知识健康宣教。

2. 质控分析

(1) 特别指导是针对该患者个体疾病、生理和心理的指导。

(2) 目前患者有休克症状,应做好体位管理、保暖,密切观察液体复苏效果。

(3) 留置中心静脉置管,未描述部位、外露刻度。

(4) 未记录即时实验室检查。

(5) 健康宣教内容不具体,对该患者无针对性,未体现专病宣教特色。

3. 规范记录

指导患者半卧位休息,床头抬高 30°,双下肢抬高 10°~20°,避免下床活动,肢端给予保暖;协助医生在无菌操作下行右侧锁骨下深静脉置管,过程顺利,固定妥善,导管外露 5 cm,予醋酸钠林格注射液 1 000 ml 快速补液;按医嘱留置导尿管,密切观察尿量、心率、血压变化。按医嘱采集血培养、尿培养、痰培养标本送检后,予 NS 80 ml + 亚胺培南 1.0 g 以 40 ml/h 静脉滴注 q8h。密切关注体温变化,同时做好患者心理护理,并告知吸氧的注意事项,避免导管牵拉、受压、扭曲、滑脱,以及家属探视方式和时间。

二、住院关键环节的护理记录

(一) 入院时护理记录

1. 问题记录

患者神志清楚,自诉腹部疼痛,疼痛评分为 4 分,无恶心、呕吐,VTE 风险评估 3 分,为低危。跌倒风险评估 4 分,为高危。自理能力评分 40 分,为重度依赖。营养风险筛查 2 分,无营养风险。遵医嘱予特级护理,行相关健康宣教。T 38.6℃,HR 123 次/分,R 28 次/分,BP 89/35 mmHg,遵医嘱给予醋酸钠林格注射液 1 000 ml 静滴,心电监护,鼻导管吸氧 3 L/min,留置动脉置管接压力传感器持续动脉血压监测，留置尿管记每小时尿量，给予电子冰毯降温。

2. 质控分析

（1）入院时护理记录应根据主要护理问题优先，即"首优"排序的原则。

（2）患者出现异常体征/主诉，均应有相对应的评估及处理措施。

（3）在记录时，应注意将患者主诉、客观评估和相应的健康宣教有机结合，保证逻辑性。

（4）静脉通道未评估穿刺部位情况是否良好。

（5）留置尿管未记录尿液颜色、性质、量。

（6）动脉置管前未行艾伦试验。

3. 规范记录

患者神志清楚，精神差，面色苍白，自诉左上腹部疼痛可忍耐，疼痛评分 4 分，腹肌紧张、有压痛及反跳痛，无恶心、呕吐。予特级护理，心电监护示：HR 123 次/分，R 28 次/分，BP 89/35 mmHg，SpO$_2$ 98%。给予鼻导管吸氧 3 L/min，床头抬高 30° 半卧位休息。患者体温 38℃，四肢末梢湿冷，予肢端保暖，电子冰毯降温，按医嘱采集血培养、尿培养、痰培养标本送检后，予 NS 80 ml + 亚胺培南 1.0 g 以 40 ml/h 静脉滴注 q8h。协助医生在无菌操作下行右侧锁骨下深静脉置管，过程顺利，固定妥善，导管外露 5cm，予醋酸钠林格注射液 1 000 ml 快速补液；留置尿管接精密尿袋，引出淡黄色尿液 25 ml，记每小时尿量及 24 h 尿量；行右上肢艾伦试验阴性，留置右侧桡动脉导管接压力传感器持续监测，MAP①60 mmHg。血气分析示：pH 值 7.4，氧合指数 300 mmHg，乳酸 4 mmol/L。VTE 风险评估 3 分，为低危；跌倒风险评估 4 分，为高危；自理能力评分 40 分，为重度依赖；营养风险筛查 2 分，无营养风险；非计划性拔

---

① MAP：平均动脉压。

管评估为高危；已行相关健康宣教，患者和家属理解，并配合治疗。特别指导：告知患者各导管重要性，不能自行拔管。密切观察生命体征、神志、尿液、MAP 的变化。

（二）患者具有 CRRT① 指征，行 CRRT 治疗的记录

1. CRRT 上机护理记录

1）问题记录

遵医嘱行床边血液净化治疗，并做好健康教育。

2）质控分析

未记录 CRRT 前导管留置的情况；未记录 CRRT 开始前用药、开始时间及参数设定情况；未行相应的健康指导。

3）规范记录

患者神志清楚，情绪稳定。8:00 协助医生在无菌操作下行右侧股静脉置管，过程顺利，固定牢固，液体通畅，导管外露 0 cm 刻度处，穿刺点无渗血，右侧下肢暂时制动，指导患者行足背伸及踝泵运动预防深静脉血栓。8:30 遵医嘱给予 NS 3.6 ml + 低分子肝素 0.2 ml 静脉静推后，开始 CRRT 治疗，选择模式为 CVVH，设置血液流速 180 ml/h，置换量 2 000ml/h，脱水量 10 ml/h。每小时监测并记录生命体征及透析参数变化（详见血液透析记录单）。每 4 h 按医嘱采集血液标本监测凝血与电解质变化。

2. CRRT 停机护理记录

1）问题记录

床边血液净化治疗结束，过程顺利。

2）质控分析

未记录 CRRT 结束时间，未评估治疗效果，如脱水总量、生命体征、有无不适主诉等；未交代管道的处置措施及观察事项；未行

---

① CRRT：连续肾脏替代疗法。

相应的健康指导。

3）规范记录

18:30 遵医嘱结束 CRRT 治疗，用 10 ml 的 NS 脉冲式冲管后，再注入 1 000 U/ml 肝素稀释液 1.6 ml 封管，穿刺点无渗血。患者神志清醒，无不适主诉，T 37.7℃，心电监护示：HR 90 次/分，R 18 次/分，BP 112/58 mmHg，脱水总量为 100 ml。注意观察皮肤、黏膜有无出血点情况。指导患者避免导管脱出。

三、患者病情好转，转普外科继续治疗的记录

1. 问题记录

患者神志清楚，情绪稳定，精神尚可，拔除右侧桡动脉导管及股静脉置管，于今日转普外科。

2. 质控分析

（1）未描述患者转科时的身体状况、管道情况。

（2）未记录转运前评估及转运级别。

3. 规范记录

患者神志清楚，情绪稳定，精神较前好转，体温 37.1℃，主诉左上腹轻微疼痛，疼痛评分 1 分；心电监护示：HR 86 次/分，R 20 次/分，BP 110/65 mmHg，SpO$_2$ 99%。持续鼻导管吸氧 2 L/min。右侧锁骨下深静脉置管固定稳妥通畅，导管外露 5 cm；右侧桡动脉导管及右侧股静脉置管已拔除，穿刺点无渗血。尿管通畅。16:00 按照二级转运护送患者至普外科继续治疗，转运过程中注意观察患者神志、气道、生命体征变化及管道情况。

（钟永皇　王淑芳）

参考文献

[1] 孙啸宇，陆宗庆，张金，等.《拯救脓毒症运动：脓毒症与脓毒性休克治疗国际指南（2021）》摘译与解读 [J]. 中国中西医结合急救杂志，2021，28（6）：

645 – 652.

［2］曹钰，柴艳芬，邓颖，等. 中国脓毒症/脓毒性休克急诊治疗指南（2018）［J］. 临床急诊杂志，2018，19（9）：567 – 588.

［3］廖晓莹，吴迪，吴明江，等. 免疫抑制治疗在脓毒血症治疗中的作用［J］. 中国免疫学杂志，2023，39（1）：168 – 171.

［4］王岩，张丽华. 临床护理记录规范化书写指南［M］. 西安：第四军医大学出版社，2008.

［5］陈香美. 血液净化标准操作规程［M］. 北京：人民卫生出版社，2021.

［6］郑燕. 血液净化治疗脓毒症的注意事项［J］. 健康之友，2020（8）：145.

［7］余玲，吕丽敏，陈亚丹. 临床护士《血管活性药物静脉输注护理》团体标准的执行情况［J］. 中国卫生标准管理，2023，14（7）：7 – 12.

第七篇

内科常见疾病护理关键环节的
文书要点

第一章

呼吸系统常见疾病

第一节　慢性阻塞性肺疾病

【病例】

患者，男，81 岁，因"反复咳嗽咳痰 30 $^+$ 年，气促 10 年，加重 10 $^+$ 天"，急诊平车推入院，以"慢性阻塞性肺疾病急性加重期"入院。

【概述】

慢性阻塞性肺疾病（chronic obstructive pulmonary disease，COPD），简称慢阻肺，是一种常见的、可预防和可治疗的疾病，其特征是逐渐加重的呼吸道症状和气流受限，与气道和肺脏对有害颗粒或气体的慢性炎性反应增强有关。最常见症状包括呼吸困难、咳嗽和/或咳痰。

【护理评估】

一、入院首次护理评估

（一）专科评估

1. 问题记录

患者神志清楚，情绪稳定，精神差，呼吸困难，立即予以鼻塞吸氧，流量 6 L/min；咳嗽，咳黄白色黏痰，无胸痛、咯血不适；胸部 CT 示肺气肿，肺大泡，双肺散在炎症，双侧胸腔少量积液。

2. 质控分析

（1）未描述呼吸困难程度及呼吸频率，未监测指脉氧饱和度。在未查动脉血气分析的情况下给鼻塞吸氧 6 L/min，对于慢阻肺患者，高流量吸氧易导致二氧化碳潴留。

（2）患者咳嗽，咳黄白色黏痰，记录中未描述其咳嗽能力、咳痰量、痰是否易咳出。

（3）辅助检查未标明检查时间，对于慢阻肺患者，多反复住院检查，避免提供的检查结果时间久远，影响治疗方案。

（4）护理记录应根据主要护理问题优先，即"首优"排序的原则，依次记录。

3. 规范记录

患者神志清楚，情绪稳定，精神差；呼吸困难明显，30 次/分，轻微活动后症状明显加重，mMRC 评分 4 分，协助患者半卧位休息；监测 SpO_2 在 87% 左右，予以鼻塞吸氧 6 L/min，SpO_2 逐渐上升为 93% 左右；已急查动脉血气，密切关注结果；患者咳嗽，咳黄白色黏痰，痰黏稠度Ⅱ度，24 h 痰量为中度（10～50 ml），咳嗽能力 2级，痰不易咳出；无胸痛、咯血不适。我院急诊 3 月 31 日胸部 CT 示：肺气肿，肺大泡，双肺散在炎症，双侧胸腔少量积液。

（二）护理处置

1. 问题记录

特别指导：行呼吸系统疾病相关健康宣教。

2. 质控分析

（1）特别指导是针对该患者个体疾病、生理和心理的指导。

（2）"呼吸系统疾病相关健康宣教"范围太广，无针对性，未体现专病宣教特色。

3. 规范记录

指导患者正确的体位管理，告知气道廓清技术和氧疗注意事项。

二、住院关键环节的护理记录

1. 入院时护理记录

1）问题记录

患者神志清楚，情绪稳定，精神差；呼吸困难，立即予以鼻塞吸氧，流速 6 L/min；咳嗽，咳黄白色黏痰，无胸痛，咯血不适；行生活自理能力评估，评分为 30 分，重度依赖；NRS 2002 营养风险筛查，评分为 5 分，有营养风险；压力性损伤风险评估，评分为 12 分，中度风险；跌倒风险因素评估，评分为 4 分，高风险；静脉血栓栓塞症风险评估，评分为 8 分，高风险。均已行相关健康知识宣教，患者及家属表示理解。

2）质控分析

（1）入院时护理记录应根据主要护理问题优先的原则。

（2）患者出现异常体征/主诉，均应该有客观查体及相对应的健康教育。

（3）健康教育应体现个体化及专科特色，及时评价健康教育效果。

3）规范记录

患者神志清楚，情绪稳定，精神差；呼吸困难明显，轻微活动后症状明显加重，mMRC 评分 4 分，予以鼻塞吸氧 6 L/min 后 SpO_2 逐渐上升为 93% 左右。血气分析示：pH 值 7. 430，PO_2 63. 0 mmHg，PCO_2 58. 3 mmHg，碳酸氢根浓度 33. 8 mmol/L，钾 3. 01 mmol/L。患者未诉乏力，遵医嘱调节吸氧流量至 3 L/min，口服 10% 氯化钾口服液 10 ml，bid。患者咳黄白色黏痰，痰黏稠度 II 度，24 h 痰量为中度（10 ~ 50 ml），咳嗽能力 2 级，痰不易咳出，嘱适量饮水，指导患者有效咳痰方法。自理能力为重度依赖，营养风险评估、压力性损伤风险评估、跌倒风险评估和 VTE 风险评估均为高危，均已行相关健康宣教，患者和家属表示理解。

2. 患者具有无创正压通气治疗的指征，安置无创呼吸机辅助通气的护理记录

1）问题记录

患者神志清楚，情绪稳定，精神差；呼吸困难，鼻塞吸氧 3 L/min 的情况下复查动脉血气分析示：酸碱度 7. 33，PO_2 59. 2 mmHg，PCO_2 83. 1 mmHg，碳酸氢根浓度 53. 8 mmol/L，钾 3. 401 mmol/L。遵医嘱安置无创呼吸机辅助通气，S/T 模式，IPAP 15 cmH_2O，EPAP 5 cmH_2O，FiO_2 40%①，监测潮气量 400 ml 左右. 心电监护示：SpO_2 逐渐上升为 95% 左右。予床挡保护，防跌伤。

2）质控分析

患者慢性阻塞性肺疾病 30 [+] 年，记录中未体现患者心率、呼吸频率、指脉氧饱和度情况，安置无创呼吸机辅助通气后，未体现带机是否顺应、吸气时间、压力上升时间、压力延迟上升时间、健康宣教。

3）规范记录

患者神志清楚，情绪稳定，精神差，心电监护示：窦性心动过速，HR 118 次/分，R 26 次/分，SpO_2 为 91%。在鼻塞吸氧 3 L/min

---

① IPAP：吸气相关气道正压；EPAP：呼气相关气道正压；FiO_2：吸氧浓度。

的情况下复查动脉血气分析示：pH 值 7.33，PO_2 59.2 mmHg，PCO_2 83.1 mmHg，碳酸氢根浓度 53.8 mmol/L，钾 3.40 mmol/L。遵医嘱安置无创呼吸机辅助通气，S/T 模式，IPAP 15 cmH_2O，EPAP 5 cmH_2O，FiO_2 40%，R 14 次/分，吸气时间 1.25 s，压力上升时间 0.2 s，带机顺应，监测 SpO_2 98% 左右、潮气量 383～409 ml；鼻面部受压皮肤未见异常，予以泡沫敷料保护。行无创正压通气治疗相关健康教育，特别指导患者饮水、进食、咳嗽、咳痰方法，避免误吸，患者及家属表示理解、配合。

3. 患者病情好转，呼吸康复治疗的护理记录

1）问题记录

患者神志清楚，在持续鼻塞吸氧 3 L/min 的情况下，行床旁呼吸康复治疗，未诉不适。

2）质控分析

未描述患者目前的情况，呼吸康复包含内容很多，每次呼吸康复治疗不会把所有项目都完成，缺乏针对性。在充分评估患者病情后，根据患者实际情况，遵循"主要呼吸康复问题优先"的原则，对患者实施针对性呼吸康复治疗，即使是该患者所需要的呼吸康复治疗，也无须每次都将其全部完成。

3）规范记录

患者神志清楚，精神可，情绪稳定；持续鼻塞吸氧 3 L/min；mMRC 评分①4 分，偶有咳嗽，咳黄白色黏痰，痰黏稠度Ⅰ度，24 h 痰量为中度，咳嗽能力 3 级，痰不易咳出。指导呼吸康复训练：协助患者体位管理，床上坐—床边坐—床旁坐，2 次/天，20 分钟/次；腹式呼吸，2 次/天，10 分钟/次；呼吸训练，2 次/天，3 次/组，3～5 次/组；ACBT②，2 次/天，10 分钟/次；体外膈肌起搏，2 次/

---

① mMRC：改良呼吸困难分级量表。

② ACBT：主动呼吸循环技术。

天，起搏次数为 9 次／分，脉冲频率为 40 Hz，刺激强度从 15 单位开始，治疗时间 30 min；患者未诉不适。

三、患者出院

经过治疗，患者病情趋于稳定，拟择日出院。

1. 问题记录

患者神志清楚，情绪稳定，精神可，遵医嘱今日出院，已行出院指导，嘱避免主动及被动吸烟，增强免疫力。

2. 质控分析

出院指导无针对性，未体现专病宣教特色。

3. 规范记录

患者神志清楚，情绪稳定，精神可，于今日出院，已行出院健康教育，特别指导：①持续家庭氧疗，低流量吸氧每天大于 15 h，并注意制氧机的清洁维护；②遵医嘱服药，并规范吸入药物的治疗；③避免主动或被动吸烟；④加强营养以提高机体免疫力；⑤定期到社区医院接种流感疫苗（每年 1 次）、肺炎疫苗（每 5 年 1 次）；⑥坚持居家呼吸康复训练，如呼吸操等；⑦如有不适请及时就近就诊。

（阳绪容　万群芳）

参考文献

[1] 李为民，刘伦旭. 呼吸系统疾病基础与临床［M］. 北京：人民卫生出版社，2017.
[2] 吴小玲，王茂筠. 无创通气技术临床使用手册［M］. 北京：科学出版社，2021.
[3] 李卫民，吴小玲，蒋丽. 华西专家说"肺"话——畅呼吸科学指南［M］. 成都：四川科学技术出版社，2020.
[4] 赵衍青，张润凤. 确立护理诊断时存在的问题及原因分析［J］. 中华临床医药杂志，2000，1（1）：41-42.
[5] 郭琪，曹鹏宇，喻鹏铭. 心血管系统与呼吸系统物理治疗证据到实践［M］. 北京：科学技术出版社，2017.

第二节　咯　血

【病例】

患者，男，57 岁，因"反复咯血 3$^+$ 年，复发加重 5 天，大咯血 1 天"，以"咯血待诊"急诊平车推入院，带入垂体后叶稀释液以 8 ml/h、硝酸甘油稀释液以 5 ml/h、甲磺酸酚妥拉明稀释液以 0.5 ml/h 静脉微量泵泵入。

【概述】

咯血（hemoptysis）是指喉及喉以下呼吸系统任何部位的组织出血且血液经口腔排出。据研究统计显示，5% 的咯血为大咯血，根据咯血量和出血速度的不同，死亡率 9% ~ 38%，是内科急症之一，其主要危险是窒息。普遍认可咯血量的判断标准为：小于 100 ml/24 h 为小量咯血，100 ~ 500 ml/24 h 为中量咯血，大于 500 ml/24 h 或一次咯血量大于 100 ml 为大量咯血。

【护理评估】

一、入院首次护理评估

（一）专科评估

1. 问题记录

患者声嘶，感咽喉部不适。院外咯鲜红色血痰，现暂未咯血，急诊带入 NS 48 ml + 垂体后叶 18 U，以 8 ml/h 泵入（剩余 30 ml），NS 48 ml + 硝酸甘油 50 mg 以 5 ml/h 微泵泵入（剩余 40 ml）；带入 NS 48 ml + 甲磺酸酚妥拉明 30 mg，以 0.5 ml/h 静脉微量泵泵入（剩余 2 ml）。穿刺处有少许渗血，予以更换留置针。急诊胸部 CT 示：右下肺门见软组织肿块影，周围见少许条索影及斑片影；右侧胸腔中量积液。

2. 质控分析

（1）患者声嘶，未描述原因。追问病史，患者 2$^+$ 年前诊断为"肺癌"，长期服用中药治疗，未行手术及放化疗，近 2 月出现声嘶，可正常交流。

（2）描述"感咽喉部瘙痒不适"，应关注患者有无咽喉炎病史，警惕此症状也可能是咯血的先兆表现（咯血先兆表现：胸闷、喉痒和咳嗽）。

（3）护理记录应根据主要护理问题优先排序的原则，依次记录。

3. 规范记录

患者神志清楚，精神差，近 2 月出现声嘶，院外反复咯血，单次咯血最多约 200 ml。2 天前到我院急诊，经急诊科对症治疗后，近 2 日暂未咯血。患者稍感咽喉部瘙痒不适，暂未诉呼吸困难等不适。急诊带入 NS 48 ml + 垂体后叶 18 U 以 8 ml/h、NS 40 ml + 硝酸甘油注射液 50 mg 以 5 ml/h、NS 48 ml + 甲磺酸酚妥拉明 30 mg 以 0.5 ml/h，分别经 3 个静脉通路微量泵泵入。穿刺处有少许渗血，予以更换留置针。胸部 CT 示：双肺散在慢性炎症，轻度肺气肿征象，右侧胸腔中量积液，左侧胸腔少量积液；右肺静脉，局部分支动脉管腔纤细、显影浅淡，考虑肺癌伴阻塞性肺不张、阻塞性肺炎，伴淋巴结转移，右肺动静脉受累可能。自诉有"肺癌"病史 2$^+$ 年，未行放疗及化疗治疗。

（二）护理处置

1. 问题记录

特别指导：防火防盗。

2．质控分析

（1）特别指导是针对该患者个体疾病、生理和心理的指导。

（2）消防安全知识宣教包括防火防盗。

3．规范记录

指导患者正确的气道廓清技巧，保持呼吸道通畅，咯血时勿紧张，及时告知医护人员处理。

二、住院关键环节的护理记录

（一）入院时护理记录

1．问题记录

患者神志清楚，现暂未咯血，遵医嘱予以鼻塞吸氧 2 L/min，嘱保持呼吸道通畅及口腔清洁，备吸痰盘于床旁；继续 3 个静脉通道微泵泵入急诊带入的垂体后叶、硝酸甘油、酚妥拉明。生活自理能力评估 45 分，为中度依赖。VTE 风险评估 9 分，为高危。跌倒风险评估 6 分，为高危。压力性损伤风险评估 14 分，为中度危险。营养风险筛查 5 分，有营养风险。均已行相关健康宣教。

2．质控分析

（1）入院时护理记录应根据主要护理问题优先即"首优"排序的原则。

（2）患者出现异常体征/主诉，均应该有客观查体及相对应的健康教育。

（3）健康教育应体现个体化及专科特色，及时评价健康教育效果。

3．规范记录

患者神志清楚，现暂未咯血，情绪稳定，心电监护生命体征平稳，呼吸道通畅，继续鼻塞吸氧 2 L/min，3 个静脉通道微量泵泵入垂体后叶、硝酸甘油、酚妥拉明，穿刺处无异常。VTE 风险评估和跌倒风险评估均为高危，指导患者床上适宜活动、避免坠床跌倒的措施，遵医嘱暂禁食，静脉通道补充营养，患者和家属理解。

（二）患者具有支气管动脉造影及栓塞术指征，拟行手术治疗的护理记录

1. **术前护理记录**

1）问题记录

患者神志清楚，精神差，情绪稳定，偶有咳嗽，咳少许暗红色血痰，持续输入 NS 48 ml + 甲磺酸酚妥拉明 30 mg，以 2 ml/h 微量泵泵入，穿刺点无渗血。鼻塞吸氧 2 L/min。心电监护示：窦性心律，HR 96 次/分，SpO_2 98%。拟今日行支气管动脉造影及栓塞术，已备皮并行相关健康宣教。

2）质控分析

记录中描述"拟今日行支气管动脉造影及栓塞术，已备皮并行相关健康宣教"，手术名称记录完整，但未详述备皮的范围和术前健康教育的重点内容。

3）规范记录

拟今日行支气管动脉造影及栓塞术，已行双侧腹股沟备皮，向患者及家属行术前相关健康教育。特别指导：术前禁食禁饮 4~6 h，勿紧张；术后患侧肢体制动。患者及家属均表示理解配合。

2. **术后护理记录**

1）问题记录

患者行支气管动脉造影及栓塞术，术后安全返回病房，神志清楚，右侧腹股沟穿刺处予压迫器止血，肢端温暖，能扪及双侧足背动脉，嘱卧床休息，行健康指导。持续输入 NS 48 ml + 甲磺酸酚妥拉明 30 mg，以 2 ml/h 微量泵泵入，泵入通畅，穿刺处未见异常。行生活自理能力评分为 25 分，系重度依赖，行相关健康宣教。

2）质控分析

术后护理记录手术名称描述为"行支气管动脉栓塞术"不规范。"右侧腹股沟穿刺处予压迫器止血"，腹股沟穿刺未说明是股动脉还是股静脉，压迫器压迫力度是否合适，伤口是否渗血、肢端有无麻木，未描述。手术效果及有无其他并发症的临床表现未体现。

3）规范记录

患者行支气管动脉造影及栓塞术完毕，于 18∶05 安全返回病房，神志清楚，立即予以鼻塞吸氧 3 L/min，心电监护示：窦性心律，HR 82 次/分，SpO$_2$ 98%。右侧腹股沟股动脉穿刺处弹力绷带加压包扎，敷料清洁干燥，暂未见渗血，持续压迫器止血，肢端温暖，能扪及双侧足背动脉搏动，未诉肢端麻木、呼吸困难、胸痛等不适，遵医嘱继续予以 NS 48 ml + 甲磺酸酚妥拉明 30 mg，以 2 ml/h 微量泵泵入通畅，穿刺点未见异常，已行术后健康教育。特别指导：右下肢伸直且制动，避免剧烈咳嗽、用力排便等增加腹压的动作，保持呼吸道通畅，备吸痰盘于床旁。生活自理能力评估为 25 分，系重度依赖，给予生活护理。

三、患者出院

经过治疗，患者未再咯血，拟择日出院。

1. 问题记录

患者神志清楚，情绪稳定，遵医嘱今日出院，已行出院健康指导。

2. 质控分析

健康指导未体现专病宣教特色。

3. 规范记录

患者神志清楚，情绪稳定，精神可，于今日出院，已行出院健康教育，特别指导：①禁辛辣刺激性食物。加强营养增强免疫力；②咯血原因为支气管扩张，须遵医嘱继续服药，定期复诊；③避免受凉，避免情绪波动；④逐步进行呼吸功能训练；⑤如有不适请及时就近就诊。

（敖冬梅　蒋丽　万群芳）

参考文献

[1] 罗春香，杨润祥. 肿瘤患者咯血的处理［J］. 中国临床医生杂志，2022，50（1）：6-9.

[2] 李为民，刘伦旭. 呼吸系统疾病基础与临床［M］. 北京：人民卫生出版社，2017.

[3] 吴小玲，蒋丽. 华西专家说"肺"话——畅呼吸科学指南［M］. 成都：四川科学技术出版社，2020.

[4] 岳福平. 五官科护理学［M］. 长沙：湖南科学技术出版社，1999.

[5] 程少贵，余真. 临床执业医师资格考试实践技能应试指导2020版［M］. 北京：中国协和医科大学出版社，2019.

[6] 赵衍青，张润凤. 确立护理诊断时存在的问题及原因分析［J］. 中华临床医药杂志，2000，1（1）：41-42.

[7] 王德钦，郭新军. 酚妥拉明联合垂体后叶素治疗老年支气管扩张伴大咯血40例［J］. 中国老年学杂志，2014（4）：1062-1063.

[8] 干小红，龙霞. 垂体后叶素联合酚妥拉明治疗肺结核咯血的疗效及安全性的系统评价［J］. 中国医院药学杂志，2016，36（5）：386-391.

[9] 陈文景. 酚妥拉明、硝酸甘油分别联合垂体后叶素治疗支气管扩张咯血的临床疗效对比［J］. 实用中西医结合临床，2014（1）：7-8.

[10] 李志军. 硝酸甘油、垂体后叶素及联合治疗大咯血疗效对比［J］. 中国医院药学杂志，2006，26（4）：451-452.

[11] 袁世加，黄回，杨欣，等. 垂体后叶素注射液致严重腹泻1例分析［J］. 中国药物警戒，2021，18（3）：277-279.

[12] 吴小玲，万群芳，黎贵湘. 呼吸内科护理手册［M］. 第2版. 北京：科学出版社，2017：182-185.

[13] 毕红颖，初岩，钱滨. 内科护理学考试辅导［M］. 哈尔滨：黑龙江科学技术出版社，2009.

第三节　肺血栓栓塞症

【病例】

患者，女，37 岁，剖宫产术后 25 天，因"呼吸困难 1 天"，急诊以"肺栓塞"收入院。

【概述】

肺栓塞（pulmonary embolism，PE）是以各种栓子阻塞肺动脉或其分支系统为其发病原因的一组疾病或临床综合征的总称，包括肺血栓栓塞症（pulmonary thromboembolism，PTE）、脂肪栓塞综合征、羊水栓塞、空气栓塞、肿瘤栓塞等，其中 PTE 为肺栓塞最常见的类型。引起 PTE 的血栓主要来源于下肢的深静脉血栓形成（deep vein thrombosis，DVT）。下肢深静脉血栓栓塞症和肺栓塞症，统称为静脉血栓栓塞症（venous thromboembolism，VTE），它是同一疾病在不同部位的表现，也是同一疾病的不同疾病阶段。

【护理评估】

一、入院首次护理评估

（一）专科评估

1. 问题记录

患者神志清楚，情绪稳定，精神差，感呼吸困难明显，稍动则加重，无咳嗽、咳痰，未诉胸痛。查体：下腹部见一约 10 cm 长手术伤口，愈合可，无渗液。患者自诉恶露颜色正常。下肢静脉彩超示：右侧股总静脉部分血栓，右侧胫后静脉一支、双侧小腿部分肌间静脉血栓。

2. 质控分析

（1）患者呼吸困难明显，未描述呼吸困难程度、呼吸频率、指脉氧饱和度情况。只关注了呼吸困难、胸痛、咯血三个典型的肺栓塞临床表现，未详细追问患者有无晕厥史，双下肢有无不对称性水肿等。

（2）患者产后 25 天，仅描述了恶露的颜色，无气味、量的描述，因恶露一旦出现恶臭，提示有感染倾向。

（3）患者产后 25 天未关注双乳泌乳情况。

3. 规范记录

患者神志清楚，情绪稳定，精神差，感呼吸困难明显，稍动则加重，mMRC 评分为 3 级。无咳嗽、咳痰，未诉胸痛，无晕厥病史。查体：右下肢肿胀，稍感疼痛，疼痛评分为 1 分，测右下肢髌骨上 10 cm 处腿围为 42 cm，左下肢髌骨上 10 cm 处腿围为 38 cm，双下肢肢端温暖，可扪及足背动脉搏动。下腹部见一约 10 cm 长手术伤口，愈合可，局部无红肿、渗液。患者自诉恶露颜色、量均正常，无恶臭。双乳可扪及硬块，无波动感，无红肿、疼痛。

（二）护理处置

1. 问题记录

特别指导：安全用氧。

2. 质控分析

（1）特别指导是针对患者个体疾病、生理和心理的指导。

（2）安全用氧是氧疗患者的常规指导，针对此患者未结合患者疾病状况进行个体化的健康指导。

3. 规范记录

指导患者安全用氧、缓解呼吸困难技巧、会阴护理、泌乳护理。

二、住院关键环节的护理记录

(一) 入院时护理记录

1. 问题记录

患者神志清楚,情绪稳定,精神差,感呼吸困难明显,稍动则加重,予以鼻塞吸氧 3 L/min。无咳嗽、咳痰,未诉胸痛,无晕厥病史。查体:下腹部见一约 10 cm 长手术伤口,愈合可,无渗液。患者自诉恶露颜色正常。行生活自理能力评估,评分为 60 分,中度依赖;静脉血栓栓塞症风险评估,评分为 8 分,高风险。均已行相关健康知识宣教,患者及家属表示理解。

2. 质控分析

(1) 入院时护理记录应根据主要护理问题优先即"首优"排序的原则。

(2) 患者出现异常体征/主诉,均应该有客观查体及相对应的健康教育。

(3) 健康教育应体现个体化及专科特色,及时评价健康教育效果。

3. 规范记录

患者神志清楚,情绪稳定,精神差,感呼吸困难明显,稍动则加重,mMRC 评分为 3 分,予以鼻塞吸氧 3 L/min,监测指脉氧饱和度为 97%。无咳嗽、咳痰,未诉胸痛,无晕厥病史。查体:右下肢肿胀,稍感疼痛,疼痛评分为 1 分,测右下肢髌骨上 10 cm 处腿围为 42 cm,左下肢髌骨上 10 cm 处腿围为 38 cm,双下肢肢端温暖,可打及足背动脉搏动,右下肢予以适当抬高。下腹部见一约 10 cm 长手术伤口,愈合可,局部无红肿、渗液。患者自诉恶露颜色、量均正常,无恶臭。双乳可打及硬块,无波动感,无红肿、疼痛,指导泌乳和乳房护理。静脉血栓栓塞症风险评估,为高风险,指导患者清淡饮食,床上行踝泵运动,患者及家属表示理解配合。

（二）CT 肺动脉血管三维重建增强扫描检查的记录

1. 问题记录

患者在专业人员护送下外出检查。

2. 质控分析

患者处于急性肺栓塞早期，栓子脱落风险大，且患者呼吸困难明显，需持续吸氧才能维持氧合，对于此类危重症患者外出检查应先与医生沟通，评估患者是否医护人员陪同、选择何种转运工具、检查中的供氧方式。

3. 规范记录

患者拟外出行 CT 肺动脉血管三维重建增强扫描检查，医生评估后嘱不需医护人员陪同，在专业人员护送下推床至检查室，途中予氧气瓶供氧。

（三）患者诊断明确，行抗凝治疗的护理记录

1. 问题记录

患者神志清楚，情绪稳定，治疗上予以低分子肝素钠（克赛）0.4 ml，皮下注射，q12h。

2. 质控分析

克赛为抗凝药物，用药前应了解患者的 DIC 常规情况，询问患者皮肤、黏膜、牙龈有无出血。

3. 规范记录

患者神志清楚，情绪稳定，DIC 常规结果示：纤维蛋白原 4.63 g/L、抗凝血酶 III 65.5%、纤维蛋白及纤维蛋白原降解物 56.6 mg/L、D－二聚体 14.77 mg/L FEU。治疗上予以低分子肝素钠（克赛）0.4 ml，皮下注射，q12h。查体：患者皮肤无瘀斑、瘀点，无牙龈出血，大小便颜色正常。行相关用药指导，患者示表理解。

三、患者出院

经过治疗，患者呼吸困难改善，病情趋于稳定，拟择日出院。

1. 问题记录

患者于今日出院，行出院指导，强调避免主动及被动吸烟，避免受凉感冒，增强机体抵抗力。

2. 质控分析

出院健康教育未体现专病宣教特色。

3. 规范记录

患者于今日出院，行出院健康指导：①遵医嘱坚持抗凝治疗，勿随意停药，用药期间密切观察药物的副作用，出现异常情况及时就医；②定期复查 DIC 常规；③改变不良生活习惯，避免久站、久坐、久卧，清淡饮食，戒烟限酒；④做好乳房及会阴护理，避免感染；⑤定期呼吸内科及妇产科门诊随访。

（蒋丽　吴小玲　林贝）

参考文献

[1] 陈荣昌，钟南山，刘又宁. 呼吸病学［M］. 北京：人民卫生出版社，2022.
[2] 吴小玲，万群芳，黎贵湘. 呼吸内科护理手册［M］. 第 2 版. 北京：科学出版社，2017.
[3] 吴小玲，蒋丽，万群芳. 华西专家说"肺"话——畅呼吸科学指南［M］. 成都：四川科学技术出版社，2020.

第四节　呼吸衰竭

【病例】

患者，男，72 岁，因"咳嗽咳痰、喘息 15$^+$ 年，加重伴呼吸困难 3 天"，急诊以"呼吸衰竭"收入院。带入 NS 250 ml（剩余约 150 ml）、硝酸甘油稀释液以 3 ml/h（剩余 20 ml）微量泵泵入，液体通畅。鼻导管氧气吸入 3 L/min。

【概述】

呼吸衰竭（respiratory failure，RF）是指各种原因引起的肺通气和（或）换气功能严重障碍，以致在静息状态下不能维持足够的气体交换，导致低氧血症伴或不伴高碳酸血症，进而引起一系列生理改变和代谢紊乱，并有相应临床表现的综合征。

呼吸衰竭的临床表现除原发疾病的症状体征外，主要是缺氧和二氧化碳潴留所致的呼吸困难和多脏器功能障碍，呼吸困难是呼吸衰竭最早出现的症状。动脉血气分析是诊断呼吸衰竭的金标准，指在海平面、静息状态呼吸空气，动脉血氧分压（PaO_2）＜60 mmHg，伴或不伴动脉血二氧化碳分压（$PaCO_2$）大于50 mmHg，并排除心内解剖分流和原发心排出量降低等因素，可诊断为呼吸衰竭。按动脉血气分析分类为：Ⅰ型呼吸衰竭（低O_2无CO_2潴留）和Ⅱ型呼吸衰竭（低O_2伴CO_2潴留）。

【护理评估】

一、入院首次护理评估

（一）专科评估

1. 问题记录

患者神志清，呼吸急促，稍活动既感胸闷气急明显，自诉"喘，呼吸困难，不能平卧；有咳嗽咳痰，为中等量白黏痰；双下肢凹陷性水肿。心脏超声示：右心房、右心室增大、三尖瓣重度反流、肺动脉高压。胸部CT平扫：双肺纹理增多，片状密度增高影，呈不均匀阴影。

2. 质控分析

（1）患者呼吸困难、呼吸急促，未体现具体的呼吸频率，呼吸节律是否规则、有无鼻翼扇动、有无点头呼吸或三凹征等；未监测指氧饱和度和血气分析指标，未体现有无缺氧的相关症状，如发绀。

（2）未体现患者精神神经症状，有无心动过速等；咳嗽未体现程度，痰是否易咳出。

（3）未对"双下肢凹陷性水肿"作详细描述，无法了解患者水肿程度，是否为对称性水肿；未体现患者血清白蛋白情况，以排除低蛋白性水肿；未描述有无足背动脉搏动，有无行下肢血管彩超，以排除双下肢动静脉栓塞。

（4）急诊带入硝酸甘油稀释液，以 3 ml/h 泵入，未体现硝酸甘油稀释液的浓度及穿刺点的情况，无血压观察描述。

（5）护理记录应根据主要护理问题优先排序的原则，依次记录。

3. 规范记录

患者神志清楚，精神差，情绪稳定；呼吸急促，R 38 次/分，感胸闷、气紧明显，轻微活动后症状即明显加重，无鼻翼煽动、点头呼吸、三凹征；SpO_2 为 86%；口唇、甲床紫绀；HR 118 次/分，律齐，偶有咳嗽咳痰，咳中等量白色黏痰，痰不易咳出；双下肢呈对称性中度凹陷性水肿，肢端循环良好，皮温正常，能扪及足背动脉搏动，急诊行下肢血管彩超未见异常。心脏超声示：右心房、右心室增大，三尖瓣重度反流，肺动脉高压。胸部 CT 平扫：双肺纹理增多，片状密度增高影，呈不均匀阴影。生化结果：白蛋白 45g/L。急诊带入 NS 48 ml + 硝酸甘油注射液 20 mg，以 3 ml/h 微量泵泵入通畅，穿刺点未见异常，BP 138/68 mmHg。急查动脉血气分析，请关注结果。

（二）护理处置

1. 问题记录

特别指导：进行呼吸功能锻炼。

2. 质控分析

（1）特别指导是针对该患者个体疾病、生理和心理的指导。

（2）患者目前生命体征不平稳，尤其血压不稳定，此时开展主动呼吸功能锻炼不切实际，根据患者目前情况，应做好体位管理，进行呼吸调控。

3. 规范记录

对患者进行体位管理指导，使其达到放松的状态；指导患者进行呼吸调控，以减轻呼吸困难。

二、住院关键环节的护理记录

（一）入院时护理记录

1. 问题记录

患者由平车送入我科，神志清楚，精神差，急诊带入留置尿管，继续静脉输入 NS 250 ml（剩余约 150 ml），硝酸甘油稀释液以 3 ml/h（剩余 20 ml）微量泵泵入通畅。口唇及甲床发绀，双下肢水肿。自诉喘，呼吸困难，不能平卧。遵医嘱给予心电监护，提示：窦性心律，HR 110 次/分。一级护理，告病危，家属 24 h 陪护，低盐低脂饮食，停吸氧 4 L/min，改为无创呼吸机辅助通气，取半卧位。行心电图检查，采血标本急检肾功、血气分析。给予安全知识指导等措施，患者咳嗽、痰多，予指导有效咳嗽、呼吸功能训练等，告知住院期间的相关注意事项，协助完善相关检查等。

2. 质控分析

（1）入院时护理记录应根据主要护理问题优先即"首优"排序的原则。

（2）无创通气作为治疗呼吸衰竭的主要措施之一，其相关参数未描述。

（3）患者异常体征/主诉未描述全、与之相对应的健康教育无特色，应首先记录患者有无精神神经症状，有无呼吸困难、发绀，以及氧饱和度情况。

（4）输注硝酸甘油稀释液时无血压描述。硝酸甘油稀释液未体现药物浓度；特殊用药应与其他液体分开使用，避免同一静脉通路使用，以免药物之间发生不良反应。

（5）带入尿管未检查安置时间，未体现尿管及引流袋是否在有效期内。

（6）危重患者未关注其受压皮肤情况。

（7）无风险评估描述及宣教。

3. 规范记录

患者神志清楚，精神差，情绪稳定；呼吸急促，R 38 次/分，口唇、甲床紫绀，感胸闷、气紧明显，轻微活动后症状明显加重，无鼻翼煽动、点头呼吸、三凹征。心电监护示：窦性心动过速，HR 128 次/分，SpO$_2$ 86%，协助患者半坐卧位休息并予以鼻塞吸氧 2 L/min，指氧饱和度逐渐上升至90%。患者偶有咳嗽、咳痰，咳中等量白色黏痰，痰不易咳出，指导患者有效咳痰方法及技巧。急查动脉血气分析示：酸碱度 7.39，PaO$_2$ 46 mmHg，PaCO$_2$ 86 mmHg，BE[①] 18 mmol/L，碳酸氢根浓度37.8 mmol/L。遵医嘱改鼻导管氧疗为无创呼吸机辅助通气，S/T 模式，IPAP 12 cmH$_2$O，EPAP 5 cmH$_2$O，呼吸频率16 次/分，FiO$_2$ 40%，监测潮气量400 ml 左右，带机顺应，鼻面部受压皮肤未见异常，予以泡沫敷料保护。继续微量泵泵入 NS 48 ml + 硝酸甘油注射液20 mg 稀释液3 ml/h，穿刺点未见异常。监测血压：132/72 mmHg。留置尿管（15/4 安置）固定妥善，引流出淡黄色清亮尿液，尿道口未见异常；双下肢对称性中度凹陷性水肿，肢端循环良好，皮温正常，能扪及足背动脉搏动，给予抬高双下肢至30°。骶尾部受压皮肤未见异常；行自理能力评估为40 分，压力性损伤风险评估为14 分，非计划拔管风险评估为19 分，VTE 风险评估为6 分，跌倒风险评估为4 分，营养风险筛查为5 分，均为高风险，均已行相关健康宣教。特别指导：无创正压

---

① BE：碱剩余。

通气治疗过程中饮水、进食的方法，避免误吸，患者及家属表示理解配合。

（二）患者病情加重，具有气管插管指征，拟给予有创呼吸机辅助通气治疗的护理记录

1. 气管插管护理记录

1）问题记录

患者嗜睡状，指氧饱和度下降至 68%，查动脉血气分析为酸碱度 7.30，PaO_2 40 mmHg，$PaCO_2$ 90 mmHg，BE 18 mmol/L，碳酸氢根浓度 40 mmol/L。立即协助医生行气管插管，插管过程顺利，气管插管深度距门齿 23 cm，气囊压力 25 cmH_2O，外接有创呼吸机辅助呼吸，模式 IPPV，潮气量 420 ml，通气量 6 L/min，PS 18 cm H_2O，PEEP 6 cmH_2O，FiO_2 60%，呼吸频率 16 次/分，患者指氧饱和度上升为 100%。遵医嘱给予 NS 40 ml + 咪达唑仑 30 mg/ml 以 2 ml/h 静脉泵入。双上肢给予约束带固定。

2）质控分析

患者意识状态发生改变，未观察瞳孔及压眶反射情况；记录中对插管前的家属沟通、患者症状体征、插管的准确时间、插管术中有无使用镇静药、术后气道分泌物等未描述；约束开始记录内容应包括约束原因、约束具种类、约束开始时间、约束部位皮肤及血液循环情况。病情加重后需复评各项风险评估。

3）规范记录

患者嗜睡，双侧瞳孔等大等圆，直径约 3 mm，对光反射灵敏，压眶反射存在；呼吸困难较前明显加重，R 42 次/分，甲床及口唇发绀。心电监护示：HR 132 次/分，律齐，SpO_2 68%。急查动脉血气分析示：酸碱度 7.30，PaO_2 40 mmHg，$PaCO_2$ 90 mmHg，BE 18 mmol/L，碳酸氢根浓度 40 mmol/L。医生与家属沟通，告知病情危重，需有创机械通气治疗，家属同意气管插管术并已在病历上签字。10:20 医生行气管插管术，插管顺利，导管尖端距门齿 23 cm，固定妥善，监测气囊压力 25 cmH$_2$O，经气管插管处接有创呼吸机辅助通气，模式 IPPV，潮气量 420 ml，通气量 6 L/min，PS 18 cmH$_2$O，PEEP 6 cmH$_2$O，FiO$_2$ 60%，呼吸频率 16 次/分，人机同步。适时吸痰，为黄白色黏痰；抬高床头至 40°；心电监护示：指氧饱和度逐渐上升为 95% 左右，HR 113 次/分，律齐。患者烦躁，遵医嘱给予 NS 40 ml + 咪达唑仑注射液 30 mg，以 2 ml/h 静脉微量泵泵入通畅，穿刺点未见异常。保留尿管固定妥善，引流出淡黄色清亮小便；复评非计划拔管风险评估为 21 分，经家属知情同意后四肢给予保护性约束，松紧适宜，肢端温暖，局部皮肤无异常。复评压力性损伤风险评估为 11 分，生活自理能力评估为 10 分，静脉血栓栓塞症风险评估为 7 分，特级护理，给予相关措施。再次告知家属患者病危及其相关风险，家属表示理解。

2. 气管插管后护理记录

1）问题记录

患者半卧位，床头抬高至 40°，镇静状态 RASS 评分①－2 分，呛咳反射微弱。经口气管插管接有创呼吸机辅助通气，通气模式 IPPV，参数：潮气量 420 ml，通气量 6 L/min，PS 18 cmH$_2$O，PEEP 6 cmH$_2$O，FiO$_2$ 60%，呼吸频率 16 次/分。肺部听诊示主气道有痰鸣音需要吸痰，给予吸痰一次，吸出气管插管内黄色黏液痰约 5ml，再次肺部听诊示双肺呼吸音清。做好口腔护理和皮肤护理，注意防窒息，预防 VAP 和压疮的发生。

2）质控分析

①使用药物镇静后描述患者瞳孔及压眶反射情况。②吸痰的临床依据：大气道有痰鸣音，机械通气患者气道压力上升，患者出现呼吸不畅，指氧饱和度下降。黏痰的相关护理未描述，如通气的湿化和温化。③慢阻肺伴二氧化碳潴留的患者，机械通气 PEEP

---

① RASS 评分：Richmond 躁动－镇静评分。

6 cmH$_2$O 可以促进二氧化碳排出，同时也有利于氧的弥散，但长时间的 PS 18 cmH$_2$O，有发生气压伤的潜在风险，是否该如此高的压力支持水平是值得高度关注的。

3）规范记录

患者呈药物镇静状态，RASS 评分 2 分，双侧瞳孔等大等圆，直径约 2 mm，对光反射迟钝，压眶反射存在；气管导管尖端距门齿 23 cm，妥善固定，持续有创呼吸机辅助通气，人机同步，参数同前（模式和参数如有调整，如实记录）；适时吸痰，为黄白色黏痰，气道持续湿化温度 36℃。持续微量泵泵入咪达唑仑稀释液 2 ml/h，泵入通畅，穿刺点未见异常。心电监护示：HR 110 次/分，律齐。保留尿管引流出淡黄色清亮小便；予以保护性约束四肢，松紧适宜，肢端皮肤温暖；予以口腔护理，口腔黏膜未见异常。协助患者翻身，受压皮肤未见异常。患者病情危重，密切观察患者病情变化。

（三）患者病情好转，拟拔除气管插管，有创—无创序贯治疗的记录

1. 气管插管拔管后安置无创呼吸机辅助通气护理记录

1）问题记录

患者神志清楚，情绪稳定，精神可；血气分析示：酸碱度 7.40，PCO$_2$ 55 mmHg，PO$_2$ 80 mmHg，碳酸氢根浓度 32.7 mmol/L，氧合指数 400 mmHg。患者无口唇及甲床紫绀，给予气管内吸痰 1 次，吸出白色痰，协助医生拔除气管插管，拔除气管后给予无创呼吸辅助通气，患者无不适，行相关健康宣教，患者和家属表示理解。

2）质控分析

①拔管前未关注患者心率、指氧饱和度情况。②拔管后给予无创呼吸机辅助通气，未体现模式、参数情况。③拔管后未关注患者主观感受。

3）规范记录

患者神志清楚，情绪稳定，精神可。床旁心电监护示：HR

89 次/分，律齐，SpO$_2$ 98%。复查动脉血气分析示：酸碱度 7.40，PCO$_2$ 55 mmHg，PO$_2$ 80 mmHg，氧合指数 400 mmHg。患者无口唇及甲床紫绀，给予气管内及口腔内吸痰 1 次，吸出白色黏痰约 3 ml，协助医生拔除气管插管后立即给予无创呼吸机辅助通气，通气模式 S/T，IPAP 14 cmH$_2$O，EPAP 5 cmH$_2$O，呼吸频率 14 次/分，FiO$_2$ 30%，监测潮气量在 430 ml 左右。带机顺应，监测指氧饱和度波动在 95% 左右；行相关健康宣教，患者和家属表示理解。

2. 患者病情进一步好转，停用无创呼吸机辅助通气，改鼻塞氧疗护理记录

1）问题记录

患者神志清楚，精神可，情绪稳定。复查动脉血气分析示：酸碱度 7.398，PCO$_2$ 43.6 mmHg，PO$_2$ 72.3 mmHg，碳酸氢根浓度 22.7 mmol/L，遵医嘱改为鼻塞吸氧 3 L/min。

2）质控分析

停用无创呼吸机辅助通气前未关注患者心率、指氧饱和度情况。改为鼻塞吸氧后未关注患者主观感受。

3）规范记录

患者神志清楚，精神可，情绪稳定。床旁心电监护示：HR 78 次/分，律齐。患者无口唇及甲床紫绀。复查动脉血气分析示：酸碱度 7.398，PCO$_2$ 43.6 mmHg，PO$_2$ 78.3 mmHg，碳酸氢根浓度 22.7 mmol/L。遵医嘱改为鼻塞吸氧 3 L/min，指氧饱和度波动在 96% 左右，患者未感胸闷、气紧等不适，予以鼻塞吸氧相关健康宣教。特别指导：避免氧气管扭曲。患者和家属表示理解。

（四）患者病情趋于稳定，拟今日出院

1. 问题记录

患者神志清楚，情绪稳定，精神可，遵医嘱今日出院，已行出院指导。

2. 质控分析

未体现具体的出院指导内容。

3. 规范记录

患者神志清楚，情绪稳定，精神可，于今日出院，已行出院健康教育，特别指导：①遵医嘱服药，并规范吸入制剂的用法；②避免主动或被动吸烟；③加强营养以提高机体免疫力；④定期到社区医院接种流感疫苗（每年1次）、肺炎疫苗（每5年1次）；⑤坚持居家呼吸康复训练，如呼吸操等；⑥如有不适请及时就近就诊。

（李慧雅　阳绪容　吴小玲）

参考文献

[1] 吴小玲，万群芳，黎贵湘. 呼吸内科护理手册［M］. 第2版. 北京：科学出版社，2017.

[2] 霍孝蓉. 实用临床护理"三基"——个案护理［M］. 南京：东南大学出版社，2014.

[3] 张晓静，吴欣. 临床护理情景模拟案例与标准化病人应用［M］. 北京：科学出版社，2017.

[4] 宋志芳. 呼吸机治疗手册［M］. 北京：北京科学技术出版社，2012.

[5] 张波，高和. 实用机械通气治疗手册［M］. 第2版. 北京：人民军医出版社，2006.

[6] 顾雯. 有创呼吸机治疗Ⅱ型呼吸衰竭患者的效果及对血气分析指标的影响［J］. 医疗装备，2020，33（7）：100-101.

第五节　自发性气胸

【病例】

患者，男，26岁，因"胸痛、胸闷、气短、咳嗽、咳黏稠黄痰1天"，急诊胸部CT结果示左侧气胸（肺压缩70%），以"自发性气胸"收入院。

【概述】

当气体进入胸膜腔造成积气状态时，称为气胸（pneumothorax）。自发性气胸（spontaneous pneumothorax）是指在没有外伤或人为因素情况下，因肺部疾病使肺组织和脏层胸膜破裂，或靠近肺表面的肺泡破裂，肺和支气管内空气逸入胸膜腔导致胸腔积气而引起的病理生理状况，患者主要表现为呼吸困难、胸痛、咳嗽等。自发性气胸分为原发性和继发性两种，其发病率为（4~9）/10 万，男女之比约为 6:1。原发性自发性气胸最常见的原因是肺尖部胸膜下肺大疱破裂，多发生于 25~30 岁、身材瘦高的青壮年男性。继发性自发性气胸最常见的原因是慢性阻塞性肺疾病，如慢性支气管炎、肺气肿、肺结核等所致的肺大疱破裂，多发生于 60~65 岁老年患者。本病属急症之一，严重者可危及生命，及时处理多可治愈。

【护理评估】

一、入院首次护理评估

（一）专科评估

1. 问题记录

患者 T 36.6℃，P 89 次/分，R 28 次/分，BP 118/72 mmHg。神志清楚，急性病容，主诉左侧胸痛，呈刺痛样疼痛，疼痛评分为 4 分，咳嗽，咳黏稠黄痰。查体：胸部叩诊鼓音，左肺呼吸音消失，右肺呼吸音粗，肺底闻及少量啰音。辅助检查胸部 CT 结果示：左侧气胸（肺压缩 70%），考虑自发性气胸。

2. 质控分析

（1）专科评估患者胸痛时应记录有无诱发因素、疼痛部位、性质、程度等，以及加重和缓解因素、伴随症状等。

（2）专科查体内容未体现胸廓是否对称，有无局部突出、凹陷，呼吸音有无减弱等。

（3）患者呼吸困难 1 天，记录未描述呼吸困难程度及监测指脉氧饱和度情况。

（4）患者咳嗽、咳黏稠黄痰，记录未描述咳嗽能力、咳痰量、痰是否易咳出。

3. 规范记录

患者 T 36.6℃，P 89 次/分，R 28 次/分，BP 118/72 mmHg，SpO_2 95%，神志清楚，急性病容，感呼吸困难明显，稍动则加重，主诉无明显诱因出现左侧胸痛，呈刺痛样，疼痛评分为 4 分，咳嗽、咳黏稠黄痰，痰黏稠度Ⅱ度，每次痰量中度（5~10 ml），咳嗽能力 4 级，痰较易咳出，并伴有胸闷、气促、憋气感等不适，双侧胸廓望诊和打诊无异常，叩诊鼓音，左肺呼吸音消失，右肺呼吸音呼吸粗，肺底闻及少量啰音。辅助检查胸部 CT：左侧气胸（肺压缩 70%），考虑自发性气胸。

（二）护理处置

1. 问题记录

特别指导：行自发性气胸疾病的相关健康宣教。

2. 质控分析

特别指导是针对该患者个体疾病、生理和心理的指导。患者急性病容，呼吸比较急促，有憋气感，急诊手术易使其产生焦虑、紧张、不安等负面情绪，应予以术前的心理指导为重点内容。

3. 规范记录

指导患者取半卧位，给予吸氧 4 L/min，介绍氧疗及手术的目的、过程、作用及注意事项，教会患者放松的技巧和转移注意力的方法，消除顾虑和紧张情绪，促使患者保持良好的心态配合手术治疗。

二、住院关键环节的护理记录

（一）急诊手术护理记录

1. 问题记录

患者胸痛、胸闷、气短、咳嗽、咳黏稠黄痰 1 天，入院时主管医师紧急在床边行胸腔闭式引流术，术后遵医嘱心电监护、吸氧、禁食，指导患者及家属深静脉血栓的预防。

2. 质控分析

（1）专科评估患者胸痛时应记录胸痛发作时的诱发因素、部位、性质、程度、发作方式、加重和缓解因素、伴随症状等。

（2）患者出现异常的体征/主诉，均应该有客观查体的体现。

（3）术前应详细记录手术部位、手术名称、麻醉方式、手术时间、术前准备事项等。

（4）护理记录应根据主要护理问题优先排序的原则，依次记录。

3. 规范记录

患者神志清楚，情绪稳定，精神差，急性病容，主诉左侧胸痛，呈刺痛样，疼痛评分为 4 分，并伴有胸闷、气促、憋气感等症状，胸部叩诊鼓音，左肺呼吸音消失，右肺呼吸音粗，肺底闻及少量啰音。床旁心电监护示：窦性心律，HR 89 次/分，R 28 次/分，BP 118/72 mmHg，SpO_2 95%。给予吸氧 4 L/min。完善术前准备：即刻禁饮、禁食，清洁皮肤以及指导术中配合和注意事项等。10:40 协助医师在床旁行局麻下左侧锁骨下第二肋间"胸腔闭式引流术"，11:30 术毕。留置胸腔闭式引流管，置管刻度 9cm 并连接水封瓶，水柱负压 2~3 cm，引流通畅，有气体逸出，无血性液体引流出。特别指导：指导患者半卧位休息，避免爆发性用力，注意活动时管路的保护等。

（二）术后护理记录

1. 问题记录

患者行胸腔闭式引流术，神志清楚，情绪稳定，精神差，持续予安置床旁心电监护示：窦性心律，HR 88 次/分，R 20 次/分，BP 103/75 mmHg，SpO$_2$ 99%。左侧胸腔闭式引流管固定妥善、通畅，呼吸时有气体逸出。咳嗽、咳黏稠黄痰、痰黏稠度Ⅱ度，每次痰量中度（5~10 ml），咳嗽能力 4 级，痰较易咳出。遵医嘱按计划静脉补液治疗，穿刺处未见异常。行非计划拔管风险评分 13 分，为低风险；VTE 风险评估 2 分，为中风险；生活自理能力评分 40 分，为重度依赖；压力性损伤风险评分 19 分，无风险；营养风险筛查 1 分，无风险；跌倒风险评估 45 分，为中危；疼痛评分为 2 分。行相关健康宣教。

2. 质控分析

（1）术后应记录麻醉清醒状态、临床症状与体征、切口敷料的性质及外观等情况。

（2）术后应详细记录观察胸腔闭式引流管气体逸出及水封瓶内水柱波动情况。

（3）行各项护理评估后，重度依赖、VTE 风险中危患者应体现相对应的护理措施及健康教育内容；由于胸腔闭式引流管防脱落的重要性，对于非计划拔管低风险的患者仍应体现相应的健康教育内容。

3. 规范记录

患者术后神志清楚，精神差，生命体征平稳，SpO$_2$ 99%，持续吸氧 2 L/min，伤口予无菌纱布敷料保护，敷料外观均清洁干燥，伤口周围无皮下气肿，左侧胸腔闭式引流管固定妥善、通畅，置管深度 9 cm 并接水封瓶，水柱负压 2~3 cm，放置低于患者胸壁引流口平面 60~100 cm，有气体逸出。听诊左肺呼吸音稍弱，右肺呼吸音粗，肺底闻及少量啰音。咳嗽、咳黏稠黄痰，痰黏稠度Ⅱ度，每次痰量中度（5~10 ml），咳嗽能力4级。遵医嘱按计划静脉输入NS 100 ml＋头孢唑林钠1 g抗感染，NS 5 ml＋氨溴索注射液2 ml雾化吸入治疗，已行术后健康教育。特别指导：翻身、活动时应注意防胸腔闭式引流管压闭和脱落，每2 h进行深呼吸训练，使用呼吸训练器等促进肺复张；行非计划拔管风险评分13分，为低风险；VTE风险评估2分，为中风险，行VTE相关知识指导，预防静脉血栓；生活自理能力评分40分，为重度依赖，做好生活护理；跌倒风险评估45分，为中危，行预防跌倒/坠床健康指导。

（三）置管次日患者仍有咳嗽、咳痰，伴低热的记录

1. **问题记录**

患者今日为置管后第二日，主诉咳嗽、咳痰，咳少许黄色黏痰，体温37.2~38.4℃，心电监护示：窦性心律，HR 78次/分，R 17次/分，BP 100/67 mmHg，SpO$_2$ 97%。遵医嘱予以吸氧2 L/min，左侧置管处敷料干净未见渗血、渗液情况。行疼痛评分为2分，跌倒风险评估为20分，为低危，行相关健康宣教。

2. **质控分析**

（1）患者出现低热时应记录有无伴随的症状如畏寒、发汗等。

（2）患者咳嗽应记录咳嗽能力、咳嗽发生的频率；患者咳痰，应记录痰的颜色、性质、量、痰是否易咳出。

（3）术后未体现病情观察的连续性，应记录症状体征、手术切口、周围皮肤、管道引流、有无胸闷、胸痛情况及辅助检查结果。

（4）出现异常症状体征时未体现采取的护理措施及效果评价。

3. **规范记录**

患者精神好，无胸闷、胸痛、畏寒、发汗等症状。患者体温37.2~38.4℃，体温升高时给予物理降温，嘱患者多饮水，200 ml/次，每日1 500~2 000 ml；偶有咳嗽，尤其是活动后，为刺激性咳嗽，咳痰，痰为黄色黏液性痰，每次痰量中度（5~10 ml），咳嗽能力4级，痰较易咳出。左侧胸腔闭式引流管妥善固定、通畅，切口无红肿，置管周围无皮下气肿，无菌纱布敷料外观清洁干净。辅助检查：WBC 13×10^9/L，N% 85.6%，超敏C反应蛋白111.20 mg/L。遵医嘱按计划静脉抗感染治疗。指导患者适当下床活动，鼓励咳嗽和深呼吸，促进肺扩张，VTE风险评估2分，为中风险；跌倒风险评估20分，为低危，均已行相关健康知识宣教，患者及家属表示理解。

（四）术后病情稳定护理记录

1. 问题记录

患者神志清楚，情绪稳定，今日为术后第五天，医生于床旁拔除左侧胸腔闭式引流管，无渗血、渗液，未诉特殊不适。指导患者左侧上肢活动。生活自理能力评分为90分，指导患者在家属协助下适当进行病区内活动。

2. 质控分析

拔管前应评估肺复张、呼吸音、呼吸困难、皮下气肿、生命体征情况。

3. 规范记录

今日为术后第五日，患者神志清楚，情绪稳定，胸腔闭式引流管已夹闭24 h，置管周围无皮下气肿，呼吸平稳，听诊双肺呼吸音清，无啰音，SpO_2 99%，复查胸部CT：左肺完全复张。主管医生于11:00拔除胸腔闭式引流管后用无菌纱布敷料保护伤口。指导患者床旁活动。

三、患者出院

经过治疗，患者已治愈，拟择日出院。

1. 问题记录

患者神志清楚，情绪稳定，精神可，于今日出院，已行出院相关健康教育。

2．质控分析

出院健康教育未体现专病宣教特色，

3．规范记录

患者精神可，呼吸平稳，于今日出院，已行出院健康教育，特别指导：①1个月内不宜参加剧烈的体育活动，如打球、跑步、抬举重物等；②注意保持大便通畅，预防便秘，多饮水和摄入粗纤维食物，可做腹部按摩；③指导呼吸训练和气道廓清的基本技术；④进行循序渐进的患侧肩关节功能锻炼，促进功能恢复；⑤引流管拔管后7～9天伤口拆线；⑥伤口可能会有轻微疼痛，可有刺激性咳嗽，如果影响日常生活，可适当口服止痛、止咳药；⑦术后1个月复查，若再次突然出现胸闷、胸痛、呼吸困难等异常情况，应及时就诊。

（梁海丽　王振怡）

参考文献

［1］葛均波，徐永健，王辰．内科学［M］．第9版．北京：人民卫生出版社，2018.

［2］王丹．快速康复外科理念在自发性气胸患者围手术期护理中的应用效果［J］．中国医药指南，2022，20（6）：164－166.

［3］成玉英，罗检林，黄仁丽．全程护理干预对自发性气胸手术患者术中应激反应及心理状况的影响［J］．吉林医学，2022，43（12）：3439－3441.

［4］李乐之，路潜．外科护理学［M］．第6版．北京：人民卫生出版社，2019.

［5］王静，杨阳．基于多学科协作的胸痛预警护理培训模式在临床带教中的应用［J］．护理研究，2023，37（3）：535－538.

［6］陈翠兰，王芬．1例反复气胸患者的护理体会及康复指导［J］．当代护士（中旬刊），2022，29（3）：118－120.

第二章

循环系统常见疾病

第一节　心力衰竭

【病例】

患者，男，71岁，1周前无明显诱因出现胸闷、憋气，活动后明显，伴咳嗽、咳痰，心前区紧缩感，症状持续约 10 min，休息可稍缓解。1天前患者活动后再次出现上述症状，且较前加重，伴双下肢轻度水肿，急查 BNP[①] 示 1 800 pg/ml，心电图提示 ST – T 改变，以"心力衰竭，冠心病，肺部感染"收住院。

【概述】

心力衰竭（heart failure，HF）简称心衰，是各种心脏结构或功

---

① BNP：脑钠肽。

能性疾病导致心室充盈和/或射血功能受损，心排血量不能满足机体组织代谢需要，以肺循环和/或体循环淤血、器官组织血液灌注不足为临床表现的一组综合征，主要表现为呼吸困难、体力活动受限和液体潴留。根据心衰发生的时间、速度、严重程度可分为慢性心衰和急性心衰，以慢性心衰居多；按心衰发生的部位可分为左心衰、右心衰和全心衰；按生理功能分为收缩性心力衰竭和舒张性心力衰竭。

【护理记录】

一、入院首次护理评估记录

（一）专科评估

1. 问题记录

患者神志清，呼吸平稳，稍活动后诉间断胸闷、憋气明显，咳嗽、咳痰。注意观察患者胸闷、憋气情况。CT 平扫：肺部感染。

2. 质控分析

（1）患者诉胸闷、憋气，未描述胸闷部位、性质、持续时间。

（2）未描述咳嗽、咳痰的性质、颜色、量。

（3）临床症状分为患者主观感受，即患者自诉，以及医护人员的客观评估，应有所区分并分别体现。

（4）未评估与本病相关联的既往病史。

3. 规范记录

患者神志清楚，精神疲倦，R 23 次/分，HR 89 次/分，BP 120/70 mmHg，自诉轻微活动后仍有胸闷、心前区紧缩感，休息后缓解不明显，有咳嗽、咳白色黏液样痰，不易咳出，查体：双下肢轻度水肿，口唇无发绀。辅助检查：BNP 1 800 pg/ml。心电图提示：ST - T 改变。胸部 CT 示：双肺散在慢性炎症，左侧胸腔少量积液。患者既往有慢性心衰、高血压 2 级、高危，规律服药。

（二）护理处置

1. 问题记录

特别指导：低流量吸氧，卧床休息，保持情绪稳定，注意观察胸闷憋气变化及生命体征情况。

2. 质控分析

（1）特别指导是针对该患者个体疾病、生理和心理的指导。

（2）目前患者诉活动后仍有胸闷憋气情况，应根据患者目前情况，指导其卧床休息，适当抬高床头，避免用力活动，从而降低心脏负荷，减轻胸闷、憋气感。

3. 规范记录

指导患者半卧位休息，双下肢抬高 10°~20°，减少下床活动；保持呼吸道通畅，咳嗽、胸闷憋气时勿紧张，指导正确的气道廓清技术；记录 24 h 出入量，测量体重 1 次/日，每日饮水量 600~800 ml，给予低盐、低脂、易消化饮食。

二、住院关键环节的护理记录

（一）入院时护理记录

1. 问题记录

患者精神稍疲倦，诉有胸闷、憋气感，医嘱予一级护理，测血压、心率 bid。心电监护示：窦性心律，HR 90~120 次/分。低流量吸氧 2 L/min，予抗感染、调脂、营养心肌、改善循环等对症支持治疗。医嘱予 NS 50 ml + 重组人脑利钠肽粉针 0.5 mg 以 3.5 ml/h 泵入（负荷量 6 ml 静推）。日常生活能力评估 70 分，为轻度依赖；VTE 风险评估 2 分，为低危；跌倒风险评估 60 分，为高风险；压力性损伤风险评估 22 分，为无风险；营养风险筛查 2 分，向患者行相关健康宣教。

2. 质控分析

（1）入院时护理记录应根据主要护理问题优先即"首优"排序

的原则。

（2）患者出现异常体征/主诉，均应有相对应的评估及处理措施。

（3）在记录时，应注意将患者主诉、客观评估和相应的健康宣教有机结合，保证逻辑性。

（4）静脉通道未评估穿刺部位情况是否良好。

3. 规范记录

患者神志清楚，心电监护示：窦性心律，HR 86 次/分，BP 130/86 mmHg，SpO_2 94％。患者主诉仍有胸闷、憋气感，口唇无发绀，诉有咳嗽、咳白色黏液痰，不易咳出，指导患者有效的咳嗽、咳痰方法及技巧；查体见双下肢轻度水肿，指导患者半卧位休息，减少下床活动，双下肢抬高 10°～20°。遵医嘱予 NS 50 ml + 重组人脑利钠肽粉针 0.5 mg 稀释后静推 6 ml，剩余药液以 3.5 ml/h 经上肢静脉泵入通畅，穿刺点未见异常。NS 100 ml + 头孢呋辛 1.5 g 静脉滴入 q8H。行日常生活能力评估为 50 分，压力性损伤性风险评估为 22 分，VTE 风险评估和跌倒风险评估均为高危，已与患者及家属沟通并交代相关注意事项及防范措施。特别指导：低流量吸氧过程中饮水、进食的方法，避免误吸。患者和家属表示理解。

（二）患者胸闷、憋气逐渐加重，SpO_2 84％，具有无创呼吸机辅助通气治疗的指征，使用无创呼吸机辅助通气护理记录

1. 问题记录

患者诉胸闷憋气逐渐加重，大汗淋漓，面色苍白、呼吸急促，咳粉红色泡沫痰，端坐卧位，HR 112～130 次/分，BP 178/100 mmHg，血氧饱和度降至 84％，立即无创呼吸机辅助通气，氧浓度 60％。

2. 质控分析

（1）患者病情发生变化时，未记录异常体征及其相对应的评估和处理措施。

（2）安置无创呼吸机辅助通气后，未记录呼吸机模式的设置值，未体现带机是否顺应、健康宣教。

（3）患者病情加重后未复评各项风险评估。

3. 规范记录

患者神志清楚，烦躁不安，面色苍白，大汗淋漓，端坐位休息，诉胸闷憋气，咳嗽频繁，咳粉红色泡沫痰，口唇及甲床轻度发绀。心电监护示：窦性心动过速，HR 130 次/分，R 36 次/分，SpO_2 80%～84%，BP 178/100 mmHg。听诊双肺布满湿啰音和哮鸣音。在鼻塞吸氧 5 L/min 的情况下复查动脉血气分析示：PaO_2 46 mmHg，$PaCO_2$ 86 mmHg。BNP 2 600 pg/ml。遵医嘱予吗啡 3 mg 静脉缓慢注射，安置无创呼吸机辅助通气，S/T 模式，IPAP 14 cmH_2O，EPAP 5 cmH_2O，氧浓度 60%，带机顺应，检测潮气量 420 ml，SpO_2 90%～95%，HR 110 次/分，律齐，BP 130/80 mmHg。复评压力性损伤风险评估为低风险，日常生活能力评估为重度依赖，跌倒风险评估为高危，VTE 风险评估为高危。行无创正压通气治疗相关健康教育，特别指导患者控制饮水、进食、咳嗽咳痰方法，避免误吸，患者及家属表示理解配合。

（三）患者病情好转，暂停无创呼吸辅助通气

1. 问题记录

患者神志清，情绪稳定，呼吸平稳，胸闷憋气感缓解，遵医嘱停用无创呼吸机辅助呼吸。

2. 质控分析

（1）停止无创呼吸机辅助呼吸时未记录患者心率、氧饱和度等指标的变化。

（2）未记录停用无创呼吸机辅助通气后的氧疗措施。

3. 规范记录

患者神志清楚，精神可，情绪稳定，无胸闷、憋气等不适。心

电监护示：HR 78 次/分，指脉氧饱和度波动在 96% 左右。复查血气示：PO_2 78 mmHg，PCO_2 43 mmHg。BNP 800 pg/ml。医嘱停用无创呼吸机辅助通气，改鼻导管吸氧 2 L/min，面部皮肤完好，再次向患者及家属行相关宣教，特别指导：避免氧气管折叠、扭曲，患者和家属表示理解并配合。

三、患者病情趋于稳定，拟择日出院

1. 问题记录

患者神志清楚，情绪稳定，精神食欲可，遵医嘱今日出院，向患者做好出院健康教育。

2. 质控分析

出院指导无针对性，未体现专科疾病特色。

3. 规范记录

患者神志清楚，情绪稳定，精神可，于今日出院，已行出院健康教育，特别指导：①遵医嘱服药，不可随意增加药量或减量；②密切观察尿量和下肢是否有水肿，定期监测体重；③加强营养以提高机体免疫力；④禁辛辣刺激性食物，戒烟限酒，低盐低脂清淡易消化饮食；⑤指导气道廓清的基本技术，保证有效排痰，⑥保持情绪稳定，每日有氧活动 30 min 到 1 h；⑦出院后的第 1 月、3 月、6 月来门诊复查，如有不适请及时就近就诊。

（黎钟妹　吴小玲）

参考文献

[1] 李为民，刘伦旭. 呼吸系统疾病基础与临床［M］. 北京：人民卫生出版社，2017.

[2] 吴小玲，蒋丽. 华西专家说"肺"话——畅呼吸科学指南［M］. 成都：四川科学技术出版社，2020.

[3] 赵衍青，张润凤. 确立护理诊断时存在的问题及原因分析［J］. 中华临床医药杂志，2000，1（1）：41-42.

［4］ 徐翠荣，李国宏. 心力衰竭健康管理实践指南［M］. 南京：南京东南大学出版社，2021.

［5］ 程小梅，蒋娟妹，蔡静. 老年慢性心力衰竭患者自我管理现状及影响因素分析［J］. 齐鲁护理杂志，2022，28（24）：75-78.

［6］ 白井双，蔡立柏，韩冰，等. 心力衰竭病人延续性容量负荷评估护理质量评价指标体系的构建［J］. 护理研究，2022，36（19）：3398-3404.

第二节　高血压

【病例】

患者，女，65岁，反复头晕、头痛、血压高5年，加重1周，伴心悸、视物模糊、不能言语、双上肢麻木、全身乏力半小时，在我院急诊检测血压180/100 mmHg，以"高血压病3级，极高危组"收入院。患者5年前因头晕、头痛、血压190/110 mmHg，诊断为"高血压病3级，极高危组"，给予硝苯地平控释片30 mg口服qd，美托洛尔片25 mg口服qd，2个月前自行停用美托洛尔片。

【概述】

高血压（hypertension）是以体循环动脉压升高为主要临床表现的心血管综合征，可分为原发性高血压（primary hypertension）和继发性高血压（secondary hypertension）。原发性高血压又称高血压病，是心脑血管疾病最重要的危险因素，可损伤心、脑、肾等重要脏器的结构和功能，最终导致多器官功能衰竭。继发性高血压是指由某些确定的疾病或病因引起的血压升高，在高血压患者中约占10%。

伴随人口老龄化、城镇化的进程，生活方式和饮食结构的改变，我国高血压人群城乡患病率差别缩小，但整体呈增长态势，估计每年新增加高血压患者1 000万例。《中国心血管健康与疾病报告2022》显示，我国高血压现患人数2.45亿。高血压的患病率随年龄增长而上升，同时应注意，目前高血压逐渐趋于年轻化，儿童和中青年高血压的患病率呈持续上升趋势。2023 年我国成人高血压患病率约为 27.5%。我国高血压患者的知晓率、治疗率和控制率已取得较好成绩，分别为 51.6%、45.8% 和 16.8%，但总体仍处于较低的水平，因此高血压防治任务十分艰巨。

【护理记录】

一、入院首次护理评估记录

（一）专科评估

1. 问题记录

患者神志清，情绪稳定，呼吸平稳，诉活动后仍有头晕、头痛伴心悸，遵医嘱一级护理，测血压 q8H，硝苯地平控释片 30 mg 口服，注意观察患者头晕、头痛情况及血压变化情况。

2. 质控分析

（1）未评估患者目前血压水平、伴随症状及程度。

（2）患者诉头晕、头痛、胸闷，未描述程度、部位、性质、持续时间等。

（3）未评估精神神经症状，如有无视物模糊、肢体感知和活动度等。

（4）未记录辅助检查情况。

（5）未评估既往病史、用药情况、血压控制情况、用药依从性等。

3. 规范记录

患者神志清楚，对答切题，情绪稳定，BP 180/100 mmHg，HR 90 次/分，R 18 次/分。患者自诉头晕但无视物模糊，右侧头部阵发性闷痛，心悸，疼痛评分 4 分。查体：双上肢轻微麻木感，四肢肌力 5 级，吞咽功能评定 1 级，口角无歪斜，伸舌头居中。辅助检查头部 CT 示：陈旧性脑梗死。患者 5 年前确诊"高血压病 3 级，极高危组"，予口服降压药治疗，血压控制在 150/98 mmHg 左右，2 个月前自行停用美托洛尔片。

（二）护理处置

1. 问题记录

特别指导：避免用力活动，动态监测血压变化

2. 质控分析

（1）特别指导是针对该患者个体疾病、生理和心理的指导。

（2）目前患者血压不稳定，应根据患者目前情况，做好体位管理，指导患者起床三部曲，保证充足睡眠。

3. 规范记录

急诊带入 NS 24 ml + 硝酸甘油注射液 30 mg 以 0.9 ml/h 避光微量泵泵入，根据血压情况再调整泵入速度。指导患者卧床休息，抬高床头，改变体位时动作要慢，学会放松，如心理训练、听轻音乐、缓慢呼吸等，从而减轻头晕、头痛症状；学习起床三部曲，防止直立性低血压发生。

二、住院关键环节的护理记录

（一）入院时护理记录

1. 问题记录

患者因反复头晕、头痛 5 年，复发加重 1 周入院，遵医嘱一级护理，测血压 q8H，低盐低脂饮食，硝苯地平控释片 30 mg 口服，行心电图检查，采血标本急查心肌酶、凝血四项，治疗上予调控血压、改善循环、营养心肌等支持治疗。

2. 质控分析

（1）患者出现异常体征/主诉，均应有相对应的评估及处理措施。

（2）在记录时，应注意将患者主诉、客观评估和相应的健康宣教有机结合，保证逻辑性。

（3）硝酸甘油泵入量、口服降压药物后未记录观察要点。

（4）未记录各项风险评估内容。

3．规范记录

患者神志清楚，情绪稳定，BP 180/100 mmHg，HR 90 次/分，R 18 次/分，自诉头晕但无视物模糊，有头痛及胸闷感，以前额部为主，呈刀割样，持续时间约 10 min，疼痛评分 4 分。持续 NS 24 ml + 硝酸甘油注射液 30 mg 以 0.9 ml/h 避光微量泵泵入，遵医嘱予硝苯地平控释片 30 mg 及美托洛尔片 25 mg，服药后予平卧位休息，防止直立性低血压发生。心电图示：窦性心律，ST 段异常改变。行日常自理能力评估为 90 分，VTE 风险评分为 2 分，压力性损伤风险评分为 21 分，跌倒风险评分为 50 分，为高风险，均已行相关健康宣教，患者表示理解。特别指导：卧床休息时避免用力翻身及活动，留陪护 1 人。

（二）住院期间高血压急症病情变化记录

1．问题记录

患者神志清，诉头晕头痛，视物模糊，遵医嘱给予硝普钠泵入调控血压、保护靶器官等治疗并行相关健康宣教。

2．质控分析

（1）患者发生高血压急症，未评估生命体征和靶器官损害的伴随症状。

（2）未评估头痛性质、部位及有无呕吐情况。

（3）使用降压药未记录用量、用法。

3．规范记录

患者神志清醒，面色潮红，诉视物模糊、头晕、前额部刀割样疼痛，疼痛评分 5 分，无恶心呕吐，肢体轻微麻木，四肢肌力 5 级，心电监护示：窦性心律，HR 102 次/分，R 20 次/分，BP 190/120 mmHg。遵医嘱立即予 5% GS 50 ml + 硝普钠 50 mg 以 1 ml/h 避光微量泵泵入，根据血压情况再调整泵入速度。协助患者半卧位，低流量吸氧 3 L/min，留陪护 1 人，指导患者避免情绪激动、精神紧张等不良刺激，更换体位时动作宜慢，行跌倒高风险健康宣教。持续心电监护，密切观察生命体征、神志、尿液的变化，以及观察药物不良反应。

（三）住院期间高血压急症用药后的观察记录

1. 问题记录

患者情绪稳定，诉头晕头痛减轻，无视物模糊，继续硝普钠泵入。

2. 质控分析

（1）用药后未评估血压、尿量情况。

（2）未评估头痛分值。

3. 规范记录

患者情绪稳定，半卧位休息，心电监护示：窦性心律，HR 98 次/分，R 20 次/分，SpO_2 98%，BP 154/94 mmHg。诉头晕、前额部疼痛减轻，疼痛评分 2 分，无视物模糊和肢体麻木，解淡黄色尿液约 200 ml，持续 5% GS 50 ml + 硝普钠 50 mg 以 1 ml/h 避光微量泵泵入，再次行相关健康指导，其表示理解并配合，密切观察生命体征及药物不良反应。

三、患者出院

患者病情趋于稳定，拟择日出院。

1. 问题记录

患者神志清楚，情绪稳定，精神食欲可，遵医嘱今日出院，向患者做好出院健康教育。

2．质控分析

出院指导无针对性，未体现专科疾病特色。

3．规范记录

患者精神好，情绪稳定，血压控制在（120～130)/(80～90)mmHg，遵医嘱今日出院，向患者做好出院健康教育，特别指导：①予低盐、低脂、高蛋白规律饮食，钠摄入量应低于 6 g/d，忌食咸菜、火腿等加工食品；②按时规律服药，指导自我观察有无出血倾向；③保持情绪稳定，掌握自我测量血压的技术并如实记录，每天测量血压 1 次；④戒烟限酒，控制体重，坚持每周 3～5 次、每次 30 min 的有氧运动，如步行、慢跑、游泳等；⑤每天保证充足睡眠；⑥每 3 个月门诊复查 1 次，病情变化及时就诊。

（黎钟妹　苏林健）

参考文献

[1] 娄莹，马文君，王子君，等．中国高血压临床实践指南计划书［J］．中华心血管病杂志，2022，50（7）：671-675．

[2] 沈志莹，丁四清，钟竹青．高血压患者服药依从性自我效能量表修订版的汉化及信度效度评价［J］．中国护理管理，2020，20（7）：985-989．

[3] 崔淑节，李湘萍，陈嘉兴，等．中文版服药依从性量表评价门诊高血压患者服药依从性的信度与效度研究［J］．护理管理杂志，2018，18（2）：93-96+111．

[4] 司旭艳．舒适护理用于高血压患者的效果观察及满意度影响［J］．山东医学高等专科学校学报，2020，42（1）：65-66．

[5] 黄丽英，尹娜，张仁芝．舒适护理方法在高血压护理中的应用［J］．实用临床护理学电子杂志，2019，4（52）：24．

[6] 王元肖，娜吉曼古·热合木吐拉，赛比亚·塔依尔，等．原发性高血压患者心理资本和服药依从性的相关性研究［J］．当代护士（中旬刊），2022，29（9）：116-119．

第三节　心律失常

【病例】

患者，女，26 岁，1$^+$月前无明显诱因出现胸闷、憋气，活动后明显，伴有心前区紧缩感，症状突然发作、突然终止，未予正规诊疗；1 h 前患者打羽毛球过程中再次出现上述症状。门诊心电图示阵发性室上性心动过速，以"阵发性室上性心动过速"收入住院。

【概述】

心律失常（cardiac arrhythmia）指心脏冲动的频率、节律、起源部位、传导速度或激动次序的异常。根据发病机制分类，包括窦性心动过速、房性心动过速、心房扑动、心房颤动、室性心律、心室颤动等类型。

室上性心动过速（supraventricular tachycardia，SVT）简称为室上速，指的是由于希氏束以及希氏束以上的传导系统病变，导致心房率、心室率每分钟超过 100 次的心律失常。狭义的室上速特指阵发性 SVT（paroxysmal supraventricular tachycardia，PSVT），是一组以突发突止为特征、发作时规则而快速的心律失常，心电图 QRS 波形态多表现为正常、RR 间期绝对规则，其发生机制为折返。主要的临床症状包括心悸、胸痛、气短、头晕、眩晕以及接近晕厥，症状可持续数分钟、数小时或数天后自行终止。

射频消融术（radiofrequency catheter ablation，RFCA）是通过导管头端电极释放射频电流，在导管头端与局部心肌心内膜间转化为热能，使特定的局部心肌组织变性、坏死，以达到改变该部位心肌自律性和传导性，从而达到治疗心律失常的目的。射频能量（radiofrequency energy）是一种低电压高频（0.03~1.5 MHz）的电能，转化为热能后局部可达到 90℃。操作过程不需全身麻醉。射频消融目前已经成为根治阵发性心动过速最有效的方法。

【护理记录】

一、入院首次护理评估记录

（一）专科评估

1. 问题记录

患者诉胸闷心悸，遵医嘱予一级护理，测血压 q8H，心电监护 HR 200~230 次/分，吸氧，注意观察心律及生命体征变化情况。

2. 质控分析

（1）患者胸闷、心悸，未描述胸闷持续时间、部位、性质。

（2）心电监护未体现节律、指氧饱和度，血压不明确。

（3）临床症状分为患者主观感受，即患者自诉，以及医护人员的客观评估，应有所区分并分别体现。

3. 规范记录

患者神志清楚，急性面容，情绪稳定，呼吸平稳。心电监护示：室上性心动过速，律齐，HR 230 次/分，BP 124/74 mmHg，SpO_2 96%~99%。患者自诉心前区发闷，持续时间 10 min，休息后可缓解。心电图检查结果为室上性心动过速，ST-T 段异常改变。

（二）护理处置

1. 问题记录

特别指导：低流量吸氧，卧床休息，保持情绪稳定，注意观察心律变化及生命体征情况。

2. 质控分析

（1）特别指导是针对该患者个体疾病、生理和心理的指导。

（2）目前患者心率不稳定，随时可能有发生恶性心律失常或心源性猝死等的风险，应根据患者目前情况，限制患者活动，指导卧床休息，避免用力活动加重心脏负荷，从而引发一系列并发症。

3. 规范记录

指导患者卧床休息，采取舒适体位，尽量避免左侧卧位；保持情绪稳定，使其达到放松状态，以减轻胸闷、心悸等不适；动态观察心率、血压、呼吸变化。遵医嘱予腺苷 3 mg 静脉注射，密切观察心率、血压、呼吸等，并注意药物不良反应。

二、住院关键环节的护理记录

（一）入院时护理记录

1. 问题记录

患者因"间断胸闷、心悸 1$^+$ 年，再发 1 h"入院。入院时神志清，精神可，遵医嘱予一级护理，测血压 q8H。心电监护示：室上性心动过速，HR 200～230 次/分。予丙泊酚中长链脂肪乳注射液 50 mg 静推后床边行同步双向 50 J 电复律 1 次，患者恢复窦性心律，HR 90～98 次/分，予吸氧 3 L/min。日常生活能力评估 80 分，轻度依赖；VTE 风险评估 2 分，为低危；跌倒风险评估 35 分，为中风险；压力性损伤风险评估 22 分，为无风险；营养风险筛查 2 分。向患者行相关健康宣教。

2. 质控分析

（1）患者出现异常体征/主诉，均应有相对应的评估及处理措施。

（2）静推丙泊酚后未评估患者神志状态。

（3）静脉通道未评估穿刺部位情况是否良好。

（4）在记录时，应注意将患者主诉、客观评估和相应的健康宣教有机结合，保证逻辑性。

3. 规范记录

患者精神疲倦，急性面容，自诉胸闷、心悸。心电监护示：室上性心动过速，HR 200～230 次/分，律齐，SpO_2 95%～97%。口唇、甲床无发绀，协助患者高枕平卧位，鼻导管给氧 3 L/min，给予丙泊酚中长链脂肪乳注射液 50 mg 经右上肢静脉推注通畅，穿刺点未见异常，用药后患者呈镇静状态，于 9:45 行同步双向波 50 J 电复律 1 次，恢复窦性心律，HR 90～98 次/分，BP 120/80 mmHg。患者神志清醒，诉胸闷、心悸缓解。行相关健康宣教，患者和家属理解，并配合治疗，关注 24 h 动态心电图、肾功能变化。

（二）治疗

患者室上性心动过速反复发作，符合射频消融术指征，拟行手术治疗。

1. 术前护理记录

1）问题记录

患者诉心悸等不适症状较前好转，HR 98～116 次/分，BP 138/80 mmHg。遵医嘱拟今日行射频消融术。左下肢建立 1 条静脉通道，给予常规备皮，协助患者更换衣服，并行相关健康宣教。

2）质控分析

（1）术前应记录患者足背动脉搏动情况，作为术后相关并发症的鉴别依据，便于及早识别并发症的发生。

（2）术前应完整记录麻醉方式、手术名称、手术部位、备皮范围。

（3）未描述术前宣教的具体内容，比如禁食禁饮时间、射频消融术相关知识、术后注意事项等。

3）规范记录

患者自诉胸闷、心悸，心电监护示：室上性心动过速，HR 125 次/分，BP 120/80 mmHg，24 h 动态心电图示：窦性心律，异位心律，总心率增快；频发室上性心动过速。拟定于今日 15：00 在局麻下行射频消融术，已行双侧腹股沟及前胸部备皮，查双侧足背动脉搏动良好，肢端皮肤温暖，向患者及家属介绍射频消融的目的、意义、手术方法、手术环境。特别指导：术前禁食禁饮 4~6 h，勿紧张，术后患侧肢体制动，训练床上大小便。患者及家属均表示理解配合。

2. 术后返回病房护理记录

1）问题记录

患者经左股静脉及右股动静脉穿刺行"电生理 + 射频消融术"，18：00 护士平车护送其返回病房，左股静脉、右股动静脉穿刺处予弹力绷带加压包扎，右股动脉穿刺点予沙袋压迫，穿刺点及周围皮肤无青紫血肿，足背动脉搏动好，右下肢给予制动，指导卧床休息，保持情绪稳定。

2）质控分析

（1）术后护理记录手术名称应完整、规范，应记录患者手术麻醉方式、术毕返回病房的时间、麻醉清醒状态。

（2）未记录术后的治疗处置及相关宣教。

（3）未评估弹力绷带压迫力度是否合适，未描述肢端有无麻木。

（4）术后未复评各项风险评估，并行健康宣教。

3）规范记录

患者今日 15：30 在局麻下行"经左股静脉及右股动静脉穿刺行电生理 + 射频消融术"，术毕于 18：00 安全返回病房，神志清楚，对答切题，能完成指令性动作。心电监护示：窦性心律，HR 90 次/分，律齐，SpO_2 98%。左侧腹股沟股静脉及右侧腹股沟股动静脉穿刺处予弹力绷带加压包扎，右侧另加 1 kg 沙袋压迫止血 6 h，敷料清洁干燥，暂未见渗血，周围皮肤组织无出血、血肿，肢端温暖，能扪及双侧足背动脉搏动，未诉肢端麻木、呼吸困难、胸痛等不适。复评日常生活能力为中度依赖，给予生活护理；跌倒为高风险；静脉血栓栓塞症风险为中危，与患者及家属沟通并交代相关注意事项及防范措施。特别指导：卧床休息24 h，左下肢肢体伸直且制动6 h，右下肢肢体伸直且制动12 h，避免用力咳嗽、大笑、抬头、收腹、用力排便等增加腹压的动作。

3．术后观察记录

1）问题记录

撤除沙袋压迫，肢体被动按摩，卧床休息，更换伤口敷料。

2）质控记录

未描述撤除沙袋时间、卧床休息时间，未体现患者症状、体征和评估。

3）规范记录

患者精神可，情绪稳定，未诉胸闷、心悸，心电监护示：窦性心律，律齐。于00:00撤除沙袋压迫，穿刺部位无渗血，周围皮肤无瘀斑及血肿，足背动脉搏动良好。特别指导：卧床休息6～8 h，右下肢勿外展，给予双侧肢体被动按摩，促进血液循环，预防下肢静脉血栓。

三、患者出院

患者病情趋于稳定，拟择日出院。

1．问题记录

患者神志清楚，情绪稳定，精神食欲可，遵医嘱今日出院，已行出院指导。

2．质控分析

出院指导无针对性，未体现专科疾病特色。

3．规范记录

患者神志清楚，情绪稳定，精神可。行24 h动态心电图检查示：窦性心律，律齐。患者双下肢穿刺部位伤口愈合良好，未诉胸闷、心悸。于今日出院，已行出院健康教育，特别指导：①遵医嘱规律服药，注意大小便颜色、皮肤黏膜情况；②术后 1 个月避免体力劳动，维持日常自理，保证充足睡眠；③自测脉搏，做好记录；④戒烟限酒，低盐、低脂、清淡易消化饮食；⑤如有心悸，应及时前往当地医院做心电图检查，并保留检查结果，如有复发不要过度紧张，请带发作时心电图来院就诊；⑥术后第 1 月、3 月、6 月进行动态心电图检查，以后每 1 年进行 1 次。

（黎钟妹　吴小玲）

参考文献

［1］马长生，赵学. 心脏电生理及射频消融［M］. 沈阳：辽宁科学技术出版社，2021.

［2］刘玲玲，林雯娟，陈玲，等. 量化评估护理对心律失常经射频消融术患者不良情绪及生活质量的影响分析［J］. 心血管病防治知识，2021，11（15）：58 - 60.

［3］张小彩，陈冬梅，左燕妮. 舒适护理在射频消融术治疗阵发性室上性心动过速中的护理效果分析［J］. 科学养生，2021（2）：127.

［4］Mattia A，Newman J，Manetta F. Treatment Complications of Atrial Fibrillation and Their Management.［J］. Int J Angiol. 2020，29（2）：98 - 107.

［5］曹克将，陈柯萍，陈明龙，等. 室性心律失常中国专家共识基层版［J］. 实用心电学杂志，2022，31（2）：77 - 98.

［6］刘阔. 心律失常的诊治进展［J］. 中国处方药，2021，19（9）：23 - 26.

第四节　急性冠状动脉综合征

【病例】

患者，男，72 岁，因"反复胸痛 7 天，加重 12 小时"，伴大汗淋漓，来急诊科就诊。心电图提示：窦性心律，V2 - V6 ST 段压低。心肌酶回报：血清肌钙蛋白 0.075 μg/ml。给予硝酸甘油稀释液 0.6 ml/h 微量泵泵入、鼻导管吸氧 2 L/min 等处理。急诊科以"不稳定型心绞痛"收入住院。

【概述】

急性冠状动脉综合征（acute coronary syndrome，ACS）是一组由急性心肌缺血引起的临床综合征，主要包括不稳定型心绞痛（unstable angina，UA）、非 ST 段抬高型心肌梗死（non‐ST‐segment elevation myocardial infarction，NSTEMI）以及 ST 段抬高型心肌梗死（ST‐segment elevation myocardial infarction，STEMI）。动脉粥样硬化不稳定斑块破裂或糜烂导致冠状动脉内急性血栓形成，被认为是大多数 ACS 发病的主要病理基础。血小板激活在其发病过程中起着非常重要的作用。

动脉粥样硬化（atherosclerosis）是由于在动脉内膜积聚的脂质外观呈黄色粥样而得名，是以动脉管壁增厚变硬、失去弹性和血管腔缩小为共同特点的一种最常见、最重要的血管病变。动脉粥样硬化的特点是受累动脉的病变从内膜开始，先后有多种病变合并存在，包括局部脂质和复合糖类积聚、纤维组织增生和钙质沉着形成斑块，并有动脉中层的逐渐退变，继发性病变尚有斑块内出血、斑块破裂和局部血栓形成。冠心病是动脉粥样硬化导致器官病变的最常见类型，也是严重危害人类健康的常见病。随着我国社会经济的发展，冠心病患者的绝对数逐年增加，发病年龄有明显的年轻化趋势。我国冠心病死亡率总体呈上升趋势，虽然直接径皮冠脉介入术（PCI）的使用不断增加，但由于接受溶栓治疗的患者比率下降，所以总的接受再灌注治疗患者比例并未提高，院内病死率亦无明显降低。

【护理记录】

一、入院首次护理评估记录

（一）专科评估

1. 问题记录

患者因"反复胸痛 7 天，加重 12 小时"而入院，神志清。心电图示：V2～V6 ST 段压低，协助完善各项相关检查。

2. 质控分析

（1）未描述患者入院方式、入院时的体征。

（2）患者胸痛，未描述疼痛部位、性质、持续时间，未评估疼痛评分，未记录给药处置情况。

（3）心电图结果描述不完整。

3. 规范记录

患者 7 天前激烈活动后心前区反复出现钝痛，12 h 前上述症状加重，急诊平车入院。患者神志清楚，情绪稳定，急性面容，呼吸平稳，有少许出汗，诉心前区钝痛，持续时间约 10 min，休息后可缓解，疼痛评分 4 分。急诊带入 NS 24 ml + 硝酸甘油注射液 30 mg，以 0.6 ml/h 微量泵经上肢静脉泵入通畅。心电监护示：窦性心律，HR 86 次/分，BP 138/86 mmHg，SpO_2 98%。予鼻导管吸氧 2 L/min。心电图示：V2～V6 ST 段压低。心肌酶谱：肌钙蛋白 I 7.8 ng/ml，CK－MB 6.25 ng/ml，肌红蛋白 12.5 ng/ml。急查 BNP、D－二聚体，请关注结果。

（二）**护理处置**

1. 问题记录

特别指导：低流量吸氧，卧床休息，保持情绪稳定及二便通畅，注意保暖，避免着凉，低盐低脂饮食。注意观察心电图变化情况。

2. 质控分析

（1）特别指导是针对该患者个体疾病、生理和心理的指导。

（2）患者目前胸痛情况尚未缓解，应根据患者目前情况，指导注意休息，避免用力活动及排便，防止出现心跳骤停、恶性心律失常等并发症。

3. 规范记录

指导患者卧床休息 72 h，保持情绪稳定，避免用力咳嗽，胸痛发生剧烈时勿紧张，及时告知医护人员处理，并告知防跌倒三部曲、VTE 相关预防措施及吸氧的注意事项。

二、住院关键环节的护理记录

（一）入院时护理记录

1. 问题记录

患者由平车送入我科，神志清楚，精神一般，急诊带入硝酸甘油稀释液以 0.6 ml/h 微量泵泵入通畅，遵医嘱予以鼻塞吸氧 2 L/min。心电监护示：窦性心律，HR 86 次/分。予一级护理，告病重，家属 24 h 陪护，低盐、低脂饮食。生活自理能力评估 80 分，轻度依赖；VTE 风险评估 2 分，为低危；跌倒风险评估 50 分，为高危；压力性损伤风险评估 22 分，为无风险；营养风险筛查 2 分。向患者行相关健康宣教。

2. 质控分析

（1）入院时护理记录应根据主要护理问题优先即"首优"排序的原则。

（2）患者出现异常体征/主诉，均应有相对应的评估及处理措施。

（3）静脉通道未评估穿刺部位情况是否良好。

（4）在记录时，应注意将患者主诉、客观评估和相应的健康宣教有机结合，保证逻辑性。

3. 规范记录

患者神志清楚，精神一般，情绪稳定，呼吸平稳，诉心前区轻微钝痛，疼痛评分 2 分。心电监护示：窦性心律，HR 86 次/分，BP 130/80 mmHg，SpO_2 97%。鼻导管吸氧 2 L/min。急查 BNP 回报示 870 ng/ml，D-二聚体示 0.5 mg/L。按医嘱予告病重，一级护理，阿司匹林 300 mg 嚼服，氯吡格雷 300 mg 口服，持续予 NS 24 ml + 硝酸甘油注射液 30 mg，以 0.6 ml/h 微量泵经上肢静脉泵入通畅，穿刺点未见异常。日常生活能力评估 55 分，中度依赖；VTE 风险评估 2 分，为低危；跌倒风险评估 50 分，为高危；压力性损伤风险评估 22 分，为无风险；营养风险筛查 2 分，均已行相关健康宣教。特别指导：防跌倒三部曲，低盐、低脂、清淡易消化饮食，避免饱餐，观察大小便颜色及口腔黏膜和皮肤有无出血点。患者及家属表示理解并配合治疗。

（二）治疗

患者具有冠状动脉介入性诊断及治疗指征，拟行冠状动脉介入性诊断及治疗。

1. 术前护理记录

1）问题记录

患者诉胸闷、胸痛症状较前加重，HR 98 次/分，BP 138/80 mmHg。遵医嘱拟今日行冠脉造影检查，左下肢建立 1 条静脉通道，协助患者更换衣服，并行相关健康宣教。

2）质控分析

（1）患者出现异常体征/主诉时，未记录相对应的评估及辅助检查结果。

（2）术前应行艾伦试验，检查双侧桡动脉搏动情况。

（3）术前应完整记录麻醉方式、手术名称、手术部位、备皮范围。

（4）未描述术前健康教育的重点内容。

3）规范记录

患者自诉心前区钝痛难忍，疼痛评分 5 分。急行 18 导联心电图示：V2 - V6 ST 段轻度抬高。肌钙蛋白 I 18.05 ng/ml。拟定于今日 15：00 在局麻下行急诊冠脉造影检查，已行艾伦试验，双侧桡动脉搏动良好，肢端皮肤温暖；无碘剂过敏史，在左下肢新建立静脉通道，予肝素钠注射液 3 000IU 静脉注射后 NS 250 ml 维持通畅。向患者及家属介绍冠脉造影相关知识，训练床上大小便、六步手指操，患者及家属均表示理解配合。

2．术后返回病房护理记录

1）问题记录

患者"经右桡动脉穿刺行冠脉造影 + PCI 术 + 血管内超声检查"，左冠放置 1 枚支架，手术顺利，18：00 护士护送其返回病房，持续泵入替罗非班 5 ml/h。心电监护示：窦性心律，HR 52～60 次/分。患者神志清，诉无胸闷痛情况，右桡动脉穿刺处加压包扎并外用止血器，周围皮肤无青紫和血肿，肢端温暖、手指活动自如。指导 3～4 h 饮水 1 000 ml，手术肢体避免用力活动及受力，饮食清淡易消化，勿过饱。

2）质控分析

（1）术后护理记录手术名称应完整、规范，应记录患者手术麻醉方式、术毕返回病房的时间、麻醉清醒状态。

（2）未评估穿刺处压迫器止血力度是否合适，伤口是否渗血、肢端有无麻木。

（3）手术效果及有无其他并发症临床表现未体现。

（4）术后未复评各项风险评估，并行健康宣教。

3）规范记录

患者今日在局麻下行"经右桡动脉穿刺行冠脉造影 + PCI + 血管内超声检查"，术毕于 18：05 安全返回病房，神志清楚，能完成指令性动作。心电监护示：窦性心律，HR 80 次/分，BP 120/80 mmHg，SpO$_2$ 98%。遵医嘱予以鼻导管吸氧 2 L/min。18 导联心电图示：ST 段恢复正常水平。右侧桡动脉穿刺处加压包扎并外用止血器，敷料清洁干燥，暂未见渗血，周围皮肤无紫绀和血肿，肢端温暖，手指活动自如，未诉肢端麻木及疼痛、呼吸困难、胸痛等不适。遵医嘱继续以替罗非班组液 2 ml/h 微量泵泵入，NS 24 ml + 硝酸甘油注射液 30 mg 以 0.6 ml/h 泵入，NS 500 ml 以 60 ml/h 泵入通畅，穿刺点未见异常。已行术后健康教育。特别指导：2 h 后右上肢可行六步手指操，鼓励患者多饮水以利造影剂排出。无心衰者，通常3～4 h饮水800ml～1 000 ml，必要时遵医嘱给予补液治疗。记录24 h尿量，观察大小便颜色、口腔黏膜和皮肤有无出血点。复评日常生活能力为中度依赖，VTE风险评估为高危，跌倒风险评估为高危，压力性损伤风险评估为无风险，协助生活护理。

3. 术后病情稳定（6～24 h）护理观察记录

1）问题记录

医师床边松解加压止血器第1次，患者手指活动自如；医师松解加压止血器第2次，穿刺点无异常；医师完全松解加压止血器，指导进食、活动技巧。

2）质控分析

未描述部位、松解止血器时间，未体现递进式措施、用药及解除加压止血器时间。

3）规范记录

20:00医生给患者松解右桡动脉加压止血器2 cm，穿刺点无渗血，手指无肿胀麻木，肢端温暖，指导右上肢手指操；指导少量多餐，清淡易消化饮食。复查心肌酶肌钙蛋白 I 23.8 ng/ml，患者未诉胸闷、胸痛。心电监护示：窦性心律，BP 130/86 mmHg。22:00医生给患者松解右桡动脉加压止血器2 cm，穿刺点无渗血，肢端循环正常。患者饮水无呛咳，自行排尿300 ml呈淡黄色；24:00医生给患者松解右桡动脉加压止血器2 cm，局部和肢端循环正常；08:30医生给患者解除加压止血器，皮肤、肢端温暖，穿刺点伤口愈合良好，口腔黏膜正常。18 h尿量1 700 ml，淡黄色。告知药物作用及注意事项，表示理解。复查肾功能和心肌酶，请关注结果。

三、患者病情趋于稳定，拟择日出院

1. 问题记录

患者神志清楚，情绪稳定，精神食欲可，遵医嘱今日出院，向患者做好出院健康教育。

2．质控分析

出院前未体现患者相关检查、临床症状及出院指导内容，无针对性，未体现专科疾病特色。

3．规范记录

患者神志清楚，情绪稳定，精神可，未诉胸闷、胸痛。动态心电图示窦性心律，肌酐 72 μmol/l，肌钙蛋白 I 0.06 ng/ml；心脏彩超 EF① 为 50%，遵医嘱今日出院，已行出院健康教育。特别指导：①低盐低脂饮食，禁辛辣刺激性食物，少量多餐，避免过饱；戒烟、限酒，预防便秘，避免用力排便；②保持情绪稳定，规律休息，遵医嘱服药，不可随意停药或增减药物；告知服用阿司匹林肠溶片、氯吡格雷注意事项及观察、处理要点；③3 个月内避免右上肢提超过 5 kg 的物品，每日有氧活动 30 min，循序渐进执行，避免劳累；④术后第 1 月、3 月、6 月、1 年定期门诊复查；⑤遵医嘱规范服用硝酸甘油片，如有胸闷、心悸等不适及时就诊。患者及家属理解并配合。

（黎钟妹　王淑芳）

参考文献

[1] 谷雨擎，朱丽丽，李庆印，等. 急诊经皮冠状动脉介入治疗患者早期心脏康复护理方案的构建 [J]. 中华护理杂志，2021，56（4）：502－508.

[2] 《中国心血管健康与疾病报告2021》编写组. 《中国心血管健康与疾病报告2021》概述 [J]. 中国心血管病研究，2022，20（7）：577－596.

[3] 郭芝廷，毛越，张玉萍，等. 心血管疾病发病风险感知评估工具的研究进展 [J]. 中华护理杂志，2022，57（13）：1579－1584.

[4] 任慧，张振香，林蓓蕾，等. 护士主导的心血管疾病高危人群发病风险沟通策略研究进展 [J]. 中华护理杂志，2022，57（4）：431－436.

[5] 胡尧尧，刘琳，钱晓东，等. 冠状动脉粥样硬化性心脏病介入术后患者二级预防

---

① EF：心脏的每搏输出量与心室舒张末期最大容量的比值。

认知的质性研究［J］．中西医结合护理（中英文），2020，6（7）：49－53．

［6］张新超，于学忠，陈凤英，等．急性冠脉综合征急诊快速诊治指南（2019）［J］．
中国急救医学，2019，39（4）：301－308．

消化系统常见疾病

第一节　上消化道大出血

【病例】

患者，男，52岁，因反复解黑便5个月，突发呕血2 h，呕吐物呈暗红色伴有血凝块，每次量200～300 ml，已呕血3次，来医院急诊。患者既往有长期饮酒史20年，每日饮高度白酒250 ml。实验室检查：HGB 62 g/L。腹部CT检查：肝硬化。急诊以"食管胃底静脉曲张破裂出血"收入院。

【概述】

上消化道出血（upper gastrointestinal hemorrhage）是指屈氏韧带以上的消化道，包括食道、胃、十二指肠、胰腺、胆道等病变引起的出血，以及胃空肠吻合术后的空肠病变出血。上消化道出血根据出血量和速度分为慢性隐性出血、慢性显性出血和急性出血。急性大量出血，是指数小时内失血量超过 1 000 ml 或为循环血容量的 20% 以上，主要临床表现为呕血和（或）黑便，常伴有血容量减少而出现头晕、心慌、乏力、冷汗、黑蒙等急性周围循环衰竭表现，严重者导致失血性休克而危及患者生命，是常见的临床急症，死亡率约为 10%。其最常见的病因是消化性溃疡、食管胃底静脉曲张破裂、性糜烂出血性胃炎和胃癌。

一、入院首次护理评估

（一）专科评估

1. 问题记录

患者因反复解黑便 5 个月，突发呕血 2 h 入院。带入 1 条有效静脉通道。查体：贫血貌，口唇、甲床苍白。

2. 质控分析

（1）未描述患者出血后伴随的循环症状，如神志、四肢温度、脉搏跳动情况等。

（2）未描述入院时生命体征，文书记录口语化。

（3）未体现专科辅助检查及处理措施。

3. 规范记录

患者反复解黑便 5 个月，入院前 2 h 内呕血 3 次，为暗红色伴有血凝块，每次量 200～300 ml。血常规：HGB 62 g/L。急诊入院。查体：患者神志清，面色、口唇、甲床苍白，四肢肢端湿冷，脉搏细速 110 次/分，BP 95/54 mmHg。急诊已采集血标本送检血型鉴定及交叉配血。患者既往有饮酒史 20 年，每日饮高度白酒 250 ml。

（二）专科护理处置

1. 问题记录

注意观察患者的生命体征变化及消化道出血情况。

2．质控分析

应根据专科评估存在的紧急护理问题进行处置及观察记录。

3．规范记录

指导患者绝对卧床休息，快速补液及输血，保暖，严密观察生命体征及消化道出血情况，留陪护1人，防误吸、窒息。

二、住院关键环节

（一）入院时的护理记录

1．问题记录

患者急诊平车入院。查体：面色、口唇甲床苍白，嘱其绝对卧床休息。床上使用大小便器。遵医嘱予心电监护，告病危，记24 h尿量，测血压q6h，测血糖q8h，暂禁食；已告知禁食的目的及必要性，其表示理解。已做好入院宣教。予留置静脉留置针1枚。

2．质控分析

（1）护理记录应根据主要护理问题优先，即"首优"排序的原则。

（2）患者出现异常体征/主诉，均应该有客观查体及相对应的健康教育。

（3）及时评价健康教育效果。

3．规范记录

患者急诊平车入院，主诉头晕、心慌、口渴，暂无恶心、呕吐。心电监护示：BP 90/45 mmHg，HR 112 次/分，R 22 次/分，SpO_2 95%。急诊已留置1条静脉通道，静脉滴注 NS 500 ml，立即再建立1条静脉通道（20 号留置针）。遵医嘱双通道静脉滴注 NS 500 ml 和乳酸钠林格注射液 500 ml，一级护理，告病危，暂禁食，吸氧2 L/min，观察每小时尿量，记24 h 出入量。查体：面色、口唇甲床苍白，肢端湿冷，腹部膨隆、胸前可见散在蜘蛛痣，巩膜黄染。嘱绝对卧床休息，协助翻身，床上使用大小便器。如有呕吐时取侧卧位，防止误吸。棉被保暖。VTE 评分及跌倒风险评估均高危，指导家属协助按摩腓肠肌及被动屈膝活动，表示理解配合。

（二）患者生命体征稳定，拟行内镜食管静脉曲张套扎术前记录

1. 问题记录

患者拟明日 8:00 行内镜食管静脉套扎术，已做好术前准备。

2. 质控分析

（1）未描述患者术前生命体征情况。

（2）手术名称描述不严谨，未交代患者术前准备的内容。

3. 规范记录

患者 T 36.5℃，P 78 次，R 18 次/分，BP 110/65 mmHg。拟明日 8:00 在无痛胃镜下行食管静脉曲张套扎术，已禁食 8 h 以上，指导配合方法，缓解紧张情绪。

（三）内镜食管静脉曲张套扎术后记录

1. 问题记录

患者行内镜食管静脉曲张套扎术，安返病区，上腹部轻压痛，嘱其绝对卧床休息，吸氧 2 L/min，家属床边陪护，报告管床医生遵医嘱予观察。

2. 质控分析

（1）未详细描述患者手术时间、方式、术后情况及相关健康宣教。

（2）未根据手术方式评估相应体征。

3. 规范记录

患者于 8:20 在无痛胃镜下行食管静脉曲张套扎术，10:00 安全返回病房，神志清，诉无胸闷、腹胀情况，上腹部有轻压痛，疼痛评分 2 分，无反跳痛。遵医嘱予鼻导管吸氧 2 L/min。心电监护示：窦性心律，HR 86 次/分，R 18 次/分，BP 105/60 mmHg，SpO_2 98%。禁食，绝对卧床休息，家属 24 h 陪护。指导床上使用大小便

器，适当踝泵运动预防深静脉血栓。术后已肛门排气 2 次，严密观察生命体征及大便情况。

三、患者出院

经过治疗，患者未再解黑便、呕血，拟择日出院。

1. 问题记录

患者神志清，经治疗后病情好转，今日出院，已行出院指导。

2. 质控分析

未体现患者具体的出院指导内容。

3. 规范记录

患者神志清楚，排便正常，生命体征平稳，于今日出院，已行出院健康教育。特别指导：①忌烟戒酒，禁辛辣刺激、坚硬性食物，加强营养，少食多餐；②遵医嘱服药，如出现解黑便、呕吐咖啡样物或头晕、心悸等不适及时就近就诊；③定期门诊随访。

（张学娟　林芳）

参考文献

［1］江长文，汪安江，张金莲，等. 肝硬化食管静脉曲张破裂出血的内镜治疗［J］. 临床肝胆病杂志，2019，35（6）：1365 - 1368.

［2］李国帆，林雪丽，石鑫. 生长抑素在食管胃底静脉曲张破裂出血治疗中的价值评估［J］. 北方药学，2021，18（8）：49 - 50.

［3］李聪丽. 生长抑素联合内镜下食管胃底静脉曲张套扎及硬化治疗肝硬化合并食管胃底静脉曲张破裂出血研究［J］. 实用中西医结合临床，2021，21（4）：21 - 22.

［4］马小波. 内镜下组织胶注射术治疗食管胃底静脉曲张并发症的护理干预［J］. 医药界，2020（8）：1.

［5］蔡之铮，刘文忠. 消化道出血的诊断和处理［M］. 北京：人民卫生出版社，2014.

［6］蔡香娥. 肝硬化并上消化道出血的护理［J］. 中国实用护理杂志，2011，27（z2）：33.

第二节　急性胰腺炎

【病例】

患者，男，56 岁，饮酒后突发腹痛 10 h，腹痛以中上腹部明显，呈持续性钝痛，伴有恶心、呕吐，呕吐物为食糜样胃内容物，量约 200 ml，呕吐后腹痛无缓解。急诊实验室检查：血淀粉酶840 U/L，血脂肪酶 904.3 U/L。上腹部 CT 检查：提示急性胰腺炎表现。以"急性胰腺炎"收入院。

【概述】

急性胰腺炎（acute pancreatitis，AP）是指多种病因引起的胰酶激活引起胰腺组织自身消化、水肿、出血甚至坏死的炎症反应。临床主要表现为急性发作的持续性上腹剧烈疼痛，常向背部放射，伴有腹胀、恶心、呕吐，且呕吐后疼痛不缓解，部分患者可出现心动过速、低血压、少尿等休克表现。实验室检查可见血清淀粉酶及脂肪酶升高，但升高程度与疾病严重程度无关。临床体征可有腹部轻压痛，重症者可出现腹膜刺激征。急性胰腺炎可并发一个或多个器官功能衰竭，以呼吸功能、肾功能损害多见。从病理上可分为急性水肿型和急性出血坏死型 2 型。

全世界急性胰腺炎每年发病率为 13/10 万～45/10 万，常见的病因是胆道疾病、高脂血症、饮酒。

【护理评估】

一、入院首次护理评估

（一）专科评估

1. 问题记录

患者因饮酒后突发腹痛 10 h 入院。查体：腹部压痛，无反跳痛。

2. 质控分析

（1）腹痛为急性胰腺炎的主要表现和首发症状，应具体描述疼痛的性质、部位、评分及放射情况。

（2）重点体现诊断急性胰腺炎的主要标志物：血清淀粉酶（超过正常值 3 倍）、尿淀粉酶、C 反应蛋白等。

（3）关注白细胞计数、中性粒细胞计数、血糖、血钙值等辅助检查结果，预防并发症的发生。

3. 规范记录

患者因突发腹痛 10 h 入院，入院时神志清楚、精神差，主诉中上腹部持续性钝痛，伴有腹胀，疼痛评分 5 分。腹痛未向其他部位放射，弯腰屈膝位可减轻，时有恶心，呕吐胃内容物，无咖啡样物，每次量 50 ~ 100 ml 不等。查体：腹部稍膨隆，上腹部有压痛，无腹肌紧张和反跳痛，无移动性浊音，听诊肠鸣音 3 次/分，两侧腰部及脐周未出现皮肤瘀斑。急诊科查血淀粉酶：840 U/L，血脂肪酶904.3 U/L。上腹部 CT：提示急性胰腺炎表现。

（二）护理处置

1. 问题记录

入院后密切观察患者腹痛及生命体征变化情况。

2. 质控分析

入院后需描述给予的重要处置措施及观察要点。

3．规范记录

禁食，胃肠减压、止痛，绝对卧床休息。留陪护1人，密切观察腹痛及生命体征变化情况。

二、住院关键环节的护理记录

（一）入院时护理记录

1．问题记录

遵医嘱予一级护理，告病危，心电监护（含血氧），吸氧2 L/min，测血压q8h，测血糖q6h，记24 h胃管引流量，记24 h尿量，口腔护理bid。患者全身大汗淋漓，诉全腹部胀痛，评分：5分。遵医嘱予曲马多注射液0.1 g肌内注射，予持续胃肠减压（置入胃管长度65 cm），固定妥善，引出棕褐色胃内容5 ml，予NS 100 ml + 生长抑素2 mg微量泵q6h泵入。测床边血糖示7.9 mmoL/L。予留置外周静脉留置针2枚。已做好入院及防跌倒三部曲宣教。

2．质控分析

（1）入院时护理记录应根据主要护理问题优先，即"首优"排序的原则。

（2）健康教育应体现个体化及专科特色，及时评价健康教育效果。

（3）腹痛性质、静脉通道等描述不规范，整体描述语句不畅。

3．规范记录

患者精神差，诉腹部持续性钝痛，伴有腹胀，疼痛评分5分。遵医嘱给予曲马多注射液0.1 g肌内注射，留置胃管胃肠减压，胃管置入长度65 cm，固定好，保持引流通畅，引出棕褐色胃内容物30 ml。无恶心、呕吐。医嘱告病危，禁食。鼻导管吸氧2 L/min。心电监护示：窦性心律，HR 92次/分，R 20次/分，BP 105/66 mmHg，T 37.1℃。测血糖q6h。记24 h出入量。建立2条静脉通路输液，遵医嘱予NS 100 ml + 生长抑素2 mg，以16 ml/h微量泵泵入q6h，

NS 100 ml＋奥美拉唑 80 mg 静滴及扩容补液。VTE 风险评估和跌倒风险评估均为高危，行相关健康宣教，患者及家属理解。

（二）治疗过程中患者出现腹痛加重的观察及处理记录

1. 问题记录

患者诉腹部胀痛，评分 6 分。心电监护示：HR 95 次/分，R 22 次/分，BP 110/66 mmHg，SpO_2 98%。胃管胃肠减压引流通畅，引出胃内容物 300 ml。遵医嘱予曲马多注射液 0.1 g 肌内注射，中药大黄 50 g、芒硝 50 g 中药制剂 300 ml，其中 200 ml 口服（夹闭胃管 2 h），100 ml 灌肠。

2. 质控分析

（1）腹痛评估不全面，要询问疼痛部位、性质、持续时间及检查相应体征。

（2）灌肠方式、体位及效果未描述清楚。

（3）当发生生命体征变化、腹痛加剧、腹胀时，护士应观察有无腹膜刺激征、Grey－Turner 征或 Cullen 征，警惕疾病进展为重症胰腺炎的可能。

3. 规范记录

14：00 患者诉腹部胀痛，呈持续性钝痛，评分 6 分。心电监护示：HR 95 次/分，R 22 次/分，BP 110/66 mmHg，SpO_2 98%。胃管胃肠减压引流通畅，引出胃内容物 300 ml。查体：腹部膨隆，腹软，中上腹压痛，无反跳痛，肛门停止排便、排气 1 天。两侧腰腹部及脐周围皮肤颜色正常。遵医嘱予曲马多注射液 0.1 g 肌内注射，大黄 50 g、芒硝 50 g 中药制剂 300 ml，其中 200 ml 口服（夹闭胃管 2 h），100 ml 保留灌肠 1 次。嘱患者取右侧卧位休息 1 h 后再排便。14：30 患者诉腹部疼痛较前缓解，评分 4 分。指导患者听音乐放松，转移注意力，缓解不适。16：00 患者肛门排气，排便 1 次，量约 50 g，开放胃管引流。心电监护示：HR 88 次/分，R 19 次/分，BP

110/60 mmHg，SpO_2 100%。血淀粉酶：1 103 U/L，血脂肪酶9 204.8 U/L。

（三）患者腹痛缓解，给予饮食指导

1. 问题记录

患者腹痛缓解，遵医嘱给予拔除胃管，指导清淡、易消化饮食。

2. 质控分析

（1）未描述拔胃管后腹痛情况的评估以及实验室检查指标。

（2）饮食指导未体现专科宣教。

3. 规范记录

患者诉腹痛缓解。实验室检查：血淀粉酶 224 U/L，血脂肪酶253.7 U/L。遵医嘱拔出胃管 6 h，无腹痛腹胀情况，指导清淡、易消化流质饮食（水、米汤），少量多餐，循序渐进恢复正常饮食。

三、患者出院

患者病情趋于稳定，当日出院。

1. 问题记录

患者神志清，情绪稳定，精神可，于当日出院。已做好出院指导。

2. 质控分析

未体现具体的出院指导内容。

3. 规范记录

患者神志清，精神可，于当日出院。行出院健康教育，特别指导：①戒烟酒，避免暴饮暴食，宜进食低脂、易消化食物；②养成良好的生活习惯，避免劳累；③定时复诊，一旦出现腹痛、腹胀、恶心等表现时及时就诊。

（张学娟　林芳）

参考文献

［1］王国兴，肖红丽，任恩峰. 急性胰腺炎急诊诊断及治疗专家共识［J］. 临床肝胆病杂志，2021，37（5）：1034－1041

［2］禹园玲，王秀锋，刘志能，等. 急性重症胰腺炎内科保守治疗的护理干预研究［J］. 医学食疗与健康，2020，18（22）：148＋150.

［3］尤黎明，吴瑛. 内科护理学［M］. 第6版. 北京：人民卫生出版社，2019.

［4］孙玉梅，张立力. 健康评估［M］. 北京：人民卫生出版社，2019.

［5］刘亚萍，徐诺，沈正华，等. 1例重症急性胰腺炎多次腹腔大出血的救治与护理［J］. 东南国防医药，2017，19（3）：315－317.

［6］张馨桐. 急性重症胰腺炎的急诊观察及护理［J］. 中外女性健康研究，2019，（2）：150－151.

［7］中华医学会外科学分会胰腺外科学组. 中国急性胰腺炎诊治指南（2021）［J］. 浙江实用医学，2021（6）：026.

［8］郭岁洋. 四百味药性歌括解［M］. 兰州：甘肃科学技术出版社，2019.

第三节　肝性脑病

【病例】

患者，男，51岁，因"反复腹胀、乏力4⁺年，神志改变1天"入院。既往曾因诊断"肝硬化失代偿期（酒精性）""食管胃底静脉曲张破裂出血"2次住院治疗。1天前患者无明显诱因出现神志改变，呈嗜睡状，伴有胡言乱语，全身乏力，无恶心、呕吐、胸闷、胸痛、气促，2日未解大便，小便正常，近期体重无明显变化。以"肝性脑病"急诊收入院。

【概述】

肝性脑病（hepatic encephalopathy，HE）指严重肝病引起的、以代谢紊乱为基础的中枢神经系统功能失调的综合征，主要临床表现是意识障碍、行为失常和昏迷。各类型肝硬化，特别是肝炎后肝硬化是引起肝性脑病最常见的原因。

225

【护理评估】

一、入院首次护理评估

(一) 专科评估

1. 问题记录

患者因"反复腹胀、乏力 4 $^+$ 年，神志改变 1 天"入院。查体：患者双侧瞳孔等大等圆，直径 6 mm，对光反应灵敏。

2. 质控分析

(1) 患者因肝性脑病入院，但未描述患者具体的神志改变程度。对肝性脑病的临床过程分期，根据意识障碍程度、神经系统体征和脑电图改变判断，应进行详细描述。

(2) 未正确测量并描述瞳孔直径。正常瞳孔直径为 2.5 ~ 5.0 mm。描述该患者为 6 mm，已经是散大固定的瞳孔直径。

(3) 颜面皮肤的颜色描述不具体。

(4) 未描述腹部视触叩听情况，以及腹壁静脉是否曲张。

(5) 未描述肝性脑病的特征检查，比如血氨值。

3. 规范记录

患者因"反复腹胀、乏力 4 $^+$ 年，神志改变 1 天"入院。查体：患者呈嗜睡状，对答不切题，计算力、定向力、理解判断力查体不配合。面色灰暗黝黑，全身皮肤、巩膜黄染，双侧瞳孔等大等圆，直径约 3.0 mm，双侧对光反射灵敏。扑翼样震颤存在，生理反射存在，锥体束征未引出。可见肝掌及蜘蛛痣，腹部膨隆、软，无压痛、反跳痛，腹壁静脉曲张，移动性浊音阳性，脐疝大小 4.5 cm × 4.0 cm，双下肢凹陷性水肿，四肢肌力、肌张力增高。急查血氨值：121.0 μmol/L.

（二）护理处置

1. 问题记录

注意观察患者的生命体征变化、神志、乏力、腹胀情况。防跌倒、坠床、走失。

2. 质控分析

应根据专科护理评估存在的紧急护理问题进行处置，针对该疾病的观察要点进行观察。

3. 规范记录

留陪护 1 人，24 h 陪护，注意观察患者的神志及生命体征变化；防跌倒、坠床、走失、自伤。

二、住院关键环节的护理记录

（一）入院时护理记录

1. 问题记录

患者因"反复腹胀、乏力 4⁺年，神志改变 1 天"急诊平车入院，呈嗜睡状态，时有躁动。查体：瞳孔等大等圆，对光反应灵敏，全身皮肤及巩膜黄染，腹部膨隆，腹壁静脉曲张，脐疝，全身皮肤可见瘀点、瘀斑及散在蜘蛛痣，双下肢水肿。予抬高双下肢，吸氧 2 L/min，建立有效静脉通道 1 条，嘱其卧床休息，家属 24 h 床边陪护。遵医嘱予一级护理，告病危，予心电监护，测血压 bid，暂禁食，记 24 h 尿量。已做好入院宣教及防跌倒三部曲，并告知其暂禁食的意义及必要性，其表示理解。

2. 质控分析

（1）患者入院原因在首次护理记录专科评估已记录，无须再次书写。

（2）患者出现异常体征/主诉，均应该有客观查体及相对应的健康教育。

（3）健康教育应体现个体化及专科特色，及时评价健康教育效果。

（4）该患者从急诊收入院，急诊科处理措施及用药无记录。

3. 规范记录

患者急诊入院，带入血管通路 1 条，输注 NS 250 ml + 门冬氨酸鸟氨酸 20 g。患者呈嗜睡状，对答部分不切题，时有躁动；双侧瞳孔等大等圆，直径约 3.0 mm，对光反射灵敏。遵医嘱一级护理，告病危，暂禁食，予 2 L/min 吸氧，心电监护，记 24 h 尿量。患者双下肢中度凹陷性水肿，予枕头垫高双下肢 15°。嘱留陪护 1 人，注意防跌倒、坠床、走失、自伤，密切观察患者的神志改变。

（二）灌肠

治疗上减少肠内氮源性毒物的生成与吸收，给予灌肠。

1. 问题记录

遵医嘱给予灌肠。

2. 质控分析

（1）灌肠可去除和避免诱发因素，清除肠道内积血，减少氨的吸收，需要患者及家属的配合，健康教育必不可少。

（2）应关注灌肠后排便肛周的护理及防跌倒风险评估。

3. 规范记录

遵医嘱每隔 6 h 给予 NS 100 ml + 白醋 30 ml 保留灌肠 1 次。向患者解释灌肠的目的以取得配合。嘱其取右侧卧位并保留 60 min 左右再排出，做好肛周护理。如厕时需家属陪同，防止跌倒摔伤。

（三）饮食指导

患者经治疗，神志清，病情稳定，可以进食，给予饮食指导。

1. 问题记录

遵医嘱停暂禁食，予半流质饮食。

2. 质控分析

（1）大多数肝性脑病患者存在营养不良，保持正氮平衡饮食指导不够具体。

（2）进食后大便情况可以影响到患者肝性脑病是否复发，因此饮食指导尤为重要。

3. 规范记录

患者今日起可进半流质饮食，指导进食高热量、高维生素、低蛋白饮食，每日应保证 1 200 ~ 1 600 kcal 的热量，每日蛋白质摄入量为 1.2 ~ 1.5 g/kg，以优质植物蛋白为主，避免摄入高蛋白食物。少食多餐，可以食粥、面条、藕粉等。患者今日排黄褐色成形大便 1 次，量约 100 g。

三、患者出院

患者病情趋于稳定，拟今日出院。

1. 问题记录

患者神志清，经治疗后病情好转，今日出院，已行出院指导。

2. 质控分析

未体现患者具体的出院指导内容。

3. 规范记录

患者神志清，情绪稳定，精神可，于今日出院，已做好出院健康宣教。特别指导：①避免肝性脑病的诱发因素，如疲劳、高蛋白饮食等；②戒烟酒；③避免感染，保持大便通畅；④定期随访；⑤指导家属给予患者精神支持和生活照顾，提高家属对病情的观察能力，如有思维、性格、行为或睡眠等方面的改变，及时到医院就诊；⑥注意饮食，以碳水化合物为主，富含维生素、纤维素；优质适量蛋白饮食，每日可摄入植物蛋白 30 ~ 40 g（开始 1.2 g/kg·d，逐渐过渡到 1.5 g/kg·d）；各餐间隔时间不宜超过 3 ~ 6 h。可睡前加餐 1 次（碳水化合物 50 g）。

（张学娟　林芳）

参考文献

［1］陈佳佳，范林骁，李兰娟. 《肝衰竭诊治指南（2018 版）》指南解读［J］. 中国
临床医生杂志，2020，48（11）：1279-1282.

［2］姚诗晴. 肝性脑病的诱因分析与护理对策［J］. 山东医学高等专科学校学报，
2016，38（4）：315-316.

［3］何小妃. 肝性脑病的护理体会［J］. 中国药物经济学，2013（S3）：479-480.

［4］董丽霞，莫翠葵，郑丽花，等. 肝性脑病的诱因分析及护理干预［J］. 世界最新
医学信息文摘，2017，17（44）：171+173.

［5］徐小元，丁惠国，李文刚，等. 肝硬化肝性脑病诊疗指南［J］. 临床肝胆病杂
志，2018，34（10）：14.

第四章

内分泌系统疾病

第一节　糖尿病酮症酸中毒

【病例】

患者，男，46 岁，因"恶心、呕吐、腹泻 3 天，伴气促 1 天"入院。血气分析结果示：pH 值 6.84，HCO_3 5.9 mmol/L，PO_2 144 mmHg，PCO_2 10.5 mmHg，酮体（β－羟丁酸）5.58 mmol/L。考虑以"糖尿病酮症酸中毒待诊"急诊平车入院。带入 NS 500 ml（剩余约 300 ml）、NS 50 ml + 普通胰岛素 50 U（剩余 45 ml）微量泵泵入通畅。

【概述】

糖尿病酮症酸中毒（diabetic ketoacidosis，DKA）是由于胰岛素不足和拮抗激素不适当升高引起的糖、脂肪和蛋白质严重代谢紊乱综合征，临床以高血糖、高血酮和代谢性酸中毒为主要表现。出现意识障碍时则称为糖尿病酮症酸中毒昏迷，为内科急症之一。

常见的诱因有感染（最常见）、胰岛素不适当减量或突然中断治疗、饮食不当、胃肠疾病、脑卒中、心肌梗死、创伤、手术、妊娠、分娩、精神刺激以及某些药物（如糖皮质激素）等。另有2%~10%原因不明。

临床表现：早期主要表现为"三多一少"症状加重，随后失代偿阶段出现乏力、食欲减退、恶心、呕吐，常伴头痛、嗜睡、烦躁、呼吸深快且有烂苹果味（丙酮味）。随着病情进一步发展，出现严重失水、尿量减少、皮肤弹性差、眼球下陷、脉细速、血压下降、四肢厥冷。晚期各种反射迟钝甚至消失，患者出现昏迷。少数患者表现为腹痛，酷似急腹症，易被误诊。虽然患者常有感染，但感染的临床表现可被 DKA 的表现所掩盖。血糖多为 16.7 ~ 33.3 mmol/L。

【护理记录】

一、入院首次护理评估记录

（一）专科评估

1. 问题记录

患者 T 36.2，P 108 次/分，R 33 次/分，BP 106/70 mmHg。神志清，烦躁不安，全身乏力。入科时测指尖血糖 HI（>27.8 mmol/L）、血酮 6.3 mmol/L。急诊查血气分析：pH 值 6.84，HCO_3 5.9 mmol/L，PO_2 144 mmHg，PCO_2 10.5 mmHg，酮体（β-羟丁酸）5.58 mmol/L。胸部 + 上腹部 CT：双下肺慢性炎症，肠管积气。

2. 质控分析

（1）患者的呼吸异常，只描述呼吸的频率，未描述呼吸幅度，未描述患者呼出气体的特点，未监测血氧饱和度。

（2）患者恶心、呕吐、腹泻3天入院，未描述有无脱水情况，以及呕吐、腹泻的次数、性质、颜色等。

（3）未记录急诊带入 NS 输液和普通胰岛素泵入以及输液部位的情况。

（4）糖尿病酮症酸中毒属于糖尿病的急性并发症，未记录糖尿病史及诱发因素。

3. 规范记录

患者神志清楚，烦躁不安，呼吸深快，波动为 28~33 次/分，呼气有烂苹果味，皮肤干燥，时有恶心、呕吐水样胃液，量约 3 ml/次，自诉全身乏力。急诊带入 NS 300 ml 经左上肢静脉输入通畅，NS 50 ml + 普通胰岛素 50 U（剩余 45 ml）经右上肢静脉，以 8 ml/h 微量泵泵入通畅，穿刺点均未见异常。遵医嘱予鼻塞吸氧 3 L/min，SpO_2 99%；测随机指尖血糖 HI（>27.8 mmol/L）、血酮 6.3 mmol/L。辅助检查：血气分析结果示 pH 值 6.84，HCO_3 5.9 mmol/L，PO_2 144 mmHg，PCO_2 10.5 mmHg，酮体（β-羟丁酸）5.58 mmol/L；胸部和上腹部 CT 示双下肺慢性炎症，肠管积气。患者自诉有糖尿病 6 年，不规律注射胰岛素（诺和灵 30R）。3 天前在外就餐后出现腹泻，随之出现恶心、呕吐。

（二）护理处置

1. 问题记录

特别指导：行入院健康宣教。

2. 质控分析

（1）特别指导是针对该患者个体疾病、生理和心理的指导。

（2）入院健康宣教范围太广，对该患者无针对性，未体现专病宣教特色。

3. 规范记录

指导患者绝对卧床休息，注意保暖；要保证充足的水分摄入；

呕吐时将头偏向一侧,防止窒息。

二、住院关键环节的护理记录

(一)入院时护理记录

1. 问题记录

患者神志清楚,全身乏力,遵医嘱行心电监护、鼻塞吸氧3 L/min,开通 2 条静脉通道。行生活自理能力评估,评分为 50 分,重度依赖;营养风险筛查,评分为 2 分;压力性损伤风险评估,评分为 18 分,无危险;跌倒风险因素评估,评分为 45 分,高风险;静脉血栓栓塞症风险评估,评分为 1 分,低风险。均已行相关健康知识宣教,患者及家属表示理解。

2. 质控分析

(1)患者出现异常体征/主诉,应认真评估、详细记录客观查体及相对应的处理措施。

(2)未体现糖尿病酮症酸中毒具体实施的抢救措施。

(3)未记录静脉穿刺部位及用药情况。

3. 规范记录

患者神志清楚,烦躁不安,呼吸深快,呼气有烂苹果味,时有恶心、呕吐水样胃液,量约 3 ml/次,诉全身乏力。查体:四肢肌力正常,全身皮肤干燥。遵医嘱告病危,暂禁食,鼻塞吸氧 3 L/min,持续心电监护,SpO_2 99%;监测血糖、血酮 q1h,记 24 h 尿量。给予 NS 300 ml 经左上肢静脉输入通畅,NS 50 ml + 普通胰岛素 50 U(剩余 45 ml)经右上肢静脉,以 8 ml/h 微量泵泵入通畅,穿刺点均未见异常。急查电解质示:血钾 3.40 mmol/L、血钠 127 mmol/L。予 10% 氯化钾口服液 30 ml 兑水口服。自理能力评估为重度依赖,跌倒风险评估为高危。均已行相关健康宣教,患者及家属表示理解和配合。

（二）住院期间随机血糖值发生变化的护理记录

1．问题记录

患者神志清，无恶心、呕吐，指尖血糖 13.6 mmol/L，血酮 1.0 mmol/L。按医嘱改门冬胰岛素＋德谷胰岛素皮下注射。

2．质控分析

（1）糖尿病酮症酸中毒专科治疗：当血糖降至 13.9 mmol/L 左右时，改 5% GS 500 ml＋胰岛素静脉滴注 ［葡萄糖 g:胰岛素 U（2:1）］ 未体现。

（2）停药情况未记录，胰岛素皮下注射剂量未记录。

（3）改胰岛素皮下注射未进行饮食宣教。

3．规范记录

患者神志清，无恶心、呕吐，已正常进食。测随机指尖血糖为 13.6 mmol/L，血酮为 1.0 mmol/L。按医嘱停胰岛素持续微量泵泵入，给予 5% GS 500 ml＋人胰岛素 10U 静脉滴注，门冬胰岛素 10U（三餐）＋德谷胰岛素 16U（睡前）皮下注射。嘱患者三餐正常饮食，餐前 10 min 皮下注射胰岛素。

（三）住院期间出现血钾危急值时护理记录

1．问题记录

患者神志清，全身乏力。查血钾危急值回报提示：2.70 mmol/L。报告值班医生，遵医嘱予 10% 氯化钾口服液 30 ml 兑水口服，NS 500 ml＋10% 氯化钾口服液 15 ml 静脉滴注。

2．质控分析

（1）患者血钾低，全身乏力，未评估其四肢肌力情况。

（2）无相应的健康指导。

3．规范记录

患者神志清，诉全身乏力。血清钾回报示：危急值 2.70 mol/L。遵医嘱立即予 10% 氯化钾口服液 30 ml 兑水口服，NS 500 ml＋10%

氯化钾口服液 15 ml 静脉滴注，口服钾水后无恶心、呕吐情况。查体：双上肢肌力Ⅴ级，左下肢肌力Ⅲ级，右下肢肌力Ⅳ级。嘱患者卧床休息。行防跌倒健康宣教，并密切注意患者的输液部位情况，患者及家属表示配合。

三、经过治疗，患者病情趋于稳定，拟择日出院

1. 问题记录

患者神志清，经过治疗后血糖控制稳定，遵医嘱予当日出院。已行出院健康指导。

2. 质控分析

出院指导无针对性，未体现专科疾病特色。

3. 规范记录

患者神志清，经过治疗，血糖控制在 8～12 mmol/L，于当日出院。出院带药：门冬胰岛素早 8U、中 8U、晚 8U 及德谷胰岛素晚睡前 12U 皮下注射。已行出院健康教育，特别指导：①遵医嘱用药，特别是胰岛素注射方法、储存、不良反应等；②糖尿病饮食，戒烟、戒酒；③合理运动；④血糖监测；⑤发生低血糖的判断和急救方法；⑥按时来院复查，如有不适请及时就近就诊。

（梁国女　王淑芳）

参考文献

[1] 尤黎明，吴瑛，孙国珍，等. 内科护理学［M］. 第 7 版. 北京：人民卫生出版社，2022.

[2] 廖二元，袁凌青. 内分泌代谢病学［M］. 北京：人民卫生出版社，2019.

[3] 中华医学会糖尿病学分会. 中国 2 型糖尿病防治指南（2020 年版）［J］. 中华糖尿病杂志，2021，13（4）：315-409.

[4] 母义明. 实用临床内分泌诊疗手册［M］. 长春：吉林大学出版社，2016.

[5] 赵芳，周莹霞，邢秋玲，等. 糖尿病临床护理实用手册［M］. 天津：天津科学技术出版社，2015.

[6] 郭晓蕙. 中国糖尿病患者胰岛素使用教育管理规范［M］. 天津：天津科学技术出版社，2016.

第二节　低血糖症

【病例】

患者，男，80 岁，因"恶心、全身乏力 1 天，加重伴冒汗 8 小时"来院急诊。测指尖血糖为 0.7 mmol/L，立即予 50% GS 40 ml 静推；10 min 后复测血糖为 12.2 mmol/L；2 h 后复测血糖 3.9 mmol/L，再予 50% GS 40 ml 静推、10% GS 500 ml 静脉滴注；最后一次测血糖 3.7 mmol/L。为进一步诊治，遂以"低血糖症待诊"平车推入院，带入 10% GS 500 ml（剩余约 300 ml）静脉滴入通畅。

【概述】

正常成人的空腹静脉血浆葡萄糖浓度为 4～6 mmol/L，血糖降低并出现相应症状及体征时称为低血糖症（hypoglycemia）。对于非糖尿病患者来说，低血糖的诊断标准为血糖低于 2.8 mmol/L，而接受药物治疗的糖尿病患者只要血糖≤3.9 mmol/L 就属于低血糖范畴。

低血糖的诱因：①使用外源性胰岛素或胰岛素促泌剂；②未按时进食或进食过少；③运动量增加；④酒精摄入，尤其是空腹饮酒；⑤胰岛素瘤、胰岛增生等疾病；⑥胃肠外营养治疗；⑦胰岛素自身免疫性低血糖；⑧肝衰竭、肾衰竭、心力衰竭、脓毒血症、营养不足、分娩、镇静药物的使用等。

低血糖临床表现呈发作性，发作时间、频率随病因不同而异，与血糖水平以及血糖下降速度有关。具体可分为两类：①交感神经兴奋，如饥饿感、流汗、焦虑不安、感觉异常、心悸、震颤、面色苍白、心率加快、脉压增宽、腿软、周身乏力等。老年糖尿病患者应特别注意观察夜间低血糖症状的发生。②中枢神经症状，初期为精神不集中、思维和语言迟钝、头晕、嗜睡、视物不清、步态不稳，后可有幻觉、躁动、易怒、性格改变、认知障碍，严重时发生抽搐、昏迷。有些患者屡发低血糖后，可表现为无先兆症状的低血糖昏迷。持续 6 h 以上的严重低血糖常导致永久性脑损伤。

【护理记录】

一、入院首次护理评估记录

（一）专科评估

1. 问题记录

患者 T 36.2，P 68 次/分，R 19 次/分，BP 130/52 mmHg。神志清，精神疲倦，贫血貌。入科时测指尖血糖 2.5 mmol/L，血酮 0.0 mmol/L。予心电监护，吸氧 3 L/min。急诊查血常规：WBC 9.73×10⁹/L，HGB 83.00 g/L；肾功能：CREA 206 μmmol/L，URE 21.01 mmol/L，UA 528 μmmol/L①。头颅＋胸部 CT 示：脑梗死、脑萎缩，肺气肿，双肺慢性炎症，主动脉及冠脉钙化。

2. 质控分析

（1）低血糖使患者出现中枢神经功能紊乱的表现，要评估其是否出现神志改变、认知障碍等情况，未详细描述。

（2）未记录急诊带入 10% GS 300 ml 静脉滴入以及静脉输液部位的情况。

（3）未记录与本病相关联的既往史。

3. 规范记录

患者神志清楚，对答切题，面色苍白，皮肤湿冷，诉全身乏力，近期有反复解黑便情况（量不详），无恶心、呕吐。测指尖血糖 2.5 mmol/L，血酮 0.0 mol/L；急诊带入的 10% GS 300 ml 经左上肢

---

① CREA：肌酐；URE：尿素；UA：尿酸。

静脉输入通畅，穿刺点未见异常。给予鼻塞吸氧 3 L/min。心电监护示：P 68 次/分，R 19 次/分，BP 130/52 mmHg，SpO$_2$ 99%，保暖。血生化结果：WBC 9.73×10^9/L，HGB 83 g/L；CREA 206 μmmol/L，URE 21.01 mmol/L，UA 528 μmmol/L；头颅和胸部 CT 示脑梗死、脑萎缩、肺气肿、双肺慢性炎症、主动脉及冠脉钙化。既往有冠脉造影并行支架置入术（使用双抗药物）及消化道出血等病史。

（二）护理处置

1. 问题记录

特别指导：行入院健康宣教。

2. 质控分析

（1）特别指导是针对该患者个体疾病、生理和心理的指导。

（2）入院健康宣教范围太广，对该患者无针对性，未体现专病宣教特色。

（3）患者有解黑便的病史，没有体现相关的检验处置。

3. 规范记录

指导患者卧床休息，及时更换潮湿衣服，注意保暖，可口服糖类食品（葡萄糖为佳），并指导患者正确留取大便标本送检。

二、住院关键环节的护理记录

（一）入院时护理记录

1. 问题记录

患者由平车送入科，入科时神志清，全身乏力。遵医嘱给予心电监护，吸氧 3 L/min，急诊带入 10% GS 500 ml（剩余约 300 ml）。生活自理能力评分为 40 分，为重度依赖；静脉血栓栓塞症风险评估，评分为 4 分，为中风险；压力性损伤风险评估，评分为 16 分，为低风险；跌倒风险评估为高风险。均已行相关健康宣教。

2. 质控分析

（1）入院时护理记录应根据主要护理问题优先，即"首优"排

序的原则。

（2）患者出现异常体征/主诉，均应该有客观查体及相对应的健康教育。

（3）未体现低血糖应急处理流程。

（4）未关注患者出汗后皮肤温、湿度的改变及处理。

3. 规范记录

患者神志清楚，对答切题，自诉全身乏力。查体：四肢肌力正常，面色苍白，皮肤湿冷，立即给予更换潮湿衣服，加被保暖。测血糖 2.5 mmol/L、血酮 0.0 mol/L，立即予 50% GS 40 ml 静脉推注，10% GS 420 ml + 50% GS 80 ml 经急诊带入的左上肢静脉输入通畅，穿刺点未见异常。遵医嘱予告病危。鼻塞吸氧 3 L/min。心电监护示：P 70 次/分，R 18 次/分，BP 120/55 mmHg，SpO_2 95%。记 24 h 出入液量，入院后 1 h 内，每 15 min 监测指尖血糖 1 次，观察患者的生命体征、神志、病情变化。跌倒风险评估为高风险；静脉血栓栓塞症风险评估为中风险；生活自理能力评估为重度依赖。均已行相关健康宣教，患者及家属表示理解和配合。

（二）住院期间出现血红蛋白危急值时的护理记录

1. 问题记录

患者神志清楚，面色苍白，诉头晕。急查血回报提示：HGB 64.00 g/L，血钠 126.95 mmol/L，粪便隐血试验阳性（2＋）。遵医嘱予 NS 500 ml 静脉输注，凝血酶冻干粉 2 000U 口服；申请交叉配血；密切观察病情变化。

2. 质控分析

（1）患者有出血情况，未记录生命体征变化，出血部位、性质。

（2）"危急值"评估及观察记录不全。

3. 规范记录

患者神志清楚，精神差，面色苍白，诉有头晕。心电监护示：

HR 71 次/分，R 19 次/分，BP 84/58 mmHg，SpO_2 99%。急查血常规回报：HGB 64.00 g/L，血钠 126.95 mmol/L，粪便隐血试验阳性（2＋）。遵医嘱予 NS 500 ml 静脉输注，凝血酶冻干粉 2 000U 兑水口服 tid；申请交叉配血；监测血压、血糖变化；观察有无恶心、呕吐及解黑便情况。

三、患者出院

经过治疗，患者病情趋于稳定，拟择日出院。

1. 问题记录

患者神志清楚。经过治疗，血糖为 4.3～7.3 mmol/L。遵医嘱于当日出院。已行出院健康指导。

2. 质控分析

出院指导无针对性，未体现专科疾病特色。

3. 规范记录

患者神志清楚。经过治疗，随机血糖为 4.3～7.3 mmol/L，于当日出院。已行出院健康教育，特别指导：①低血糖的风险；②患者和陪护人员对低血糖症状的识别和急救处理；③随身携带急救卡和糖果；④需有人陪伴及协助服药、指尖血糖检测记录等；⑤如有不适请及时就近就诊。

（梁国女　王淑芳）

参考文献

[1] 尤黎明，吴瑛，孙国珍，等. 内科护理学 [M]. 第 7 版. 北京：人民卫生出版社，2022.
[2] 廖二元，袁凌青. 内分泌代谢病学 [M]. 北京：人民卫生出版社，2019.
[3] 中华医学会糖尿病学分会. 中国 2 型糖尿病防治指南（2020 年版）[J]. 中华糖尿病杂志，2021，13（4）：315-409.
[4] 母义明. 实用临床内分泌诊疗手册 [M]. 长春：吉林大学出版社，2016.
[5] 赵芳，周莹霞，邢秋玲. 糖尿病临床护理实用手册 [M]. 天津：天津科学技术出版社，2015.

[6] 郭晓蕙. 中国糖尿病患者胰岛素使用教育管理规范 [M]. 天津：天津科学技术出版社，2016.

第三节　甲状腺功能亢进症

【病例】

患者，女，24 岁，心悸、怕热多汗、烦躁易怒半年，加重 3 天，门诊以"甲状腺功能亢进症"收入院。入院前一直予以甲巯咪唑口服治疗。

【概述】

甲状腺功能亢进症（hyperthyroidism）简称甲亢，是甲状腺本身产生过多甲状腺激素（TH）所致的甲状腺毒症，病因包括弥漫性毒性甲状腺肿（diffuse toxic goiter）、结节性毒性甲状腺肿和甲状腺自主高功能腺瘤（plummer disease）等。弥漫性毒性甲状腺肿又称 Graves 病（Graves disease，GD）。该病女性高发，男女比例为 1:(4 ~ 6)，高发年龄为 20 ~ 50 岁。

本病多数起病缓慢，少数在感染或精神创伤等应激后急性起病。典型表现有 TH 分泌过多所致的高代谢综合征等甲状腺毒症表现、甲状腺肿及眼征。老年和小儿患者表现多不典型。

【护理记录】

一、入院首次护理评估记录

（一）专科评估

1. 问题记录

患者神志清楚，烦躁、易怒，时有心悸。遵医嘱给予心电监护。

甲功检查：T3 3.28 nmol/L，T4① 206.5 nmol/L，FT3 12.07 pmol/L，
FT4 50.26 pmol/L，TSH② ＜0.008 IU/L，谷丙转氨酶 114 U/L，白蛋
白 40.9 g/L。肾功能：UA 368 μmol/L。

2. 质控分析

（1）评估不完整，缺乏专科疾病体征描述，如有无突眼，甲状
腺有无肿大、结节等。

（2）遵医嘱给予心电监护，未描述结果是否有异常。

（3）临床症状分为患者主观感受，即患者自诉以及医护人员的
客观评估，应有所区分并分别体现。

（4）患者有长期服药史，未具体询问用药情况，未对服药依从
性、服药效果进行描述。

3. 规范记录

患者神志清楚，烦躁、易怒，自诉怕热、多汗、时有心悸，
双眼内有异物感，畏光、流泪。不规律口服甲巯咪唑（bid，每次
1 片）。心电监护提示：窦性心动过速，HR 132 次/分。查体：皮
肤湿润，颜面潮红，双侧眼球突出，上、下眼睑能闭合，双侧甲
状腺无肿大，未扪及结节及肿物。入院前一天辅助检查结果示：T3
3.28 nmol/L，T4 206.5 nmol/L，FT3 12.07 pmol/L，FT4 50.26 pmol/L，
TSH ＜0.008 mIU/L，谷丙转氨酶 114 U/L，白蛋白 40.9 g/L，UA
368 μmol/L。

（二）护理处置

1. 问题记录

特别指导：行甲亢疾病相关健康宣教。

2. 质控分析

（1）特别指导是针对该患者个体疾病、生理和心理的指导。

---

① T3：三碘甲腺原氨酸；T4：甲状腺素。
② FT3：游离 T3；FT4：游离 T4；TSH：促甲状腺素。

（2）甲亢疾病相关健康宣教范围广，对该患者无针对性，未体现专病宣教特色。

3. 规范记录

指导患者正确的眼部护理，高热量、高蛋白、高维生素及矿物质丰富的忌碘饮食。

二、住院关键环节的护理记录

（一）入院时护理记录

1. 问题记录

患者神志清楚，烦躁、易怒，时有心悸。遵医嘱给予心电监护。生活自理能力评分为90分，为轻度依赖；静脉血栓栓塞症风险评估，评分为0分，为无风险；NRS2002营养风险筛查，评分为3分，有营养风险；压力性损伤风险评估，评分为17分，为低风险，跌倒风险评估，评分为35分，为中风险。均已行相关健康宣教。

2. 质控分析

（1）患者出现异常体征/主诉，均应有相对应的评估及处理措施。

（2）健康教育应体现个体化及专科特色，避免千篇一律，及时评价健康教育效果。

（3）在记录时应注意将患者主诉、客观评估和相应的健康宣教有机结合，保证逻辑性。

3. 规范记录

患者神志清楚，烦躁、易怒，自诉怕热、多汗，时有心悸，双眼内有异物感，畏光、流泪。查体：皮肤湿润，颜面潮红，双侧眼球突出，上、下眼睑能闭合，双侧甲状腺无肿大，未扪及结节及肿物。遵医嘱心电监护示：窦性心动过速，HR 132 次/分，R 25 次/分，SpO_2 98%。指导患者遵医嘱服药普纳洛尔 10 mg；适宜卧床休息，保持环境安静，室温维持在20℃左右；当眼睛有异物感、刺痛或流泪时，勿用手直接揉眼。NRS2002 营养风险筛查，评分为 3 分，存在营养风险，指导高热量、高蛋白质、高维生素饮食及忌碘饮食；跌倒风险评估为中风险，嘱 24 h 留守陪护，家属陪同如厕，避免跌倒坠床。患者及家属对健康教育内容均示理解并配合。

（二）住院期间疑似甲状腺危象病情变化记录

1. 问题记录

患者神志清楚，烦躁不安，气促，出汗。测量 T 38.2℃。心电监护示：HR 135 次/分，R 30 次/分。予吸氧 5 L/min。对症用药，物理降温，防跌倒，观察病情变化。

2. 质控分析

患者出现疑似甲状腺危象的症状时，未开通静脉通道；未记录患者体位；未描述给氧方法；未记录 24 h 出入量；未观察意识状态的变化。

3. 规范记录

患者神志清楚，烦躁不安，呼吸气促，大汗淋漓。测 T 38.2℃。心电监护示：HR 135 次/分，R 30 次/分，BP 130/72 mmHg，SpO_2 90%。协助患者半卧位，鼻塞吸氧 5 L/min；建立静脉通道，遵医嘱使用抗甲状腺药物及 β 受体阻滞剂；给予温水擦浴，更换潮湿衣服；上床挡防跌倒；备抢救车在床旁；记 24 h 出入量，密切观察生命体征及意识状态。

三、患者出院

经过治疗，患者病情趋于稳定，拟择日出院。

1. 问题记录

患者神志清楚，经过治疗，遵医嘱予当日出院。已行出院健康指导。

2. 质控分析

出院指导无针对性，未体现专科疾病特色。

3. 规范记录

患者神志清楚，情绪稳定，HR 88～105 次/分。出院后遵医嘱继续口服药：甲巯咪唑 10 mg，bid；普纳洛尔 10 mg，tid。向患者和家属告知出院相关注意事项，特别指导：①需遵医嘱按剂量、按疗程服药，不可随意减量和停药，注意观察药物的不良反应，如发热、乏力等；②每天清晨起床前自测脉搏，定期测量体重；③需保持身心愉快，避免精神刺激或过度劳累；④宜进食高热量、高蛋白、高维生素及矿物质丰富的忌碘饮食，特别避免摄入富含碘的海带、紫菜、海鱼、虾等海产品；⑤注意保护眼睛，勿用手直接揉，外出戴深色眼镜。⑥每周查血常规 1 次，每隔 1～2 个月做甲状腺功能、肝功能测定，定期门诊复查。

（梁国女　王淑芳）

参考文献

[1] 尤黎明，吴瑛，孙国珍，等. 内科护理学［M］. 第 7 版. 北京：人民卫生出版社，2022.
[2] 中华医学会内分泌学分会，中国医师协会内分泌代谢科医师分会，中华医学会核医学分会，等. 中国甲状腺功能亢进症和其他原因所致甲状腺毒症诊治指南［J］. 中华内分泌代谢杂志，2022，38（8）：700－748.
[3] 廖二元，袁凌青. 内分泌代谢病学［M］. 北京：人民卫生出版社，2019.
[4] 母义明. 实用临床内分泌诊疗手册［M］. 长春：吉林大学出版社，2016.
[5] 何小静. 最新内分泌专科护理技术创新与护理精细化查房及健康指导［M］. 北京：人民卫生出版社，2014.

第五章

血液系统疾病

第一节　急性白血病

【病例】

患者，男，23 岁，因"发热 3 天，发现全血细胞减少 1 天"就医。门诊以"急性白血病"收入院。

【概述】

急性白血病（acute leukemia，AL）是一种恶性造血系统障碍疾病，主要是指机体因遗传因素、病毒侵害、电离辐射、化学因素或者其他因素而导致其骨髓造血干细胞发生恶性克隆现象，从而引发造血异常，表现为贫血、出血、感染和浸润等征象。国际上常用的FAB 分类法（法国、美国、英国白血病协作组）将急性白血病分为急性淋巴细胞白血病（ALL）、急性髓系白血病（AML）两大类。

【护理评估】

一、入院首次护理评估

（一）专科评估

1. 问题记录

患者神志清，贫血貌，T 37.6℃，P 86 次/分，R 21 次/分，BP 120/70 mmHg。患者诉头晕、乏力，无咳嗽、咳痰。全身多处有出血点。

2. 质控分析

（1）"贫血貌"应描述为具体的体征，同时需描述实验室检查结果。

（2）"全身多处有出血点"范围太大，没有体现具体部位、程度。

3. 规范记录

患者神志清，面色苍白，T 37.6℃，P 86 次/分，R 21 次/分，BP 120/70 mmHg。患者诉头晕、乏力，无咳嗽、咳痰。其右上肢肘关节处可见一处瘀斑，约 2 cm×3 cm；双下肢膝关节以下皮肤可见散在出血点。血常规提示：WBC $3.27×10^9$/L，HGB 86 g/L，PLT $52×10^9$/L。

（二）护理处置

1. 问题记录

特别指导：嘱注意卧床休息，多喝水，预防感染。

2. 质控分析

（1）特别指导是针对该患者个体疾病、生理和心理的指导。

（2）"多喝水"可操作性不强，对该患者无针对性，无专病宣教特色。

3．规范记录

指导患者卧床休息，留陪护1人，防跌倒。饮食宜进食高热量、高蛋白及维生素含量高的食物，多吃新鲜蔬菜和水果；每日饮水1 500～2 000 ml，注意口腔、皮肤的清洁卫生。特别指导：保护性隔离，减少探视。

二、住院关键环节的护理记录

（一）协助医生行骨髓穿刺术的护理记录

1．问题记录

协助医生常规消毒下行骨髓穿刺术，过程顺利。嘱患者注意休息，留陪护1人，上床栏防跌倒。

2．质控分析

（1）未描述骨髓穿刺部位。

（2）健康教育应体现个体化及专科特色。

3．规范记录

10:30协助医生在局麻下取髂后上棘点行骨髓穿刺术，术后标本立即送检，穿刺点予无菌纱布保护。嘱患者穿刺后1 h内卧床休息，主动体位，72 h内保持穿刺点敷料清洁干燥，留陪护1人，上床栏防跌倒。

（二）PICC置管记录

1．问题记录

骨髓免疫分型回报提示：幼稚/原始B淋巴细胞占有核细胞总数约77.1%，符合急性B淋巴细胞白血病/淋巴母细胞瘤免疫表型。当日遵医嘱行PICC置管术，置入导管42 cm，过程顺利。

2．质控分析

（1）PICC置管前无评估记录，置管操作记录过于简单。

（2）无相对应的健康教育及心理指导。

3. 规范记录

骨髓免疫分型回报提示：幼稚/原始 B 淋巴细胞占有核细胞总数约 77.1%，符合急性 B 淋巴细胞白血病/淋巴母细胞瘤免疫表型。患者需化疗治疗，经评估治疗方案、患者的一般情况、血管条件等，符合 PICC 置管条件，已与患者及家属做好置管解释沟通及知情告知签字。11:00 遵医嘱在超声引导及无菌技术操作下行 PICC 置管术，左上肢贵要静脉置入 PICC 导管 42 cm，回血好、管路通畅，固定妥善，详细步骤见 PICC 穿刺记录单。患者情绪稳定，指导患者置管后自我维护的事项。特别指导：置管侧肢体每日做握拳、旋腕运动，握捏握力球每天 3 次，每次 20 min。患者及家属表示理解。

（三）医嘱予 VDP 化疗方案记录

1. 问题记录

遵医嘱给予 NS 20 ml + 长春新碱 2 mg 静脉注射，灭菌注射用水 10 ml + 伊达比星 5 mg 静脉注射，泼尼松 60 mg 口服。指导患者注意休息。

2. 质控分析

（1）记录中未评估记录患者的身体基本情况。

（2）溶媒液体不应简写。

（3）未体现观察化疗不良反应，无化疗针对性的健康教育。

3. 规范记录

化疗第一天，患者神志清，面色苍白，诉头晕、乏力。其右上肢肘关节处可见一处瘀斑，约 2 cm × 3 cm；双下肢膝关节以下皮肤可见散在出血点，未见新发的出血点。左上肢 PICC 导管回血好，穿刺点局部无红肿，无渗血渗液，T 36.8℃。遵医嘱给予 NS 20 ml + 长春新碱 2 mg 静脉注射，灭菌注射用水 10 ml + 伊达比星 5 mg 静脉注射，泼尼松 60 mg 口服。患者诉有恶心感，无呕吐，给予托烷司琼 5 mg 静脉注射后好转。指导患者饮食宜高热量、高蛋白、富含维生素的清淡、易消化少渣软食，避免进食生冷、辛辣刺激性及油腻的食物，少量多餐，避免治疗前后 2 h 内进食，以减轻胃肠道反应。化疗期间鼓励多饮水（2 000～3 000 ml/d），以促进代谢，可用营养汤或果汁代替。

三、患者出院

患者病情趋于稳定，拟今日出院。

1. 问题记录

患者神志清，经治疗后病情好转，当日出院。已行出院指导。

2. 质控分析

未体现患者具体的出院指导内容。

3. 规范记录

患者神志清，T 36.8℃，经治疗后病情好转，当日出院。已行出院健康教育。特别指导：①养成良好的生活习惯，讲究个人卫生，避免去人群拥挤的地方；②PICC 导管需每周到 PICC 专科门诊维护 1～2 次；③定期门诊随访，复查血常规，发现出血、发热及时就医。

（王堂香　林芳）

参考文献

[1] 闫争艳. 急性白血病护理中健康教育应用的临床效果及可行性分析 [J]. 健康前沿，2017（3）：228－229.
[2] 潘娟，徐玉兰. 血液系统疾病护理研究热点分析 [J]. 护理学杂志，2022，37（24）：22－25.

第二节　血小板减少症

【病例】

患者，女，27 岁，因"反复出现皮肤瘀点瘀斑 2^+ 月，伴有牙龈出血，头晕、乏力 3 天"就医。门诊血常规示：PLT 12×10^9/L，以"血小板减少查因"步行入院。

【概述】

正常人体每升血液中含 $100 \sim 300 \times 10^9$ 个血小板，平均寿命为 $7 \sim 10$ 天。因多种原因导致的血小板计数低于 100×10^9/L 即血小板减少。血小板低于 50×10^9/L 即存在皮肤黏膜出血风险，如紫癜；低于 20×10^9/L 有自发性出血的高度危险，一旦受到外伤或发生颅内、消化道出血等，即威胁生命。在相同的外周血小板计数下，老年患者，合并有感染、凝血异常及血小板功能异常的患者出血风险更高。

【护理评估】

一、入院首次护理评估

（一）专科评估

1. 问题记录

患者神志清，诉头晕、乏力，牙龈有少许渗血，全身皮肤可见散在瘀点、瘀斑。

2. 质控分析

（1）描述"牙龈有少许渗血"，牙龈范围太大，未描述出具体的出血部位，未描述渗血处局部有无肿痛，牙齿有无松动。

（2）患者"全身皮肤可见散在瘀点、瘀斑"，未描述其发生的具体部位，未描述实验室检查结果。

3. 规范记录

患者神志清楚，诉头晕、乏力；右下第一前磨牙及第二前磨牙处牙龈有少许渗血，无肿胀及疼痛，牙齿无松动；胸腹部及四肢皮肤多处可见散在瘀点、瘀斑，瘀斑面积最大部位为右肘关节处，大小约 2 cm×3 cm。血常规：WBC 4.27×10^9/L，HGB 120 g/L，PLT 12×10^9/L。

（二）护理处置

1. 问题记录

特别指导：嘱患者注意休息，防跌倒，忌刷牙。

2. 质控分析

（1）特别指导是针对该患者个体疾病、生理和心理的指导。

（2）血小板低于 20×10^9/L 有自发出血的高度危险性，应嘱患者卧床休息，防止创伤。

3. 规范记录

嘱患者卧床休息，防止创伤，指导采血、输液穿刺点正确的按压时间（10 min 以上）及方法；指导正确的口腔护理方法；保持情绪稳定，如有头痛等不适及时告知医护人员处理。

二、住院关键环节的护理记录

（一）入院时护理记录

1. 问题记录

患者神志清楚，诉头晕、乏力；右下第一前磨牙及第二前磨牙处牙龈仍有少许渗血；胸腹部及四肢皮肤多处可见散在瘀点、瘀斑。生活自理能力评估，评分为 95 分，为轻度依赖；跌倒风险评估为低风险。当日遵医嘱予 NS 250 ml + 酚磺乙胺 2.0 ml 静脉滴注，NS 50 ml + 制霉菌素 5 片漱口。

2. 质控分析

（1）跌倒评估低风险，但患者血小板低于 $20 \times 10^9/L$，有自发性出血的高度危险，出现脑出血时会发生跌倒，不容忽视。

（2）健康教育应体现个体化及专科特色，及时评价健康教育效果。

3. 规范记录

患者神志清楚，诉头晕、乏力；右下第一前磨牙及第二前磨牙处牙龈仍有少许渗血；胸腹部及四肢皮肤多处可见散在瘀点、瘀斑。生活自理能力评分为 95 分，为轻度依赖；跌倒风险评估为低风险，但患者存在跌倒隐患，需警惕。按医嘱给予 NS 250 ml + 酚磺乙胺 2.0 ml 静脉滴注，配置 NS 50 ml + 制霉菌素 5 片漱口液三餐前后漱口保持口腔清洁，勿剔牙。嘱患者多卧床休息，选择凉流质饮食，避免搔抓皮肤及碰伤，预防出血。

（二）患者复查血常规，检验科报危急值

1. 问题记录

患者血常规危急值回报 PLT10 $\times 10^9/L$，报告值班医生，遵医嘱给予交叉配血，申请血小板 12U。

2. 质控分析

（1）血常规回报危急值未评估患者的症状。

（2）无相对应的风险预防健康教育。

3. 规范记录

患者血常规危急值回报 PLT 10 $\times 10^9/L$，右下第一前磨牙及第二前磨牙处牙龈仍有少许渗血，约 1 ml。胸腹部及四肢皮肤多处可见散在瘀点、瘀斑，范围无扩大，其余皮肤黏膜无新出血点。主诉乏力，但无头晕、头痛及血便情况。遵医嘱给予交叉配血，申请血小板12U。嘱患者卧床休息，留陪护1人，防外伤及跌倒。

（三）医生行骨髓穿刺术协助诊疗护理记录

1．问题记录

协助医生常规消毒下行骨髓穿刺术，过程顺利。嘱患者注意休息，留陪护1人，上床栏防跌倒。

2．质控分析

（1）未描述骨髓穿刺部位。

（2）健康教育应体现个体化及专科特色。

3．规范记录

15：00协助医生在局麻下取髂后上棘点行骨髓穿刺术，术后标本立即送检，穿刺点予无菌纱布保护。嘱患者穿刺后1 h内卧床休息，主动体位，72 h内保持穿刺点敷料清洁干燥，留陪护1人，上床栏防跌倒。

（四）患者血小板计数较低，需应用激素及输血治疗

1．问题记录

遵医嘱予泼尼松50 mg口服，输B型血小板12U，输血前予地塞米松3 mg静脉注射，NS 250 ml冲管。血小板12U输注完毕，过程顺利。

2．质控分析

（1）未追踪骨髓检查结果。

（2）未对用药及输血后的效果进行评估。

3．规范记录

当日复查血常规示：PLT 32×10^9/L；骨髓检查结果回报：符合免疫性血小板减少症。遵医嘱予泼尼松50 mg口服，输B型血小板12U，输血前予地塞米松3 mg静脉注射。血小板12U输注完毕，过程顺利。患者诉乏力减轻，牙龈出血明显减少。

三、患者病情趋于稳定，拟今日出院

1. 问题记录

患者神志清，经治疗后病情好转，当日遵医嘱出院。已行出院指导。

2. 质控分析

未描述患者出院时的状况评估及专科健康指导内容。

3. 规范记录

患者神志清楚，经治疗后牙龈出血停止，胸腹部及四肢皮肤瘀点、瘀斑消退，复查血常规提示：PLT 92×10^9/L，当日遵医嘱出院。已行出院健康教育，特别指导：①按时饭后服药，激素勿随意减量及停药，服药期间注意监测血糖、血压；②不应服用可能引起血小板减少或抑制其功能的药物，特别是非甾体类抗炎药，如阿司匹林等；③定期门诊随访，复查血常规及电解质，如有皮肤黏膜出血、月经量明显增多、视力改变、头痛等表现及时就医。

（王堂香　林芳）

参考文献

[1] 王建祥. 中国成人血小板减少症诊疗专家共识 [J]. 中国内科杂志，2020，59（7）：498-510.

[2] 徐星萍. 血液科护理基本知识与技能820问 [M]. 北京：科学出版社，2010.

[3] 尤黎明，吴瑛. 内科护理学 [M]. 第7版. 北京：人民卫生出版社，2022.

[4] 杨晓慧. 免疫性血小板减少性紫癜的发病机制与临床护理 [J]. 医药前沿，2021，11（6）：191-192.

肾脏疾病

第一节 肾病综合征

【病例】

患者，男，56 岁，因"双下肢、阴囊水肿 10 天"就诊。实验室检查：血清总蛋白 33.6 g/L，血浆白蛋白 10.4 g/L，血清总胆固醇 17.01 mmol/L，甘油三酯 4.19 mmol/L，低密度脂蛋白胆固醇 12.45 mmol/L，血肌酐 55 μmol/L，尿素 5.27 mmol/L；尿蛋白（+++），尿镜检红细胞 14/μL，尿镜检白细胞 21/μL。患者既往无高血压、糖尿病病史。门诊以"肾病综合征"收入院。

【概述】

肾病综合征（nephrotic syndrome，NS）指由各种肾脏疾病所致的，以大量蛋白尿（尿蛋白 > 3.5 g/d）、低蛋白血症（血浆白蛋白＞30 g/L)、水肿、高脂血症为临床表现的一组综合征。按病因可分为原发性和继发性两大类。原发性肾病综合征指原发于肾脏本身的肾小球疾病，主要发病机制为免疫介导性炎症所致的肾损害。继发性肾病综合征指继发于全身性或其他系统疾病的肾损害，如系统性红斑狼疮、糖尿病、过敏性紫癜、肾淀粉样变性、多发性骨髓瘤等。

成年人肾病综合征的发生率为每年每10万人中新增加3例患者，儿童肾病综合征相对成人的发生率更高，大约是成人的15倍。近年来，肾病综合征的流行病学特征发生了明显改变，特别是继发性肾病综合征的发生率明显增加，老年、糖尿病、肿瘤患者及妊娠女性肾病综合征的发生率呈增长趋势，且治疗困难，预后差，家庭经济负担重，应予以关注。

【护理评估】

一、入院首次护理评估

（一）专科评估

1. 问题记录

患者因"双下肢、阴囊水肿10天"入院。实验室检查显示：低蛋白血症，尿蛋白（＋＋＋），高脂血症。

2. 质控分析

（1）应关注水肿性质及水肿部位皮肤、血运等情况。

（2）针对疾病特有的实验室相关检查结果应描述具体内容。

3. 规范记录

患者精神疲倦，诉乏力，双下肢呈中度凹陷性水肿，阴囊水肿，皮肤完好无破损，肢体末端循环良好；解泡沫样尿，每天尿量大约700 ml，未见肉眼血尿。实验室检查：尿蛋白（＋＋＋），血浆白蛋白10.4 g/L，血清总胆固醇17.01 mmol/L，甘油三酯4.19 mmol/L，低密度脂蛋白胆固醇 12.45 mmol/L，血肌酐 55 μmol/L，尿素 5.27 mmol/L。双下肢血管彩超未见异常。

（二）护理处置

1. 问题记录

密切观察患者的病情变化。

2. 质控分析

（1）患者水肿期应指导卧床休息，同时每天监测体重是观察及评价水肿消退的重要指标。

（2）血液浓缩及高脂血症使血液黏稠度增加，易发生肾静脉血管内血栓形成和栓塞，应给予预防静脉血栓相关知识及蛋白饮食指导。

3. 规范记录

指导患者卧床休息，限制水钠的摄入，每天监测体重，保持皮肤清洁，做好预防深静脉血栓相关宣教，选择优质高蛋白饮食。

二、住院关键环节的护理记录

（一）入院时护理记录

1. 问题记录

遵医嘱予一级护理，测血压 q8h，记 24 h 尿量，予低盐饮食，指导进食清淡、易消化的食物，禁油炸、辛辣的食物。已做好入院健康宣教。

2. 质控分析

（1）患者入院的风险评估应描述存在高风险的项目及相关处理。

（2）饮食宣教等健康教育应体现个体化及专科特色。

3. 规范记录

患者精神疲倦，诉乏力，双下肢呈中度凹陷性水肿，阴囊轻度水肿，肢端循环良好，皮温正常，能触及足背动脉搏动。给予双下肢抬高至30°，阴囊用软毛巾托起减少与大腿皮肤之间的摩擦，全身皮肤无损伤及感染情况。VTE风险评估3分，营养风险筛查4分。特别指导：肢体适当活动，预防静脉血栓；注意个人卫生，避免受凉；饮食高热量、低盐低脂、优质蛋白。患者及家属表示理解、配合。遵医嘱予一级护理，测血压q8h，记24 h尿量，利尿消肿每天体重下降0.5~1.0 kg为宜，20%人血白蛋白50 ml静脉滴注，请营养科会诊。

（二）医生行肾活检术，明确肾小球病变的病理类型

1. 问题记录

患者安返病区，生命体征平稳，指导卧床休息。

2. 质控分析

（1）手术时间、方式、术后并发症的预防措施未体现。

（2）对出血的观察要点未描述。

3. 规范记录

患者11:00在超声科B超定位下行肾活检术，术后穿刺点予创可贴保护。术后12:30安全返回病房，T 36.4℃，P 76次/分，R 18次/分，BP 120/70 mmHg。主诉腰部酸胀感，观察穿刺点处无血肿情况。指导硬板床仰卧位，绝对卧床休息24 h，腰部制动6 h，四肢可缓慢小幅度放松、活动。指导饮用温开水600 ml，分3次饮完，每小时饮水200 ml。观察尿液颜色的变化，每小时按医嘱留取3杯尿标本送检。

（三）按医嘱使用糖皮质激素治疗的记录

1. 问题记录

遵医嘱予NS 100 ml + 甲泼尼龙粉针80 mg静脉滴注，嘱其注意休息，避免劳累。

2. 质控分析

（1）未评估患者的精神状态、营养状况，水肿的范围，皮肤、

体重等情况。

（2）使用糖皮质激素应观察用药的不良反应。

3. 规范记录

患者神志清楚，诉乏力。24 h 尿量 2 800 ml，体重较入院时减轻 1 kg，双下肢水肿及阴囊水肿明显消退，肢端循环良好。肾活组织病理检查结果；膜性肾病。实验室检查：血钾 3.6 mmol/L，血浆白蛋白 21.7 g/L，尿蛋白（＋＋＋）。遵医嘱给予 NS 100 ml + 甲泼尼龙粉针 80 mg 静脉滴注。告知患者及家属激素的副作用：满月脸、多毛、高血压、骨质疏松等。减轻患者的心理负担。

三、经过治疗，患者病情好转，拟择日出院

1. 问题记录

医嘱予办理出院。指导进食清淡、易消化食物，按时服药，定期门诊复查。

2. 质控分析

出院记录未能体现专科内容。

3. 规范记录

患者精神好，无乏力，双下肢及阴囊水肿已消退，今日出院，已行出院健康教育。特别指导：①遵医嘱服药，不可擅自增减或停用激素；②1 月内注意休息，适当活动，避免劳累、久坐、腰部用力、用力咳嗽、提重物及剧烈运动等；③保持环境及皮肤清洁，避免到人流聚集多的地方，注意保暖，避免感冒加重病情；④加强营养，指导进食牛奶、鸡蛋、鱼肉为主的优质蛋白（每天 0.8～1.0 g/kg）以及高热量、低脂、低盐、高膳食纤维饮食；⑤自我监测体重，定期复诊。

（张可妃 黄菊 林芳）

参考文献

[1] 尤黎明，吴瑛. 内科护理学［M］. 第6版. 北京：人民卫生出版社，2017.

[2] 葛均波，徐永健，王辰. 内科学［M］. 第9版. 北京：人民卫生出版社，2018.

[3] 程娟. 临床专科护理理论与实践［M］. 郑州：河南大学出版社，2020.

[4] 顾慧颖. 针对性护理干预对肾病综合征影响探究［J］. 中国城乡企业卫生，2022，37（10）：184-185.

[5] 李兴梅，张俊玲，刘青，等. 循证护理在肾病综合征健康教育中的应用［J］. 云南医药，2022，43（5）：90-92.

[6] 杨学霞. 肾病综合征的三大护理方法［J］. 健康之家，2020（11）：82-83.

[7] 谢菁，贺鑫瑜，黄丽元，等. 护理文书质控本在神经内科护理文书质控管理中的应用［J］. 中医药管理杂志，2020，28（13）：95-96.

[8] 刘一娜. 健康宣教对肾穿刺活检术患者的效果研究［J］. 2022，37（7）：12-14.

[9] 周爱明，蒋佳玮，王春雨，等. B超引导下肾穿刺活检术后患者的临床护理［J］. 齐鲁护理杂志，2020，26（6）：118-120.

[10] 秦丽，梁珍珍，葛立宾，等. 社区老年衰弱综合征的影响因素研究［J］. 中国全科医学. 2020，23（5）：598-603.

[11] 谢院生，李清刚. 肾脏病学临床研究新进展［J］. 中国中西医结合肾病杂志. 2020，21（6）：471-473.

[12] 韩秀霞. 成人原发性肾病综合征患者心理安全感的临床意义研究［D］. 山东：山东大学，2019.

第二节　慢性肾脏病

【病例】

患者，男，34岁，因"双下水肿4天"就诊。门诊实验室检查：血肌酐1 575 μmol/L，二氧化碳结合力9.9 mmol/L，HGB 47 g/L，PLT 47×10^9/L。既往有IgA肾病病史5年，以"慢性肾脏病5期"入院。

【概述】

慢性肾脏病（chronic kidney disease，CKD）是指各种原因引起

的慢性肾脏结构和功能异常（肾脏损伤＞3个月），伴或不伴肾小球滤过率（GFR）下降，表现为肾脏病理学检查异常或肾脏损伤（血液、尿液成分异常或影像学检查异常），或不明原因的GFR下降［＜60 ml/（min·1.73 m²）］超过3个月。

目前慢性肾脏病已经成为世界各国所面临的重要公共卫生问题之一。我国发病率为9.4%～12.1%，患病率10.8%，患病人数近1.2亿。当肾小球滤过率小于10ml/min并有明显尿毒症表现，则应进行肾脏替代治疗，包括血液透析、腹膜透析和肾脏移植。血液透析和腹膜透析是目前尿毒症患者最主要的替代治疗，两者预期结局相当，临床上可互为补充。血液透析比腹膜透析费用略高，腹膜透析适于全职工作、理解能力强、心血管系统功能差、有全身出血倾向，或希望日常饮食、饮水限制较为宽松的患者。选择血液透析还是腹膜透析，主要基于患者个人意愿。肾移植是目前最佳的肾脏替代疗法，成功的肾移植可恢复正常的肾功能，但受到肾移植费用高、肾源等条件的限制。

【护理评估】

一、入院首次护理评估

（一）专科评估

1. 问题记录

患者神志清楚，慢性病容，面色苍白，诉头晕，双下肢水肿4天入院。既往有IgA肾病病史5年。

2. 质控分析

（1）未描述水肿部位及程度，尿量、体重增减情况。

（2）未描述相关的实验室检查及相应体征。

3. 规范记录

患者神志清楚，慢性病容，面色苍白，诉头晕，无视物模糊等，双下肢中度凹陷性水肿。实验室检查：血浆白蛋白 29.4 g/L，血肌酐 1 575 μmol/L，二氧化碳结合力 9.9 mmol/L，HGB 47 g/L，PLT 47×10^9/L，尿蛋白（＋＋＋）。每天尿量大约 300 ml，体重较起病前增加 2 kg，无牙龈出血，全身皮肤、黏膜无出血点、瘀斑。VTE 评估 1 分，为低危风险。既往有 IgA 肾病病史 5 年。

（二）护理处置

1. 问题记录

按内科常规一级护理，指导适当下床活动，预防深静脉血栓，密切观察病情变化。

2. 质控分析

（1）特别指导是针对患者个体疾病、生理和心理的指导。

（2）患者生化指标异常，重度贫血，此时指导患者下床活动不符合病情需求。根据患者目前的情况，应卧床休息，按医嘱给予相应急救治疗及护理。

（3）皮肤瘙痒是慢性肾衰竭最常见的症状之一，皮肤受损后容易并发感染，因此皮肤护理的宣教尤为重要。

3. 规范记录

严格限制水钠摄入，遵守量出为入原则，摄入量＝前一天尿量＋500 ml；指导患者卧床休息，床上行主动踝泵运动以预防深静脉血栓；修剪指甲，做好皮肤护理。

二、住院关键环节的护理记录

（一）入院时护理记录

1. 问题记录

患者神志清楚，双下肢水肿，血肌酐 1 575 μmol/L。嘱其卧床休息，避免劳累，防跌倒及坠床，密切观察病情变化。

2. 质控分析

（1）患者出现异常症状体征，均应当有客观查体及相对应的处理。

（2）健康教育应体现个体化及专科特色，及时评价健康教育效果。

3．规范记录

患者神志清楚，慢性病容，面色苍白，主诉乏力、头晕，无视物旋转。P 88 次/分，BP 172/92 mmHg，HGB 47 g/L，CREA 1 575 μmol/L，二氧化碳结合力 9.9 mmol/L，PLT 47×10^9/L。遵医嘱予硝苯地平控释片 30 mg 口服，5% 碳酸氢钠注射液 125 ml 静脉滴注，呋塞米注射液 20 mg 静脉推注；经双人核对行交叉配血，申请同型红细胞悬液 4 U，血小板 12 U。自理能力评估为中度依赖，压力性损伤风险评估中风险，跌倒风险评估高危，营养风险评估 5 分。均已行相关健康宣教。指导卧床休息，避免抓挠皮肤，预防感染，患者及家属表示理解。

（二）行腹膜透析导管置入术

患者需透析治疗，依据肾脏病一体化治疗方案原则，经与患者及家属沟通后，患者及家属选择腹膜透析，行腹膜透析导管置入术。

1．问题记录

患者术后安返病区，带回腹膜透析导管 1 条，固定好，切口敷料无渗血。指导其卧床休息，按医嘱给予腹膜透析治疗。

2．质控分析

（1）手术名称应规范描述，记录手术麻醉方式、术毕返回病房时间、麻醉清醒状态、交接时的临床症状与体征。

（2）"切口敷料无渗血"描述错误，应为"导管出口处敷料外观干净"。

（3）行护理评估后，描述评分情况，应体现相对应的护理措施及健康教育内容。针对疾病病种及手术方式重点向患者及家属介绍术后健康教育的内容。

3. 规范记录

8：30 患者在局麻下行腹膜透析导管置入术，于 10：30 返回病房。其神志清楚，右中下腹可见 1 条腹膜透析导管，导管出口处敷料外观干净，给予腹腰带固定腹膜透析导管，受压处皮肤完好。心电监护示：HR 86 次/分，R 18 次/分，BP 150/80 mmHg，SpO₂ 98%。遵医嘱鼻导管吸氧 3 L/min，予 1.5% 低钙腹膜透析液 1 000 ml，分 2 次经腹膜透析导管冲洗腹腔，观察冲洗废液是否清亮，有无术后腹腔出血情况。自理能力评估为中度依赖。特别指导：床头抬高 15°～30°，嘱患者手术当天卧床休息，勿抬高下肢及盘腿，可左右翻身。行腹膜透析相关宣教及发放宣教资料小册。

（三）腹膜透析护理记录

1. 问题记录

患者无乏力，无头晕，双下肢水肿较前明显消退，按时给予腹膜透析治疗，已做好相关健康宣教内容。

2. 质控分析

（1）评估记录治疗、护理措施及护理效果：如体重，超滤量。

（2）需关注患者及家属对腹膜透析知识及操作步骤的掌握情况。

3. 规范记录

患者腹膜透析冲洗废液清亮，透析导管出口处清洁、干燥，无腹腔出血情况。遵医嘱给 1.5% 低钙腹膜透析液 1 000 ml 间歇性腹膜透析，24 h 超滤量为 680 ml，尿量 300 ml，体重较昨日减轻 0.2 kg。向患者及家属讲解腹膜透析操作原理，示范操作步骤，反复强调清洁和无菌的观念及重要性。

（四）居家腹膜透析知识、操作培训及考核

患者病情稳定，进行居家腹膜透析知识及操作的培训及考核。

1. 问题记录

患者精神好，无乏力，双下肢水肿明显消退。进行床边腹膜透析换液操作培训。

2. 质控分析

（1）未描述患者腹膜透析超滤效果。

（2）未体现规范、系统的居家腹膜透析培训内容，同时需评估患者是否掌握。

3. 规范记录

患者精神好，无乏力、头晕，双下肢水肿已消退，P 80 次/分，R 18 次/分，BP 122/86 mmHg。实验室检查：血肌酐 992 μmol/L，二氧化碳结合力 20.1 mmol/L，血白蛋白 29.6 g/L，HGB 67 g/L。由腹膜透析专科护士给予患者及家属系统化、规范化的居家腹膜透析课程培训：环境准备、手卫生、透析换液操作、透析废液的观察与超滤量计算并记录、腹膜透析相关性腹膜炎的判断、出现异常情况的处理措施。拟考核合格后方可出院。

三、患者出院

患者病情好转，拟择日出院。

1. 问题记录

患者当日出院。遵医嘱规律腹膜透析治疗，按时服药，如有不适，门诊随诊。

2. 质控分析

未评价患者及家属对家庭腹膜透析的掌握程度及专科性出院指导。

3. 规范记录

患者精神好，病情稳定，已通过居家腹膜透析理论及操作考核，邀请患者微信加入科室"肾友群"。患者当日出院，已行出院健康教育。特别指导：①遵医嘱服用药物，勿擅自停药。②腹膜透析治疗方案为持续非卧床腹膜透析，每天 4 次，每次使用 1.5% 低钙腹膜透析液 2 000 ml 留腹。③指导使用腹带安放透析管，避免牵拉，禁止盆浴、游泳，淋浴前使用肛袋把透析管封闭好，保持导管出口处的干燥；保持环境及皮肤清洁，避免腹膜炎的发生；外接短管每6个月更换1次。④饮食以优质蛋白、足够热量、高膳食纤维食物为主，避免高磷食物，控制饮水，量出为入。⑤1个月内返院复诊，如有不适及时就诊。

（张可妃　林芳）

参考文献

[1] 尤黎明，吴瑛. 内科护理学［M］. 第6版. 北京：人民卫生出版社，2017.

[2] 葛均波，徐永健. 内科学［M］. 第9版. 北京：人民卫生出版社，2018.

[3] 钟慧. 腹膜透析相关并发症及护理［M］. 成都：四川科学技术出版社，2021.

[4] 洪春兰. PDCA循环法在提高中医护理文件书写质量中的作用［J］. 中医药管理志，2022，30（12）：166-168.

[5] 金丽，范凤燕. 饮食护理在肾脏病患者中的效果［J］. 家庭生活指南，2021，37（10）：85-86.

[6] 李德勤，张瑾，曹竹如，等. 病房-门诊-家庭医护一体化管理对慢性肾脏病患者负性情绪和自我护理能力的影响［J］. 安徽医学，2021，42（11）：1302-1305.

[7] 王丽华. 慢性肾衰竭腹膜透析患者自我效能感的影响因素［J］. 河南医学研究，2022，31（21）：3905-3908.

[8] 胡园园. 持续非卧床腹膜透析患者营养风险现状及其影响因素的分析［D］. 承德：承德医学院，2021.

[9] 梅长林.《中国围透析期慢性肾脏病管理规范》解读［J］. 中国实用内科杂志，2021，41（11）：954-959.

第七章

免疫系统疾病

第一节　类风湿关节炎

【病例】

患者，女，69 岁，因"多关节疼痛 3 年，加重 4 天"，以"类风湿关节炎"从急诊用平车推送入院。

【概述】

类风湿关节炎（rheumatoid arthritis，RA）是一种以慢性、对称性、多发性关节炎为主要表现的自身免疫性疾病。其基本病理改变为滑膜炎。RA 的临床表现主要为外周关节疼痛、肿胀和活动受限，严重者可有关节畸形和功能障碍，以手指关节为主。部分患者可有类风湿结节、类风湿血管炎和器官、系统受累。

【护理评估】

一、入院首次护理评估

(一) 专科评估

1. 问题记录

患者神志清楚，情绪稳定，自诉晨起双手感僵硬，双手指关节疼痛，双肩关节疼痛。双手 X 线示：关节间隙变窄。予健康教育，指导患者练习手指操。

2. 质控分析

（1）未描述晨僵持续时间。晨僵持续时间超过 1 h 可作为本病活动的主观指标之一，应予以重视。

（2）未明确描述双手指疼痛的具体部位。RA 累及双手的部位常为腕、掌指关节、近端指间关节。

（3）未描述关节疼痛的强度，是否有肿胀及活动受限。RA 的疼痛时轻时重，且多为对称性、持续性；关节肿胀和结构破坏会导致活动受限。

（4）RA 急性期，关节疼痛尚未控制时，应以卧床休息为主，限制受累关节活动，故而暂不宜进行关节功能锻炼。

3. 规范记录

患者神志清楚，情绪稳定，自诉晨起双手感僵硬，持续约 1 h 后逐渐缓解；左手第二掌指关节、右手第三指间关节肿胀；双腕关节、左手第二和第四掌指关节、第二和第三近端指间关节、右手第二和第三掌指关节、第三近端指间关节疼痛，屈曲活动受限，疼痛评分为 4 分，生活自理能力评分为 70 分。双手 X 线示：关节间隙变窄。指导患者卧床休息，减少受累关节活动。

（二）护理处置

1. 问题记录

特别指导：疫情防控指导。

2. 质控分析

（1）特别指导是针对该患者个体疾病、生理和心理的指导。

（2）疫情防控指导作为常态化管理，是针对所有患者的，而对该患者无针对性，未体现专病宣教特色。

3. 规范记录

指导患者卧床休息，保持关节功能位，预防跌倒。

二、住院关键环节的护理记录

1. 入院时护理记录

（1）问题记录：患者神志清楚，诉双手关节疼痛明显，遵医嘱予美洛昔康 7.5 mg 口服。查体见双手腕关节、左手第二掌指关节、右手第三指间关节肿胀，屈曲活动受限，四肢肌力 5 级。静脉血栓栓塞症风险评分为 3 分，为中度危险；生活自理能力评分为 70 分，为轻度依赖；跌倒风险评分为 6 分，为高度危险；压力性损伤风险评分为 18 分，为轻度危险。行相关健康宣教；自主体位休息，行安全宣教，家属床旁陪护。

（2）质控分析：①入院时护理记录应根据主要护理问题优先的原则。②患者出现异常体征/主诉，均应认真评估患者的感受，详细记录客观查体及作相对应的处理。③健康教育应体现个体化及专科特色，及时评价健康教育效果。

（3）规范记录：患者神志清楚，诉双手关节疼痛明显，疼痛评分 6 分，遵医嘱予美洛昔康 7.5 mg 口服后 1 h 复评，疼痛评分为 3 分。查体见左手第二掌指关节、右手第三指间关节肿胀；双腕关节，左手第二和第四掌指关节、第二和第三近端指间关节，右手第二和第三掌指关节、第三近端指间关节疼痛，屈曲活动受限，四肢肌力 5 级。实验室检查示：C 反应蛋白 68.6 mg/L。类风湿关节炎疾病活动度 DAS28 评分为 5.16，提示重度疾病活动，给予甲氨蝶呤 10 mg qw 口服。指导患者遵医嘱服药，预防感染。跌倒/坠床风险评分为 6 分，为高度危险，指导患者卧床休息，适时床挡保护，防止跌倒/坠床；静脉血栓栓塞症风险评分为 3 分，为中度危险；压力性损伤风险评分为 18 分，为轻度危险；生活自理能力评分为 70 分，为轻度依赖。指导患者适宜活动，多饮水。患者及家属对健康宣教的内容表示理解。

2. 住院期间拟行生物制剂治疗的护理记录

（1）问题记录：患者神志清楚，精神差，仍诉晨僵、多关节疼痛明显，夜间入睡困难。遵医嘱行生物制剂治疗，未诉不适。

（2）质控分析：患者 RA 关节症状明显，记录中未体现患者晨僵持续时间、关节疼痛强度；行生物制剂治疗，未体现生物制剂具体名称以及生物制剂治疗前的评估以及治疗过程中的观察、治疗后的健康宣教等。

（3）规范记录：患者神志清楚，精神差，诉晨起双手活动不灵便，持续约 1 h 后缓解，自诉多关节疼痛明显，夜间睡眠受到影响。疼痛评分为 8 分。查体见左手第二掌指关节，右手第三指间关节肿胀；双腕关节，左手第二和第四掌指关节、第二和第三近端指间关节，右手第二和第三掌指关节、第三近端指间关节疼痛，屈曲活动受限，类风湿关节炎疾病活动度 DAS28 评分 5.16。遵医嘱给予托珠单抗 480 mg 静滴。输注前测量 T 36.5℃，P 80 次/分，R 18 次/分，BP 128/82 mmHg，院外已行 PPD 皮试阴性，无咳嗽、咳痰等不适。输注中无心悸、气促、皮疹等表现；输注后测量 T 36.4℃，P 78 次/分，R 18 次/分，BP 125/80 mmHg。指导患者卧床休息，注意个人清洁卫生，预防感染，患者表示理解，予以配合。

3. 拟出院，指导患者关节功能锻炼的护理记录

（1）问题记录：患者神志清楚，于床旁行关节功能锻炼操指导。

（2）质控分析：RA 关节功能锻炼应于缓解期进行，未描述疾病活动度或患者目前的状况；RA 关节功能锻炼包括肌肉力量训练、关节灵活度和身体平衡协调等，上述记录缺乏针对性。应在充分评估患者病情后，遵循循序渐进、量力而行、持之以恒的原则，对患者实施针对性关节、肌肉锻炼。

（3）规范记录：患者神志清楚，诉晨起关节僵硬感，持续时间约 30 min，关节疼痛不明显。查体见双腕及双手指各关节肿胀消失，疼痛评分为 0 分。复查反应蛋白 7.62 mg/L。类风湿关节炎疾病活动度 DAS28 评分为 1.74，为低疾病活动度。指导患者行关节功能锻：指关节操、腕关节操、肘关节操、肩关节操各 3 组，每组 15 ～ 20 次，锻炼时间 15 min，患者未诉不适。

三、患者出院

经过治疗，患者病情趋于稳定，拟择日出院。

1. 出院护理记录

（1）问题记录：患者神志清楚，遵医嘱今日出院。已行出院指导。

（2）质控分析：出院指导无针对性，未体现专病宣教特色。

（3）规范记录：患者神志清楚，情绪稳定，精神可，拟今日出院。已行出院健康教育。特别指导：①本病为慢性终身性疾病，需坚持长期规范治疗。②遵医嘱服药，掌握改善病情抗风湿药的作用及不良反应，避免漏服、自行停药。③遵医嘱定时进行生物制剂输注治疗，输注前应排除感染并经严格医学评估。④掌握关节功能锻炼和运动的方法并按计划进行训练，如疾病缓解期可适当锻炼，每天定时做全身和局部相结合的关节运动。活动前先进行局部热敷和

按摩，活动的幅度和时间根据自身情况而定，以不感劳累和疼痛为度。⑤掌握自我评估的内容和方法，并及时记录。⑥加强营养以提高机体免疫力。⑦如有不适请及时就近就诊。

（李雪梅　王英）

参考文献

[1] 陈红，梁燕，王英. 风湿免疫科护理手册［M］. 北京：科学出版社，2015.

[2] 卿平英，刘毅. 生物制剂在类风湿关节炎应用中的感染风险评估与选择［J］. 西部医学，2019，31（8）：1305 - 1308.

[3] 方霖楷，黄彩鸿，谢雅，等. 类风湿关节炎患者实践指南［J］. 中华内科杂志，2020，59（10）：772 - 780.

[4] 风湿免疫疾病慢病管理全国护理协作组. 类风湿关节炎患者的慢病管理专家共识（2014 版）［J］. 中华风湿病学杂志，2016（2）：127 - 131.

[5] 葛均波，徐永健，王辰. 内科学［M］. 第9版. 北京：人民卫生出版社，2018.

[6] 尤黎明，吴瑛. 内科护理学［M］. 第6版. 北京：人民卫生出版社，2017.

第二节　系统性红斑狼疮

【病例】

患者，女，37 岁，关节疼痛 1 年，面部红斑 6 月，加重伴双下肢水肿 1 月，以"系统性红斑狼疮"入院。

【概述】

系统性红斑狼疮（systemic lupus erythematosus，SLE）是一种系统性自身免疫性疾病，以全身多系统多脏器受累、体内存在大量自身抗体为主要临床特点，属于混合性结缔组织病的范畴。其临床表现复杂多样。肾脏是最易受损的脏器，SLE 的主要死亡原因为感染、狼疮肾炎、狼疮脑病等。

【护理评估】

一、入院首次护理评估

（一）专科评估

1. 问题记录

患者神志清楚，贫血貌，感全身乏力、关节疼痛，面部及四肢散在红斑，双下肢水肿。

2. 质控分析

（1）"贫血貌"应描述为具体的体征，同时需描述实验室检查结果。

（2）关节疼痛未描述具体部位及疼痛程度。关节疼痛为风湿性疾病的常见表现，但不同疾病的疼痛部位、性质和程度有差异，因此要记录清楚，以利于鉴别诊断。

（3）面部及四肢散在红斑描述欠清晰。SLE 的皮肤表现包括面部蝶形红斑、盘状红斑、甲周红斑等，应写明具体位置、性质和范围。

（4）双下肢水肿未描述水肿程度与性质。SLE 累及全身多系统多脏器，常见的水肿原因可能为肾性水肿或心源性水肿，表现各不相同，因此应具体描述。

（5）护理记录应根据主要护理问题优先排序，即"首优"原则，依次记录。

（6）SLE 累及多脏器，临床表现复杂多样，书写时可按照系统表现或者参照症状、体征、评估、处置的逻辑顺序进行。

3. 规范记录

患者神志清楚，诉双手第二指间关节疼痛，疼痛评分 2 分，活动自如；双眼睑苍白；面部可见蝶形红斑，红斑高出皮肤，偶有痒感；双手指端散在点状红斑，左侧无名指端见小结节，有触痛；双

275

下肢膝以下凹陷性水肿。自诉活动后疲乏感明显，四肢肌力 5 级。辅助检查示：HGB 62 g/L，ANA 1∶1000，抗 dsDNA 抗体（＋）[1]，抗 SM 抗体（＋），C3、C4 降低，24 h 尿蛋白定量 4 g。指导患者卧床休息，预防跌倒。

（二）护理处置

1. 问题记录

特别指导：加强皮肤护理。

2. 质控分析

（1）特别指导是针对该患者个体疾病、生理和心理的指导。

（2）"加强皮肤护理"范围太广，对该患者无针对性，未体现专病宣教特色。

3. 规范记录

指导患者保持皮肤清洁和完整。

二、住院关键环节的护理记录

1. 入院时护理记录

（1）问题记录：患者神志清楚，情绪稳定，贫血貌，诉多关节疼痛，活动后感乏力，四肢肌力 5 级，面部及四肢散在红斑。双下肢水肿明显，行生活自理能力评估，评分为 60 分，为中度依赖；行跌倒风险评估，评分为 4 分，为高度危险；行压力性损伤风险评估，评分为 14 分，为中度危险。行相关健康宣教；自主体位休息，行安全宣教，予床挡保护。

（2）质控分析：①入院时护理记录应根据主要护理问题优先的原则。②患者出现异常体征/主诉，均应该有客观查体及相对应的健康教育。③健康教育应体现个体化及专科特色，及时评价健康教

---

① ANA：抗核抗体；抗 dsDNA 抗体：抗双链 DNA 抗体。

育效果。

（3）规范记录：患者神志清楚，情绪稳定，诉双手第二指间关节疼痛，能忍受，轻微活动即感乏力。查体见双眼睑苍白，面部蝶形红斑，双手指端散在点状红斑，左侧无名指端见有触痛的小结节，双下肢膝关节以下凹陷性水肿，四肢肌力 5 级。疼痛评分 2 分；跌倒/坠床风险评分 6 分，为高度危险；压力性损伤风险评分 14 分，为中度危险；静脉血栓栓塞症风险评分 3 分，为中度危险；生活自理能力评分为 60 分，为中度依赖；系统性红斑狼疮疾病活动度SLEDAI 评分 18 分，为重度活动。指导患者选用清水清洁皮肤，保证营养摄入；预防跌倒/坠床、压力性损伤、静脉血栓。患者表示理解。

2. 住院期间使用糖皮质激素及免疫抑制剂的护理记录

（1）问题记录：患者神志清楚，精神差，当日加用甲泼尼龙200 mg 静脉输入，环磷酰胺 1.0 g 静脉输入治疗。指导患者多饮水。

（2）质控分析：记录中未体现患者目前状况及专科护理措施。糖皮质激素静脉输注时间不能少于 30 min；输注环磷酰胺有出血性膀胱炎的风险，应充分水化。因此应体现相应的评估、观察和具体的健康教育内容等。

（3）规范记录：患者神志清楚，精神差，双眼睑苍白，面部蝶形红斑，双下肢膝关节以下凹陷性水肿。查 24 h 尿蛋白定量 4 g。当日予甲泼尼龙 200 mg 静滴，40 滴/分；环磷酰胺 1.0 静滴，静脉补液 2 000 ml。输注前指导患者卧床休息，进食清淡饮食，每小时饮水 100～200 ml。患者感恶心，按计划于输注环磷酰胺 4 h 给予盐酸昂丹司琼注射液 4 mg 静脉注射后好转。输注结束时测 BP 118/76 mmHg，当日 9：00—17：00 饮水 800 ml，自解黄色清亮小便1 000 ml。继续观察。

三、患者出院

经过治疗，患者病情趋于稳定，拟择日出院。

出院护理记录：

（1）问题记录：患者神志清楚，遵医嘱今日出院。已行出院指导。

（2）质控分析：出院指导无针对性，未体现专病宣教特色。

（3）规范记录：患者神志清楚，情绪稳定，拟今日出院。已行出院健康教育。特别指导：①遵医嘱服药，了解所服用药物的用法、作用及不良反应，避免漏服，不可自行停药；②劳逸结合，适当运动；③掌握自我评估的内容和方法，并及时记录；④加强营养；⑤定期随访，如有不适，出现紧急情况请及时就近就诊。

（叶亚丽　王英）

参考文献

［1］中华医学会风湿病学分会，国家皮肤与免疫疾病临床医学研究中心，中国系统性红斑狼疮研究协作组. 2020 中国系统性红斑狼疮诊疗指南［J］. 中华内科杂志，2020，59（3）：172-185.

［2］陈红，梁燕，王英. 风湿免疫科护理手册［M］. 北京：科学出版社，2015.

［3］葛均波，徐永健，王辰. 内科学［M］. 第9版. 北京：人民卫生出版社，2018.

［4］尤黎明，吴瑛. 内科护理学［M］. 第6版. 北京：人民卫生出版社，2017.

第八篇

外科常见疾病护理关键环节的
文书要点

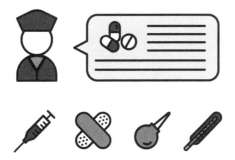

第一章

普外科常见疾病

第一节　急性胃穿孔

【病例】

患者，男，59 岁，因"无明显诱因出现上腹部疼痛 3 天，加重 2 小时"就诊。既往有慢性胃炎病史 20$^+$ 年，胃溃疡出血病史 2 年。查体：痛苦面容，全腹压痛、反跳痛，以上腹部剑突下为甚，腹肌紧张，呈"木板样"强直，移动性浊音阳性，肠鸣音减弱。腹部 CT 示：胃窦区穿孔伴腹腔少许积液、积气。急诊以"急性胃穿孔"收入院。

【概述】

急性胃穿孔（acute perforation of stomach）是临床常见外科急腹症，继发于溃疡、创伤破裂、炎症、肿瘤。其中胃溃疡穿孔最为常见，是胃溃疡的严重并发症，溃疡不断加深，穿透肌层、浆膜层，最后穿透胃而发生穿孔，常发生于胃十二指肠球前壁偏小弯侧或者近幽门的胃前壁，往往发生于夜间空腹或饱食后，可出现突发刀割样剧烈腹痛，且疼痛可迅速蔓延至全腹。该病起病急、病情重、变化快，需紧急处理，若未得到及时有效的治疗，还易引发腹腔感染、急性腹膜炎等并发症，危及患者的生命安全。该病多发生于冬春两季，可发生于任何年龄。

【护理评估】

一、入院首次护理评估

（一）专科评估

1. 问题记录

患者神志清楚，痛苦面容，主诉上腹部痛，有腹胀，无腹泻，伴有恶心、呕吐，呕吐物为胃内容物。腹部 CT 示胃窦区穿孔伴腹腔少许积液、积气。考虑急性胃穿孔。

2. 质控分析

（1）专科评估患者腹痛、腹胀，应记录发作时的诱发因素、部位、性质、程度、发作时间、加重和缓解因素、伴随症状等。

（2）应记录呕吐发生的时间、方式、呕吐次数、颜色、性质和量。

（3）患者出现异常的体征/主诉，均应该有客观查体的体现。

（4）患者腹痛，未描述原因。追问病史，患者胃炎病史 20$^+$ 年，曾有胃溃疡出血病史 2 年，长期口服药物治疗（具体药物不详）。

3. 规范记录

患者神志清楚，痛苦面容，主诉无明显诱因突发上腹部疼痛，呈阵发性刀割样疼痛，疼痛评分 5 分，伴有腹胀、恶心、呕吐，呕吐物为胃内容物，含有食物残渣，量约 400 ml。查体：全腹压痛、反跳痛，以上腹部剑突下为甚，腹肌紧张，呈"木板样"强直，移动性浊音阳性，肠鸣音减弱。既往有慢性胃炎病史 20 余年，胃溃疡出血病史 2 年，长期口服药物治疗（具体药物不详）。腹部 CT 示胃窦区穿孔伴腹腔少许积液、积气。考虑急性胃穿孔。

（二）护理处置

1. 问题记录

特别指导：胃穿孔疾病的相关健康宣教。

2. 质控分析

（1）特别指导是针对该患者个体疾病、生理和心理的指导。

（2）胃穿孔疾病的相关健康宣教太笼统，未体现专科特色及个体化的护理，应据患者目前的腹痛情况做好体位管理。

3. 规范记录

指导患者半卧床休息，暂禁食、禁饮，避免加重腹痛，勿紧张。

二、住院关键环节的护理记录

（一）入院时护理记录

1. 问题记录

患者由急诊平车送入院，带入右上肢静脉通道持续补液通畅，穿刺处无红肿及渗液，神志清楚，痛苦面容。患者诉突发上腹部疼痛，呈阵发性刀割样疼痛，疼痛评分 5 分，触及腹肌紧张、压痛、反跳痛，腹胀、恶心、呕吐。遵医嘱予以鼻塞吸氧 2 L/min。心电监护示：窦性心律，HR 96 次/分，R 22 次/分，BP 130/86 mmHg，SpO_2 98%。一级护理，家属 24 h 陪护，禁食、禁饮。生活自理能力评估为中度依赖；VTE 风险评估为低危；跌倒风险评估 50 分，为高危；压力性损伤风险评估为无风险。营养风险筛查 2 分。均已与患者及其家属沟通并交代相关注意事项及防范措施。

2. 质控分析

（1）入院时护理记录应根据主要护理问题优先，即"首优"排

序的原则，依次记录。

（2）患者出现异常体征/主诉均应有客观查体并行相关的处理措施。

（3）输注液体未具体描述药物名称、浓度及剂量。

（4）健康教育应体现个体化及专科特色，及时评价健康教育效果。

3. 规范记录

患者神志清楚，痛苦面容，诉上腹部疼痛，呈阵发性刀割样疼痛，疼痛评分 5 分，有腹胀、恶心、呕吐。查体：全腹压痛、反跳痛，以上腹部剑突下为甚，腹肌紧张，呈"木板样"强直，移动性浊音阳性，肠鸣音减弱。心电监护示：窦性心律，HR 96 次/分，R 22 次/分，BP 130/86 mmHg，SpO_2 98%。给予鼻塞吸氧 2 L/min，禁饮、禁食，留置胃管接负压器进行胃肠减压，胃管插入深度 55 cm，引出草绿色胃内容物约 50 ml，右上肢静脉通道予 NS 500 ml 静脉滴注，穿刺处无异常。生活自理能力评估 60 分，为中度依赖，协助生活护理；VTE 风险评估 3 分，为中危；跌倒风险评估 50 分，为高危。已行健康宣教，患者及家属表示理解并配合治疗。

（二）拟行急诊腹腔镜下行胃窦部穿孔修补术的护理记录

1. 术前护理记录

（1）问题记录：患者神志清楚，精神差，痛苦面容，面色苍白，出冷汗。患者诉腹痛症状较前加重，疼痛评分 6 分。拟行急诊手术；行术前宣教，患者及家属表示理解配合。

（2）质控分析：①未详细记录病情加重时的症状与体征。②术前应重点向患者及家属介绍术前健康教育内容。

（3）规范记录：患者神志清楚，痛苦面容，诉上腹部剧烈疼痛，呈持续性刀割样疼痛，疼痛评分 6 分，面色苍白，出冷汗，T 37.3℃，P 118 次/分，R 26 次/分，BP 100/65 mmHg。查体：被迫体位，全腹有明显的压痛、反跳痛，腹肌紧张，呈"木板样"强直，移动性浊音阳性，肠鸣音消失。立即完善术前准备，清洁术区皮肤，确认手术标记。特别指导：禁饮、禁食；介绍胃穿孔修补术的优点、方法、时间、注意事项，手术成功的病例，消除患者的紧张与焦虑情绪。

2. 术后护理记录

（1）问题记录：患者行"腹腔镜下胃窦部穿孔修补术"，术后安全返回病房。患者神志清楚，情绪稳定，半卧位休息。遵医嘱予持续鼻塞吸氧 2L/min 并安置床旁心电监护，心电监护示：窦性心律，HR 88 次/分，R 20 次/分，BP 130/81 mmHg，SpO_2 98%。患者盆腔引流管及腹腔引流管均固定妥善，引流出暗血性液体；伤口敷料清洁干燥，伤口周围无皮下气肿，带入镇痛泵持续泵入通畅；右前臂外周静脉穿刺处无异常。自诉无恶心、呕吐等不适。保留胃管妥善固定，有效负压，引流出黄绿色胃内容物；保留尿管固定妥善，引流出淡黄色、清亮小便。协助患者翻身，受压部位皮肤完好。VTE 风险评估为 3 分，为中风险；生活自理能力评分为 20 分，为重度依赖；跌倒风险评估为高危，疼痛评分为 2 分。行相关健康宣教。

（2）质控分析：①未描述麻醉方式、术毕返回病房的时间、麻醉清醒状态，术后临床症状与体征、引流液的量、引流管的详细情况等。②术中带回液体未描述其名称、浓度及剂量，未体现术中尿量情况。③行护理评估后，重度依赖、跌倒高风险、VTE 风险评分为中风险的患者应体现相对应的护理措施及健康教育内容。

（3）规范记录：患者当日 15：20 在全麻下行"腹腔镜胃窦部穿孔修补术"，术毕于 16：40 安全返回病房，神志清楚，精神差。遵医嘱予鼻塞吸氧 2 L/min。心电监护示：窦性心律，HR 88 次/分，R 20 次/分，BP 130/81 mmHg，SpO_2 98%。自诉无恶心、呕吐等不适。协助患者取半卧位，盆腔引流管及腹腔引流管均固定妥善，盆腔引流管引流出暗红色液体约 20 ml，腹腔引流管引流出暗红色液体约30 ml。伤口敷料清洁干燥，无皮下气肿。保留胃管妥善固定，有效负压，引流出黄绿色胃内容物约100 ml；保留尿管妥善固定，引流出黄色清亮尿液（术中尿液约1 000 ml）。术后带回镇痛泵持续静脉泵入，现输入液体为乳酸林格氏液500 ml（剩余200 ml）。右前臂外周静脉通道按计划静脉输液治疗，穿刺处无异常。VTE风险评估3分，为中风险，指导患者床上活动；生活自理能力评估20分，为重度依赖，给予生活护理；跌倒风险评估为高危，行预防跌倒/坠床等预防宣教。特别指导：6 h后患者可在床上进行四肢活动及床上排气操运动，可进少量温水，如有不适及时告知医护人员。

3. 术后病情稳定护理记录

（1）问题记录：患者神志清楚，精神可，情绪稳定。今日为术后第3天，肛门已排气，管床医生在床边无菌操作下拔除腹腔引流管及盆腔引流管，更换伤口敷料。密切观察，停心电监护及鼻塞吸氧。遵医嘱拔除胃管，无腹痛腹胀情况；遵医嘱拔除尿管，患者能顺利自解小便。行拔管后相关健康知识宣教，患者及家属表示理解。

（2）质控分析：记录患者病情变化时应同时记录给予处理后患者的变化和情况。如拔除胃管及腹腔引流管及盆腔引流管后，有无恶心、呕吐及腹痛、腹胀、肠鸣音情况。

（3）规范记录：今日为术后第3天，患者神志清楚，精神可，情绪稳定，体温37.0℃，未诉腹痛、腹胀。肛门已排气，腹腔引流管及盆腔引流管未见液体引出。主治医生拔除胃管及引流管后，患者无腹痛、腹胀，肠鸣音正常，更换伤口敷料，伤口无渗液，无红肿等。停心电监护、鼻塞吸氧，拔除尿管后患者自解小便100 ml。特别指导：拔胃管当日可饮少量水或米汤；如无不适，第2日进半量流质饮食，每次50～80 ml；第3日进全量流质饮食，每次100～150 ml；如无不适，第4日可进半流质饮食。食物宜温、软，少量多餐。

三、患者出院

经过治疗，患者已治愈，拟择日出院。

1. 问题记录

患者神志清楚，情绪稳定，精神食欲可，今日医嘱给予办理出院，做好出院指导。如有不适及时随诊。

2. 质控分析

出院健康教育未体现专病宣教特色。

3. 规范记录

患者神志清楚，精神可，情绪稳定，于今日出院，已行出院健康教育。特别指导：①指导患者少食多餐，进食规律。术后 1 个月内每日进食 5～6 次；3～6 个月恢复每日 3 餐。术后早期不宜食过甜饮食，餐后应平卧片刻。选择高营养，富含铁、钙、维生素的食物。应以易消化、软食为主，少食油炸、生冷、辛辣刺激性食物。②3 个月内避免重体力劳动，可进行适当的锻炼，如散步、慢跑、打太极等。③戒烟、戒酒。④出院 1 周后复查，复查时请务必带上出院证明书及有关检查材料。

（吴海葵　王振怡）

参考文献

[1] 李乐之，路潜. 外科护理学 [M]. 第 6 版. 北京：人民卫生出版，2019.
[2] 曾雪霞，许晓华. 快速康复外科理念对腹腔镜胃穿孔修补术患者术后胃动力及并发症的影响 [J]. 黑龙江医药，2020，33（3）：2.
[3] 晋文洁，胡燕. 浅述快速康复外科理念在腹腔镜胃穿孔修补术围术期护理中的应用效果 [J]. 中文科技期刊数据库（全文版）医药卫生，2022（2）：175-177.
[4] 王建新. 优质护理在急性胃穿孔患者围术期的应用效果 [J]. 中国民康医学，2020，32（4）：152-154.

第二节　急性阑尾炎

【病例】

患者，女性，26 岁，因"转移性右下腹疼痛 3 小时"就诊。查体：痛苦面容，右下腹压痛，反跳痛，无腹肌紧张。腰大肌试验阴性。血常规结果：WBC 21×10^9/L，N% 90%；彩超示阑尾异常回声改变，考虑急性阑尾炎。以"急性阑尾炎"急诊收入院。

【概述】

阑尾为一管状器官，远端为盲端，近端开口于盲肠。其内含有血管、淋巴管和神经，参与 B 淋巴细胞和 T 淋巴细胞的生成和成熟，具有一定的免疫功能。急性阑尾炎（acute appendicitis，AA）是引起急性腹部疼痛最常见的外科疾病之一，多种因素可导致阑尾急性炎症，如阑尾管腔阻塞、细菌入侵等。其在各个年龄段均可发病，以 20～30 岁的青壮年发病率最高，约占 40%；男性多于女性，比例为（2～3）:1；在儿童也极为常见，对于出现腹痛的儿童患者，约有 8% 属于急性阑尾炎。

【护理评估】

一、入院首次护理评估

（一）专科评估

1. 问题记录

患者 T 38.4℃，P 105 次/分，R 20 次/分，BP 120/74 mmHg。患者神志清楚，痛苦面容，诉右下腹疼痛，无腹胀、腹泻、恶心、呕吐。血常规结果：WBC 21×10^9/L，N% 90%；彩超示阑尾异常回声改变。考虑急性阑尾炎。

2. 质控分析

（1）专科评估患者腹痛应记录发作时的诱发因素、部位、性质、程度、发作时间、加重和缓解因素、伴随症状等。

（2）患者出现异常的体征/主诉，均应该有客观查体的体现。

3. 规范记录

患者 T 38.4℃，P 86 次/分，R 20 次/分，BP 120/74 mmHg，神志清楚，痛苦面容，精神疲倦，无头痛、头晕、寒战、腹胀、腹泻、恶心、呕吐等不适。其自诉 8 h 前进餐后既出现上腹部疼痛，逐渐移向脐周部疼痛，后转移至右下腹疼痛已 3 h，呈持续性刀割样疼痛，疼痛评分 4 分。查体：右下腹固定压痛、反跳痛，上腹部无疼痛、腹肌紧张；腰大肌试验阴性。血常规结果：WBC 21×10^9/L，N% 90%；彩超示阑尾异常回声改变，考虑急性阑尾炎。

（二）护理处置

1. 问题记录

特别指导：行阑尾炎疾病相关健康宣教。

2. 质控分析

（1）特别指导是针对该患者个体疾病、生理和心理的指导。

（2）阑尾炎疾病的相关健康宣教太笼统，未体现专科特色及个体化的护理，应据患者目前腹痛、体温异常情况做好相对应的健康宣教。

3. 规范记录

指导患者半卧位休息。体温 38.4℃，行物理降温。暂禁食、禁饮，避免加重腹痛。嘱患者勿紧张。

二、住院关键环节的护理记录

（一）入院时护理记录

1. 问题记录

患者由轮椅送入我科，神志清楚，急性面容，精神疲倦。其诉右下腹疼痛，疼痛评分 4 分。测体温 38.4℃，无腹胀、腹泻、恶心、呕吐等不适。遵医嘱予一级护理，禁食，家属 24 h 陪护，给予降体温、抗感染等对症支持治疗。生活自理能力评估 60 分，中度依赖；VTE 风险评估 2 分，为低危；跌倒风险评估 20 分，为低危；压力性损伤风险评估 22 分，为无风险；营养风险筛查 2 分。向患者行相关健康宣教。

2. 质控分析

（1）护理记录应根据主要护理问题优先，即"首优"排序的原则，依次记录。

（2）患者出现异常体征/主诉，均应该有客观查体、相对应的措施及效果评价。

（3）健康教育应体现个体化及专科特色，及时评价健康教育效果。

3. 规范记录

患者神志清楚，痛苦面容，精神疲倦，面色潮红。其自诉 8 h 前进餐后既出现上腹部疼痛，逐渐移向脐周部疼痛，后转移至右下腹已 3 h，呈刀割样疼痛，疼痛评分 4 分。无腹胀、腹泻、恶心、呕吐，也无头晕、头痛、寒战等不适。查体：右下腹固定压痛、反跳痛，上腹部无疼痛、腹肌紧张；腰大肌试验阴性。血常规结果：WBC 21×10^9/L，N% 90%。测体温 38.4℃，行物理降温，30 min 后复测体温为 37.4℃。遵医嘱静脉输入 NS 100 ml + 头孢唑林钠 2 g 抗感染治疗。生活自理能力评估 60 分，中度依赖，协助生活护理；VTE 风险评估 2 分，为低危；跌倒风险评估 20 分，为低危；营养风险筛查2分。均与患者及家属沟通并交代相关注意事项及防范措施。特别指导：禁饮食，禁水。患者及家属表示理解并配合治疗。

（二）患者拟行手术治疗

1. 术前护理记录

（1）问题记录：神志清楚，精神差，痛苦面容，诉腹痛症状较前加重，疼痛评分6分。已完善相关检查，拟行急诊手术。行术前宣教，患者及家属表示理解配合。

（2）质控分析：①未详细记录病情加重时的症状与体征。②应详述术前健康宣教的重点内容。

（3）规范记录：神志清楚，精神差，痛苦面容，诉右下腹疼痛难忍，呈持续性刀割样疼痛，疼痛评分6分。T 39.5℃，P 110次/分，R 26次/分，BP 120/62 mmHg。触诊：全腹肌紧张、压痛、反跳痛；腰大肌试验阳性。立即完善术前准备，清洁术区皮肤，确认手术标记。特别指导：禁饮、禁食；介绍腹腔阑尾切除术的优点、方法、注意事项，手术成功的病例，消除患者紧张与焦虑情绪。

2. 术后护理记录

（1）问题记录：患者行腹腔镜阑尾切除术术后安全返回病房。患者神志清楚，情绪稳定，精神差，半卧位休息。遵医嘱予持续鼻塞吸氧2 L/min，同时安置床旁心电监护，心电监护示：窦性心律，HR 80次/分，R 20次/分，BP 118/62 mmHg，SpO$_2$ 98％。患者盆腔引流管固定妥善，引流出暗血性液体，伤口敷料清洁、干燥，伤口周围无皮下气肿；左前臂外周静脉通道穿刺处无红肿及渗液，带入镇痛泵持续泵入通畅。自诉无恶心、呕吐等不适，遵医嘱按计划静脉补液及静脉营养支持治疗。保留尿管固定妥善，引流出淡黄色、清亮小便。协助患者翻身，受压部位皮肤完好。行非计划拔管风险评分为17分，为低风险；VTE风险评估为3分，为中风险；生活自理能力评分为20分，为重度依赖；压力性损伤风险评分为低风险；跌倒风险评估为高危，疼痛评分为1分。行相关健康宣教。

（2）质控分析：①应记录患者手术麻醉方式、术毕返回病房的时间、麻醉清醒状态、术后临床症状与体征、引流液的量、引流管的详细情况等，以及术中带回液体未描述液体名称、浓度及剂量。②行各项护理评估后，重度依赖、跌倒高风险的患者应体现相对应的护理措施及健康教育内容；对于非计划拔管低风险及 VTE 风险评分为中风险的患者仍应体现相应的健康教育内容。

（3）规范记录：患者 14:00 在全麻下行腹腔镜阑尾切除术，术毕于 15:30 安全返回病房，神志清楚，精神差，遵医嘱予鼻塞吸氧 2 L/min；同时安置床旁心电监护：窦性心律，HR 80 次/分，R 20 次/分，BP 118/62 mmHg，SpO_2 98%。其自诉无恶心、呕吐等不适。协助患者取半卧位休息，盆腔引流管固定妥善，引流出黄色液体约 10 ml，伤口敷料清洁、干燥，无皮下气肿；保留尿管固定妥善，引流出清亮淡黄色尿液。术后带回镇痛泵持续静脉泵入，现输注液体为乳酸林格氏液 500 ml（还剩 100 ml）；左前臂外周静脉通道按计划静脉输液治疗，穿刺处无异常。行非计划拔管风险评分为 17 分，为低风险；VTE 风险评估为 3 分，为中风险，指导患者床上活动；生活自理能力评分为 20 分，为重度依赖，给予生活护理；跌倒风险评估为高危，行预防跌倒/坠床等预防宣教。疼痛评分为 1 分。特别指导：6 h 后患者可在床上进行四肢活动及做排气操，可进少量温水，如有不适及时告知医护人员。

3. **术后病情稳定护理记录**

（1）问题记录：患者神志清楚，情绪稳定，精神可，体温正常。今日为术后第 2 天，肛门已排气，管床医生在床边无菌操作下拔除盆腔引流管，更换伤口敷料，密切观察。遵医嘱停心电监护及鼻塞吸氧，拔除尿管，患者能顺利自解小便。行拔管后相关健康知识宣教，患者及家属表示理解。指导患者在家属协助下于病房内自由步行 3 次并完成康复排气操至少 2 次。

（2）质控分析：诊疗调整后应记录患者相应的变化情况。

（3）规范记录：今日为术后第 2 天，患者神志清楚，精神可，体温 36.5℃，未诉腹痛、腹胀。肛门已排气，盆腔引流管未见液体引出，主治医生拔除引流管后，患者无腹痛、腹胀，肠鸣音正常。更换伤口敷料，伤口无渗液、红肿等。停心电监护、鼻塞吸氧，拔除尿管后患者自解小便 100 ml。特别指导：可进半流质饮食，宜选择面条、汤类等食物，每日饮水 2 000 ml 以上；做康复排气操至少 2 次，在病房内步行 3 次并逐渐增加活动时间。

三、患者出院

经过治疗，患者已治愈，拟择日出院。

1. 问题记录

患者精神尚可，遵医嘱予办理今日出院。向患者做好出院健康教育，不适立即随诊。

2. 质控分析

出院前未体现专病术后康复指导。

3. 规范记录

患者精神、食欲可，切口愈合好，无腹痛、腹胀。已行出院健康教育。特别指导：禁辛辣刺激性食物，少量多餐，避免过饱，保持情绪稳定，规律休息，避免劳累，1 周后复查，如有腹痛、腹胀、切口疼痛，应及时复诊。患者及家属理解并配合。

（吴海葵　王振怡）

参考文献

[1] 陈俊俊. 急性阑尾炎术后护理观察 [J]. 中外女性健康研究，2020（6）：171 – 172.

[2] 曹晓璐. 快速康复护理在腹腔镜阑尾炎患者围手术期中的应用观察 [J]. 中文科技期刊数据库（全文版）医药卫生，2021（1）：2.

[3] 方晶晶. 快速康复外科护理在急性阑尾炎围手术期的应用体会 [J]. 母婴世界. 2020（25）：134.

[4] 李乐之，路潜. 外科护理学 [M]. 第 6 版. 北京：人民卫生出版，2019.

［5］解红丽. 基于循证的快速康复外科概念在急性阑尾炎围术期护理中的应用体会
［J］. 东方药膳，2021（2）：155.

第三节　粘连性肠梗阻

【病例】

患者，女，60 岁，因"腹痛、腹胀伴恶心、呕吐、肛门停止排便、排气 5 天"就诊。患者 1 年前曾患急性阑尾炎，行阑尾切除术。腹部平片示：上腹部有液平面，提示肠梗阻 X 线征象。腹部 B 超示：腹内有少量积液声像图。血常规：WBC 17.5×10^9/L。急诊以"肠梗阻"收入院。

【概述】

粘连性肠梗阻（adhesive intestinal obstruction，AIO）是一种临床上常见的外科急腹病症，主要发生原因为腹部手术后、炎症或者受到创伤后，肠和肠道的其他组织粘连，进而导致肠管成角或腹腔内产生粘连。该疾病发病急、病情发展迅速，具有较高的发病率，有一定的致死率，对患者的生命安全造成了严重威胁。

【护理评估】

一、入院首次护理评估

（一）专科评估

1. 问题记录

患者神志清，精神疲倦，急性面容，诉腹部疼痛。疼痛评分5 分。肛门停止排便、排气，伴有恶心、呕吐，呕吐物为胃部内容物。腹部平片示：上腹部有液平面，提示肠梗阻 X 线征象。腹部

B 超示：腹内有少量积液声像图，肝、胆、脾、胰、双肾目前未见异常声像图。血常规：WBC 17.5×10^9/L。考虑粘连性肠梗阻。

2．质控分析

（1）专科评估患者腹痛应记录发作时的诱发因素、部位、性质、程度、发作时间和伴随症状等情况。

（2）伴有呕吐时应记录呕吐发生时间、方式、次数以及呕吐物的量和性质。

（3）患者出现异常的体征/主诉，均应该有客观查体的体现。

（4）粘连性肠梗阻的发生常在腹部手术、炎症或者受到创伤后，应描述患者既往是否有手术史或外伤史。

3．规范记录

患者神志清，精神疲倦，急性面容，诉腹部阵发性疼痛，呈刀割样。疼痛评分 5 分。肛门停止排便、排气 5 天，伴有腹胀，腹围 80 cm，恶心，喷射性呕吐，呕吐频繁，呕吐物为胃内容物，含有食物残渣，量约 300 ml。查体：腹部略膨隆，脐周及上腹部压痛，无腹肌紧张，叩诊呈鼓音，移动性浊音阴性；听诊肠鸣音亢进。既往史：1 年前行阑尾切除术，术后偶有腹痛，近 1 年疼痛次数增多，长期口服药治疗（具体药物不详）。腹部平片提示：上腹部有液平面，提示肠梗阻 X 线征象。腹部 B 超提示：腹内有少量积液，考虑粘连性肠梗阻血常规：WBC 17.5×10^9/L。

（二）护理处置

1．问题记录

特别指导：粘连性肠梗阻的相关健康宣教。

2．质控分析

（1）特别指导是针对该患者个体疾病、生理和心理的指导。

（2）粘连性肠梗阻疾病的健康宣教应体现专科特色及个体化。根据目前患者腹痛、腹胀、恶心、呕吐情况，做好相应的健康宣教。

3. 规范记录

指导患者半卧床休息，减轻腹肌紧张，减轻疼痛；指导患者呕吐时侧卧，头偏向一侧，以免误吸；保持口腔清洁卫生，禁食、禁饮，避免加重腹痛、腹胀。如有腹部胀痛加剧情况，勿紧张，及时告知医护人员处理。

二、住院关键环节的护理记录

（一）入院时护理记录

1. 问题记录

患者由轮椅送入我科，神志清，精神疲倦，急性面容。急诊带入右上臂静脉通道持续补液。患者诉腹部阵发性疼痛，疼痛评分5分。肛门停止排便、排气，伴有腹胀、恶心、呕吐，呕吐物为胃内容物，含有食物残渣，量约300 ml；上腹部压痛，无腹肌紧张，移动性浊音阴性，肠鸣音亢进。生活自理能力评估60分，中度依赖；VTE风险评估2分，为低危；跌倒风险评估35分，为中危；压力性损伤风险评估22分，为无风险；营养风险筛查2分。向患者行相关健康宣教。医嘱予一级护理，禁饮食，行灌肠通便等对症治疗，密切观察病情变化。

2. 质控分析

（1）患者出现异常体征/主诉均应有客观查体并有相关的处理措施及效果评价。

（2）健康教育应体现个体化及专科特色，并及时评价健康教育效果。

3. 规范记录

患者神志清，精神疲倦，急性面容，诉腹部阵发性疼痛，呈刀割样。疼痛评分5分。协助患者半坐卧位，减轻疼痛。查体：上腹部压痛，无腹肌紧张，移动性浊音阴性，肠鸣音亢进。肛门停止排便、排气，伴有腹胀，入科查腹围82 cm。入科时呕吐1次，呈喷射性呕吐，呕吐物为胃内容物，含有食物残渣，量 300 ml。予留置胃管接负压器进行胃压，置入长度 60 cm，妥善固定好，引出草绿色胃内容物约 50 ml 后腹胀减轻，腹围 75 cm。记 24 h 胃管引流量，禁食、禁饮。心电监护示：窦性心律，HR 90 次/分，R 21 次/分，BP 112/68 mmHg，SpO$_2$ 98%，遵医嘱予鼻塞吸氧 2 L/min。生活自理能力评估 60 分，中度依赖；VTE 风险评估 2 分，为低危；跌倒风险评估 35 分，为中危；营养风险筛查 2 分；行非计划拔管风险评分为 17 分，为低风险。已行相关健康宣教，患者及家属表示理解并配合治疗。特别指导：留置胃管的作用及留置的时间；漱口，保持口腔清洁。

（二）患者经保守治疗后病情好转，暂不手术治疗

1. 问题记录

患者神志清，精神疲倦，情绪稳定，诉腹部阵发性剧痛。疼痛评分 6 分。肛门未排气。遵医嘱予盐酸曲马多注射液 0.1 g 肌内注射，继续留置胃管行胃肠减压，予 NS 200 ml + 开塞露 60 ml 灌肠。行相关健康宣教。

2. 质控分析

（1）未描述胃肠减压的引流液颜色、性质、引流量，胃肠减压期间是否保持管道通畅和减压装置有效负压。

（2）应详细评估患者的异常体征及主诉、用药后的效果评价及健康指导。

3. 规范记录

患者神志清，精神疲倦，情绪稳定，诉腹部阵发性剧痛。疼痛评分 6 分。肛门仍未排便、排气，腹胀明显，测量腹围为 92 cm。听诊肠鸣音亢进，遵医嘱予盐酸曲马多注射液 0.1 g 肌内注射及 NS 200 ml + 开塞露 60ml 灌肠，30 min 后患者解黄色水样便 1 次，带少许粪渣，量约 300 ml。自诉腹痛、腹胀症状较前减轻。疼痛评分 3

分。测量腹围为88 cm。继续采取非手术治疗措施,保留胃管行胃肠减压,保持有效负压,妥善固定,引出草绿色胃液,量约200 ml。按计划静脉补液及静脉营养支持治疗,穿刺处无异常。特别指导:取半卧位,卧床期间协助患者翻身并活动肢体,鼓励患者尽早下床活动,可适当顺时针轻柔按摩腹部,促进肠功能恢复。

三、患者出院

经过治疗,患者已治愈,拟择日出院。

1. 问题记录

患者精神尚可,无不适主诉,遵医嘱予办理今日出院。向患者做好出院健康教育,不适立即随诊。

2. 质控分析

未具体记录的出院指导内容。

3. 规范记录

患者无腹痛、腹胀,肛门可自行排便、排气,肠鸣音正常。已行出院健康教育。特别指导:①少食粗纤维食物,忌暴饮暴食,宜少量多餐,避免过饱,饭后忌剧烈活动,在饭后1 h后可适当进行腹部按摩,按摩次数、轻重根据自己的身体情况而定。②保持情绪稳定,规律休息,劳逸结合。③注意饮食,适当口服益生元、益生菌、合生元调节肠道微生物菌群。④注意个人卫生,饭前、便后洗手,不吃不洁食品。⑤加强自我监测,若出现腹痛、腹胀、呕吐等不适,应及时就诊。

(吴海葵　王振怡)

参考文献

[1] 李乐之,路潜. 外科护理学 [M]. 第6版. 北京:人民卫生出版,2019.
[2] 曾雪霞,许晓华. 快速康复外科理念对腹腔镜胃穿孔修补术患者术后胃动力及并发症的影响 [J]. 黑龙江医药,2020,33 (3):2.
[3] 王艳. 快速康复外科理念在胃穿孔补术围手术期护理中的应用效果 [J]. 中外女

性健康研究，2022，21.

［4］晋文洁，胡燕. 浅述快速康复外科理念在腹腔镜胃穿孔修补术围术期护理中的应用效果［J］. 中文科技期刊数据库（全文版）医药卫生，2022（2）：3.

［5］王建新. 优质护理在急性胃穿孔患者围术期的应用效果［J］. 中国民康医学，2020，32（4）：152－154.

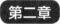 第二章

颅脑外科常见疾病

第一节　垂体腺瘤

【病例】

患者，男，40 岁，因"视力下降伴视野缺损 9 $^+$ 月，加重 1 $^+$ 月"入院。患者诉入院前 9 $^+$ 月，无明显诱因出现视力下降伴视野缺损，伴有头痛，无头晕、恶心、呕吐不适，不伴四肢麻木及四肢活动障碍，未引起重视，未进一步检查治疗。1 $^+$ 月前患者视力下降伴视野缺损突然加重，遂至门诊就诊。神经外科门诊以"鞍区占位：垂体腺瘤待诊"收入院，予完善相关术前检查，择期手术。

【概述】

垂体位于丘脑的腹侧，为一卵圆形小体，是人体最复杂的内分泌腺。垂体腺瘤（pituitary adenoma）是一组从垂体前叶、垂体后叶

及颅咽管上皮残余细胞发生的肿瘤，是最常见的鞍区肿瘤，约占颅内肿瘤的 10%。垂体腺瘤分类繁多，临床上按其发病率分为泌乳素腺瘤（PRL 瘤）、生长激素腺瘤（GH 瘤）、促甲状腺激素细胞瘤（TSH 瘤）、促肾上腺皮质激素腺瘤（ACTH 瘤）及无功能垂体腺瘤等。垂体腺瘤患者可出现内分泌障碍和神经压迫等表现，如头痛、视觉障碍、海绵窦压迫、脑脊液鼻漏等。内分泌障碍主要由垂体激素分泌异常导致，如 PRL 瘤女性患者可表现为闭经、泌乳、不孕，男性可表现为勃起功能障碍、精子数量减少等；GH 瘤骨骺闭合前患病表现为巨人症，骨骺闭合后患病表现为肢端肥大症；TSH 瘤患者有甲亢症状和体征；ACTH 瘤引起库欣综合征，表现为向心性肥胖、满月脸、高血压等。该病的治疗方法主要有药物治疗、放射治疗和手术治疗，其中手术治疗方式包括经蝶入路和经颅入路两种，而在显微镜或内窥镜下经蝶入路是最常见的手术方式。

【护理评估】

一、入院首次护理评估

（一）专科评估

1. 问题记录

患者 T 36.7℃，P 82 次/分，R 18 次/分，BP 110/74 mmHg。其神志清楚，双侧瞳孔等大，直径约 3 mm，对光反射灵敏，双眼视力下降伴视野缺损；肢体活动可，肢端循环可。患者自诉头痛，能耐受，VAS 评分为 2 分，无恶心、呕吐、眩晕、麻木不适。鞍区 MRI 示鞍内及鞍上占位性病变，考虑垂体腺瘤可能性大。

2. 质控分析

（1）专科评估患者头痛时应记录头痛发作时的诱发因素、部位、性质、程度、发作方式、加重和缓解因素、伴随症状等。

（2）患者视野缺损时专科评估应记录视野缺损的部位。中枢神经系统患者应关注其四肢肌力、肌张力、深浅反射、病理反射等情况。肌张力以"高""低""正常"等表示，肌力根据实际评估的级别填写。

（3）患者可同时存在多种症状和体征，描述阳性症状与体征时应按其重要性和紧迫性排出主次，通常可按以下顺序依次记录：①首优症状，指会威胁患者生命，需立即行动去解决的问题。②中优症状，指虽不威胁患者生命，但能导致身体不健康或情绪变化的问题。③次优症状，指人们在应对发展和生活变化时所产生的问题。

3. 规范记录

患者 T 36.7℃，P 82 次/分，R 18 次/分，BP 110/74 mmHg。其神志清楚，对答切题；双侧瞳孔等大，直径约 3 mm，对光反射灵敏，双眼视力下降伴双颞侧视野缺损。患者自诉无明显诱因出现头痛，以双颞顶为主，呈间歇性发作，能耐受，VAS 评分为 2 分，不伴有恶心、呕吐、耳鸣、眩晕、麻木不适；四肢肌力、肌张力正常，生理反射存在，病理征阴性。鞍区 MRI 检查示蝶鞍扩大，鞍底骨质变薄，鞍内及鞍上占位性病变，考虑垂体腺瘤可能性大。

（二）护理处置

1. 问题记录

特别指导：行垂体腺瘤疾病相关健康宣教。

2. 质控分析

特别指导是针对该患者个体疾病、生理和心理的指导。患者拟经蝶入路行手术治疗，应指导呼吸技巧及滴鼻液的使用方法；有视力视野障碍，注意预防跌倒。

3. 规范记录

指导患者张口呼吸和滴鼻液的使用方法；外出检查或活动时应有专人陪伴；睡眠时加用床旁护栏，避免跌倒。

二、住院关键环节的护理记录

1. 入院时护理记录

（1）问题记录：患者神志清楚，自诉双颞顶头痛，VAS 评分为 2 分，无恶心、呕吐、眩晕不适。通知医生后嘱观察。VTE 风险评估 2 分，为低危；跌倒风险评估 4 分，为高危；营养风险筛查 1 分，无营养风险。遵医嘱予以一级护理，行相关健康宣教。

（2）质控分析：①患者出现异常症状或体征，均应有客观查体、相关健康教育及处理措施。②健康教育应体现个体化及专科特色，并及时评价健康教育效果。③护理记录是对患者住院期间护理过程的经常性、连续性记录，后续应注意实时、动态地记录患者的疼痛情况与跌倒风险。

（3）规范记录：患者神志清楚，对答切题，自诉无明显诱因出现双颞顶头痛，VAS 评分为 2 分，不伴有恶心、呕吐、耳鸣、眩晕不适。协助患者取舒适卧位，卧床休息，保持病房安静。遵医嘱予观察，行疼痛相关健康宣教。跌倒风险评估为高危，遵医嘱予以一级护理；行入院宣教、疼痛指导、预防跌倒/坠床等相关健康宣教。嘱留陪护 1 人，患者及家属表示理解和配合。

2. 手术治疗

患者具有经鼻内镜中颅底占位切除术指针，拟行手术治疗。

1）术前护理记录

（1）问题记录：患者生命体征平稳，神志清楚，情绪稳定。拟定于明日行"经鼻内镜中颅底占位切除术"。今日行相关术前准备，遵医嘱合血、术区皮肤准备。针对病情予禁饮、禁食等相关术前健康指导。术晨更换清洁病员服，保持情绪稳定。患者及家属表示理解和配合。

（2）质控分析：术前应详细记录术前准备情况，如备皮的范围、禁食、禁饮的时间等。针对疾病病种及手术方式重点向患者及家属介绍术前健康教育的内容。

（3）规范记录：患者拟定于明日行"经鼻内镜中颅底占位切除术"。今日行相关术前准备，遵医嘱合血，修剪鼻毛，清洁鼻腔，进行术区皮肤准备。向患者及家属行术前相关健康教育。特别指导：术晨更换清洁病员服，术前禁食 6~8 h、禁饮 2 h，勿紧张，术后张口呼吸训练，勿擤鼻、打喷嚏。

2）术后返回病房护理记录

（1）问题记录：患者行"经鼻内镜中颅底占位切除术"，术后安全返回病房。患者呈嗜睡状；双侧瞳孔等大等圆约 3 mm，对光反射均灵敏。遵医嘱予以吸氧 2 L/min，心电监护示：窦性心律，HR 78 次/分，R 17 次/分，BP 100/67 mmHg，SpO_2 97%。双侧鼻腔均有纱条填塞，未见渗血、渗液。保留尿管固定通畅，引流出淡黄色小便。遵医嘱按计划静脉补液治疗，穿刺处未见异常。肢体活动可，肢端循环可，受压部位皮肤完好。行疼痛评分为 0 分；生活自理能力评分为 10 分，重度依赖；跌倒风险评估为 6 分，为高危。行相关健康宣教。

（2）质控分析：术后护理记录手术名称应完整、规范，应记录患者手术麻醉方式，术毕返回病房的时间、麻醉清醒状态、术后临床症状与体征。行护理评估后，重度依赖、跌倒高风险患者应体现相对应的护理措施及健康教育内容。针对疾病病种及手术方式，重点向患者及家属介绍术后健康教育的内容。

（3）规范记录：患者今日在全麻下行"经鼻内镜中颅底占位切除术＋经鼻双侧视神经减压＋窦损伤修补术"，术毕于 19：28 安全返回病房。患者全麻已醒，呈嗜睡状，呼之睁眼，双侧瞳孔等大等圆约 3 mm，对光反射均灵敏。遵医嘱予以吸氧 2 L/min，床旁心电监护示：窦性心律，HR 78 次/分，R 17 次/分，BP 100/67 mmHg，SpO_2 97%。双侧鼻腔均有纱条填塞，未见渗血、渗液，无头痛、头晕、恶心、呕吐等不适。遵医嘱按计划静脉补液治疗，穿刺处未见异常。患者肢体活动正常，肢端循环正常，受压部位皮肤完好。已行术后健康教育。特别指导：张口呼吸，保持呼吸道通畅，勿擤鼻、打喷嚏；卧床休息，注意有无脑脊液鼻漏；术后 2 h 若无吞咽困难，可进食少量流质饮食，逐渐过渡到普食；保留尿管引流通畅，尿袋低于膀胱位置，勿折叠、扭曲、压迫管道，嘱患者及家属记录每小时尿量及 24 h 出入量，并向其说明目的和意义。行生活自理能力评估，评分为 10 分，为重度依赖，给予生活护理；跌倒风险评估为 6 分，为高危，行预防跌倒/坠床等相关健康宣教。

3）术后病情稳定护理记录

（1）问题记录：患者神志清楚，情绪稳定。今日为术后第 3 天，医生于床旁拔除患者的鼻腔纱条，无渗血、渗液，未诉特殊不适。遵医嘱停心电监护及吸氧，拔除尿管，指导患者自解小便。行生活自理能力评分为 85 分，指导在家属协助下适当进行床旁活动。

（2）质控分析：记录患者的病情变化时应同时记录给予的治疗、护理措施及护理效果。遵医嘱停心电监护及吸氧后应询问患者有无胸闷、气紧等不适；指导电极片周围皮肤的清洁；拔除尿管应记录操作是否顺利及患者的尿道口情况，行预防尿路感染相关健康教育。

（3）规范记录：患者神志清楚，情绪稳定。今日为术后第 3 天，医生于床旁拔除患者的鼻腔纱条，无渗血、渗液，未诉特殊不适。遵医嘱停心电监护及吸氧，患者无心慌、胸闷、气紧不适，指导患者清洁电极片周围皮肤。遵医嘱给予拔除尿管，拔管顺利，尿道口无出血，指导患者及家属清洗尿道口，保持会阴部清洁卫生；指导患者自解小便，嘱每日饮水 2 000 ml 以上。行生活自理能力评分为 85 分，指导在家属协助下适当进行床旁活动。

三、患者出院

经过治疗，患者病情好转，拟择日出院。

1. 问题记录

患者神志清楚，情绪稳定，精神可，于今日出院。已行出院相关健康教育。

2. 质控分析

出院健康教育未体现专病宣教特色。

3. 规范记录

患者神志清楚，情绪稳定，精神可，于今日出院。已行出院健康教育。特别指导：①避免擤鼻、打喷嚏、咳嗽、咳痰、用力排便等；②注意加强营养，增强免疫力，多食用高蛋白、高维生素、易消化的食物，如鱼、蛋类、瘦肉、新鲜的蔬菜、水果等，禁辛辣刺激性食物；③遵医嘱服药，不可随意漏服、自行停药、更改剂量及间隔时间；④定期检测生化、激素水平，注意尿量变化；⑤出现原有症状加重或头痛、呕吐、抽搐、肢体麻木、尿崩、脑脊液鼻漏等异常，应及时就诊。

（段丹　陈茂君）

参考文献

[1] 赵继宗. 神经外科学［M］. 第4版. 北京：人民卫生出版，2021.

[2] 陈茂君，段丽娟，李莉. 神经外科护理难点突破［M］. 成都：四川大学出版社，2020.

[3] 蒋艳，唐怀蓉. 漫话神经外科疾病［M］. 北京：人民卫生出版社，2021.

[4] 张秋萍. 神经外科护理记录中存在的问题与管理对策［J］. 中医药管理杂志，2018，26（3）：198-200.

[5] 费烨. 神经外科护理记录中的常见问题与对策［J］. 中医药管理杂志，2016，24（5）：154-155.

[6] 童安莉，李汉忠. 多发内分泌肿瘤治疗共识与争议［J］. 协和医学杂志，2020，11（4）：365-369.

[7] 马金芳，童南伟. 2018年欧洲内分泌学会侵袭性垂体瘤和垂体癌诊治指南解读［J］. 重庆医科大学学报，2019，44（12）：1535-1536.

[8] 杨靓，谢红珍，谢玉茹. 最新护理文书书写基本规范［M］. 沈阳：辽宁科学技术出版社，2017.

[9] 王岩，张丽华. 临床护理记录规范化书写指南［M］. 西安：第四军医大学出版社，2008.

[10] 凌云霞，赵升阳. 简化护理文书书写规范［M］. 北京：军事医学科学出版社，2012.

第二节　颅内动脉瘤

【病例】

患者，女性，54 岁，因"间歇性头痛 4$^+$ 月"，门诊以"左侧颈内动脉 C6 段动脉瘤"收入院。

【概述】

颅内动脉瘤（intracranial aneurysm）又称脑动脉瘤，系颅内动脉壁由于局部血管异常而产生的动脉壁瘤样突起。颅内动脉瘤是蛛网膜下腔出血最常见的原因，任何年龄均可发病，但高发年龄段为 40～60 岁。未破裂动脉瘤可无症状，较大的动脉瘤可压迫邻近的脑组织或脑神经而出现相应的局灶症状，如动眼神经麻痹、偏瘫、失语、吞咽困难、癫痫等。动脉瘤破裂出血多为突发的蛛网膜下腔出血，患者可有劳累、情绪激动、用力大小便、咳嗽、便秘等诱因，可出现剧烈头痛、呕吐、意识障碍、脑膜刺激征等。

【护理评估】

一、入院首次护理评估

（一）专科评估

1. 问题记录

患者神志清楚，情绪稳定，呼吸规则，双侧瞳孔等大等圆，直径约 3 mm，对光反射灵敏，肢体活动可，四肢肌力及肌张力正常，病理征阴性。患者主诉头痛，采用数字评分法进行疼痛评估，评分为 4 分，伴有眩晕、恶心、四肢肢端感觉减退、记忆力下降，无呕吐、抽搐不适。辅助检查：头部 MRA[①] 示左侧颈内动脉 C6 段动脉瘤。

2. **质控分析**

（1）颅内动脉瘤患者应准确记录生命体征，可辅助评估动脉瘤是否破裂出血，以便及时发现患者的病情变化。

（2）头痛时应记录头痛发作时的诱发因素、部位、性质、程度、发作方式、加重和缓解因素、伴随症状等。

（3）未详细记录眩晕发生的情况、持续时间，是否与头位转动、体位改变有关系，是否伴随有视物旋转、黑蒙、耳鸣、呕吐、抽搐等症状。

（4）患者记忆力下降、四肢肢端感觉减退，未描述原因。追问病史，患者 4⁺ 月前被诊断为"脑梗死"，并怀疑颅内动脉瘤，未行溶栓及介入治疗。记忆力可分为即刻记忆、近记忆、远记忆等类型，应描述记忆力下降的类型；感觉障碍未记录产生的原因、性质，深感觉还是浅感觉，有无麻木感、冷热感、潮湿感、针刺感；未描述伴随症状、肢端血液循环状况。

（5）患者可同时存在多种症状和体征，描述阳性症状与体征时应按其重要性和紧迫性排出主次，通常可按以下顺序依次记录：①首优症状，指会威胁患者生命，需立即行动去解决的问题。②中优症状，指虽不威胁患者生命，但能导致身体不健康或情绪变化的问题。③次优症状，指人们在应对发展和生活变化时所产生的问题。

3. **规范记录**

患者 T 36.5℃，P 95 次/分，R 20 次/分，BP 135/80 mmHg，SpO_2 95%。患者神志清楚，情绪稳定，呼吸规律，精神较差，双侧

---

① MRA：磁共振血管成像。

瞳孔等大等圆，直径约 3 mm，对光反射灵敏。患者主诉头痛，呈间歇性牵扯样痛，较难忍受。采用数字等级评分法进行疼痛评估，评分为 4 分，中度疼痛。患者有眩晕、恶心，于体位改变时发作，持续时间约数秒后自行缓解；无视物旋转、黑蒙、耳鸣、呕吐、抽搐不适；有脑梗死病史 4 $^+$ 月，近记忆力下降，四肢肢端浅感觉减退伴麻木、乏力，双侧桡动脉及足背动脉搏动良好，肢端皮肤温暖，无肢体活动障碍，无言语障碍，四肢肌力、肌张力正常，生理反射存在，病理征阴性。未行溶栓及介入治疗。辅助检查：头部 MRA 示左侧颈内动脉 C6 段动脉瘤。

（二）护理处置

1．问题记录

特别指导：行颅内动脉瘤疾病相关健康宣教。

2．质控分析

应提供针对性的健康宣教，告知患者动脉瘤破裂出血的诱因，出现异常症状与体征时及时通知医务人员。

3．规范记录

减少探视，嘱患者多休息，勿紧张，保持大小便通畅，避免劳累、情绪激动、用力大小便、剧烈咳嗽及打喷嚏、震动头部等，以防颅内动脉瘤破裂。如果出现突发剧烈的头痛（犹如头被棒子重击一般）或头痛突然加剧，伴呕吐、肢体活动障碍等，应立即原地休息且立即通知医务人员。

二、住院关键环节的护理记录

（一）入院时护理记录

1．问题记录

患者今日由门诊收入我科，步入病房，神志清楚，情绪稳定，呼吸规则，精神较差，双侧瞳孔等大等圆，直径约 3 mm，对光反射灵敏。患者主诉头痛，呈间歇性牵扯样痛，较难忍受。采用数字等级评分法评估为 4 分，中度疼痛。有眩晕、恶心，于体位改变时发作，持续约数秒后自行缓解；患者近记忆力下降，四肢肢端浅感觉减退伴麻木、乏力，双侧桡动脉及足背动脉搏动良好，肢端皮肤温暖，无肢体活动障碍，无言语障碍，四肢肌力、肌张力正常，生理反射存在，病理征阴性，未行溶栓及介入治疗。遵医嘱给予甘露醇 250 ml 快速静脉输注。予以一级护理，指导患者卧床休息。行 NRS2002 营养风险筛查，评分为 2 分，无营养风险；压力性损伤风险评估，评分为 17 分，低度风险；跌倒风险因素评估，评分为 4 分，高风险；静脉血栓栓塞症风险评估，评分为 6 分，高风险。均已行相关健康宣教。

2. 质控分析

①患者出现异常症状或体征，均应有客观查体、相关健康教育及处理措施。②健康教育应体现个体化及专科特色，并及时评价健康教育效果。③甘露醇的输注速度影响药物疗效，记录中未描述甘露醇浓度、输注速度；甘露醇为高渗类药物，未体现穿刺部位皮肤情况及药物相关健康宣教。④患者四肢肢端感觉减退，未体现肢端循环状况及安全宣教。

3. 规范记录

患者今日由门诊收入我科，步入病房，神志清楚，双侧瞳孔等大等圆，直径约 3 mm，对光反射灵敏，呼吸规则，情绪稳定，精神较差。患者主诉头痛，呈间歇性牵扯样痛。采用数字评分法进行疼痛评估，评分为 4 分，中度疼痛。P 95 次/分，R 20 次/分，BP 135/80 mmHg；伴有眩晕、恶心，于体位改变时发作，持续时间约数秒。通知医生，遵医嘱予一级护理；20% 甘露醇 250 ml 静脉输注（滴速为 130 滴/分），静脉通畅，穿刺部位无红肿及渗血渗液。为患者讲解药物相关注意事项，嘱勿自行调节输注速度；指导患者正确记录尿量；协助卧床休息，告知变换体位时动作缓慢，避免震动其头部。患者近记忆力下降，四肢肢端浅感觉减退，伴麻木、乏力，双侧桡动脉及足背动脉搏动良好，肢端皮肤温暖，无言语障碍，四肢肌力、肌张力正常。告知患者四肢避免过热或过冷刺激，慎用热水袋或冰袋，防止烫伤、冻伤。行 NRS2002 营养风险筛查，评分为 2 分，无营养风险；压力性损伤风险评估，评分为 17 分，低风险；行跌倒风险评估，评分为 4 分；静脉血栓栓塞症风险评估为 6 分。以上均为高风险，已与患者及家属沟通并交代相关注意事项及防范措施。特别指导：24 h 留陪护 1 人，床上适当活动，防坠床/跌倒，适当饮水，饮食原则以低盐、低脂、高蛋白为主。患者及家属表示理解配合。

（二）**手术治疗**

为确定动脉瘤的位置、形态、内径和手术方案，拟行脑血管造影术。

1. 术前护理记录

（1）问题记录：患者生命体征平稳，神志清楚，情绪稳定。拟定于明日行"脑血管造影术"。遵医嘱备皮，于左侧肢体建立静脉通道，并予术前相关指导，告知禁食、禁饮时间，保持良好睡眠，术晨更换清洁病员服等。患者家属表示理解配合。

（2）质控分析：①术前应记录患者肌力和足背动脉搏动情况，作为术后相关并发症的鉴别依据，便于及早识别并发症的发生；②术前应完整记录麻醉方式、手术名称、手术部位、备皮范围；③未描述术前宣教的具体内容，比如禁食、禁饮时间、造影相关知识、术后注意事项等。

（3）规范记录：患者四肢肢端浅感觉减退，伴麻木、乏力，四肢肌力、肌张力正常，双侧桡动脉及足背动脉搏动良好，肢端皮肤温暖。拟定于明日在局麻下行"经股动脉穿刺脑血管造影术"。今日已行术前准备，遵医嘱予腹股沟、会阴部备皮，于左侧肢体建立静脉通道；已向患者及家属行手术相关健康教育。特别指导：术晨更换清洁病员服；术前禁食 6~8 h，禁饮 2 h；勿紧张，讲解造影术相关知识；术后患侧肢体制动。患者及家属均表示理解配合。

2. 术后护理记录

（1）问题记录：患者在局麻下行"全脑血管造影术"，术毕安全返回病房。神志清楚，气道通畅，呼吸规则，情绪稳定。遵医嘱予以吸氧 2 L/min，安置心电监护，示律齐，股动脉穿刺处伤口敷料清洁干燥，无渗血、渗液，压迫器压迫止血有效，足背动脉搏动良好，肢端温暖。嘱患者卧床休息，指导患者穿刺侧肢体伸直制动。

（2）质控分析：①手术相关情况，术后护理记录手术名称应完整、规范，应记录患者手术麻醉方式、术毕返回病房的时间、麻醉清醒状态；②氧疗，未记录氧疗的具体方式及氧疗相关宣教；③心电监护，安置心电监护后未描述生命体征；④穿刺情况，脑血管造影术未记录穿刺部位（左侧或右侧），是否加压包扎，周围皮肤组织出血及血肿情况，穿刺处对侧肢端的血液循环状况，未体现是否有其他异常临床表现；⑤评估，术后需复评各项风险评估，并行健康宣教。

（3）规范记录：患者今日在局麻下行"经股动脉穿刺脑血管造影术"，术毕于 11:15 安全返回病房，神志清楚，对答切题，能完成指令性动作。遵医嘱予以鼻塞吸氧 2 L/min，心电监护示：窦性心律，HR 88 次/分，律齐，R 20 次/分，BP 142/87 mmHg，SpO_2 97%。暂未诉头晕、呼吸困难。已行氧疗及安置心电监护相关宣教；特别指导：勿自行调节给氧流量，卧床休息。右侧腹股沟股动脉穿刺处弹力绷带加压包扎、压迫器压迫止血，敷料清洁干燥，暂无渗血、渗液，周围皮肤组织无出血、血肿，双侧足背动脉搏动良好，肢端皮肤温暖，肢端感觉同前，未诉肢端无力、麻木、胸痛等不适。术后复评生活自理能力评估，评分为 30 分，为重度依赖，给予生活护理；行压力性损伤风险评估为 13 分，中度风险；跌倒风险评估为 6 分；静脉血栓栓塞症风险评估为 7 分。以上均为高风险，已与患者及家属沟通并交代术后相关注意事项及防范措施。特别指导：右下肢压迫器压迫 6～8 h，伸直且制动 12～24 h；床上解便；有效缓慢翻身，禁忌蜷曲；鼓励患者多饮水，促进造影剂排泄；进食新鲜蔬菜、水果，保持大小便通畅；如有胸痛等不适立即通知医务人员。

（三）手术治疗

脑血管造影术显示左侧颈内动脉 C6 段动脉瘤，行血管内栓塞术。

1. 问题记录

患者于今日在全麻下经股动脉行"左侧颈内动脉眼段动脉瘤介入栓塞术"，术毕安全返回病房。全麻已醒，气道通畅，呼吸规律，情绪稳定。遵医嘱安置心电监护及吸氧 3 L/min。股动脉穿刺处予敷料加压包扎止血有效，穿刺处伤口敷料清洁干燥，无渗血、渗液，肢端暖。指导患者穿刺侧肢体伸直制动，卧床休息。保留尿管固定通畅，引流出淡黄色清亮小便。行疼痛评分为 0 分；生活自理能力评估，评分为 25 分，为重度依赖；行静脉血栓栓塞症风险评估，评分为 6 分，为高危。行相关健康宣教。

2. 质控分析

①安置心电监护后未描述生命体征；②血管内栓塞术后应记录穿刺处加压包扎效果、周围皮肤组织出血及血肿情况、肢端的血液循环状况、伴随症状及术后健康宣教等；③留置尿管后未体现术中尿量，无非计划拔管风险评估结果；④术后需复评各项风险评估，并行健康宣教。

3. 规范记录

患者于今日在全麻下经股动脉行"左侧颈内动脉眼段动脉瘤介入栓塞术"，术毕于 16：00 安全返回病房，神志清楚，对答切题，能完成指令性动作，气道通畅，呼吸规律，情绪稳定。遵医嘱予以鼻塞吸氧 3 L/min。心电监护示：窦性心律，律齐，HR 95 次/分，R 19 次/分，BP 136/84 mmHg，SpO$_2$ 96%。右侧腹股沟股动脉穿刺处弹力绷带加压包扎，敷料清洁干燥，暂无渗血、渗液，周围皮肤组织无出血、血肿，术侧肢端皮肤颜色较苍白，双侧足背动脉搏动良好，肢端温暖，肢端感觉同前。患者未诉疼痛、气紧、胸闷、呕吐不适。保留尿管固定妥善，引流出淡黄色清亮小便（术中小便约500 ml），尿道口未见异常。行非计划拔管风险评估为 17 分，低风险。已向患者及家属行留置尿管相关宣教。特别指导：尿袋需低于膀胱位置，勿折叠、扭曲、压迫管道，防止管道脱落，准确记录尿量。今日复评生活自理能力评估，评分为 25 分，为重度依赖，给予生活护理；行压力性损伤风险评估为 13 分，中度风险；跌倒风险评估为 6 分；静脉血栓栓塞症风险评估为 7 分。以上均为高风险，均已与患者及家属沟通并交代相关注意事项及防范措施。术后 2 h 试饮少量温开水后，若无吞咽困难可进食少量流质饮食，逐渐过渡到普食；右下肢伸直且制动 6~8 h，床上解便，有效缓慢翻身，禁忌蜷曲，术后第 2 天去除弹力绷带和纱布；咳嗽或呕吐时按压穿刺部位，避免因腹内压增加而导致伤口出血；避免情绪激动、用力大便、用力咳嗽等易引起颅内压增高的因素。

（四）患者病情变化时的护理记录

1. 问题记录

患者偶有烦躁，主诉头痛不适。行数字疼痛评分法评估，为5 分。心电监护示：窦性心律，HR 106 次/分，R 21 次/分，BP 173/99 mmHg，SpO$_2$ 97%。通知医生，遵医嘱予地佐辛 5 mg 肌内注射，予 NS 30 ml + 亚宁定注射液 100 mg 以 6 ml/h 静脉微泵泵入，穿刺点未见异常。为预防意外拔管，遵医嘱予约束带保护性约束双上肢，松紧度适宜，密切观察患者的病情变化，加强巡视。患者家属表示理解配合。

2．质控分析

①颅脑术后患者病情发生变化应客观描述患者的生命体征、神志、瞳孔情况；②管道约束前未记录非计划拔管风险评估的结果，约束前应行相关知识宣教，取得家属签字同意；③约束开始记录内容包括约束原因、约束具种类、约束开始时间、约束部位皮肤及血液循环情况；④病情变化时需复评各项风险评估，并行健康宣教。

3．规范记录

患者偶有烦躁，主诉头痛不适。采用数字等级评分法进行疼痛评估，为 5 分，中度疼痛。查体：神志清楚，呼吸规律，双侧瞳孔等大等圆，直径约 3 mm，对光反射灵敏，不能配合完成指令性动作。床旁心电监护示：窦性心律，律齐，HR 106 次/分，R 21 次/分，BP 173/99 mmHg，SpO_2 97%。暂未诉恶心、呕吐、头晕、呼吸困难。通知医生，遵医嘱予地佐辛 5 mg 肌内注射，予 NS 30 ml + 亚宁定注射液 100 mg 以 6 ml/h 静脉微泵泵入，泵入通畅，穿刺点未见异常。协助患者取舒适卧位。已行相关宣教。特别指导：勿紧张，24 h 留陪护 1 人，卧床休息，密切观察患者神志、瞳孔、血压变化。今日复评生活自理能力评估，评分为 50 分，为中度依赖，协助生活护理；行压力性损伤风险评估为 16 分，低度风险；行跌倒风险评估为 4 分；静脉血栓栓塞症风险评估为 7 分。以上均为高风险，已与患者及家属沟通并交代相关注意事项及防范措施。保留尿管固定妥善，引流出淡黄色清亮小便。行非计划拔管风险评估，评分为 19 分，为高风险；行预防管道脱落相关健康宣教，经家属知情同意后遵医嘱予约束带保护性约束双上肢，松紧度适宜，可扪及双侧桡动脉搏动，约束肢端皮肤温暖，保持功能位，适时松解，暂无缺氧征，加强巡视，密切观察患者的病情变化。患者及家属表示理解配合。

（五）患者病情好转时护理记录

1. 问题记录

患者神志清楚，情绪稳定，自诉头痛较前有所缓解。行数字疼痛评分法评估，评分为 1 分。监测血压 132/80 mmHg。通知医生，遵医嘱暂停亚宁定微泵泵入，解除约束，予床旁拔除尿管，指导患者自解小便，适当进行床上活动。

2. 质控分析

①未体现静脉留置针穿刺点的情况；②解除约束后应记录约束结束时间、约束部位皮肤及血液循环情况；③拔除尿管应记录操作是否顺利及患者的尿道口情况，行预防尿路感染相关健康教育；④病情变化时需复评各项风险评估，并行健康宣教。

3. 规范记录

患者神志清楚，情绪稳定，自诉头痛较前有所缓解，能耐受。采用数字等级评分法进行疼痛评估，评分为 1 分，轻度疼痛。未诉恶心、呕吐不适。床旁心电监护示：窦性心律，律齐，HR 84 次/分，R 19 次/分，BP 132/80 mmHg，SpO_2 99%。通知医生，遵医嘱暂停亚宁定稀释液微泵泵入，其余液体按计划输入，输入通畅，穿刺处无红肿及渗血、渗液；能配合完成指令性动作，遵医嘱解除约束，可扪及双侧桡动脉搏动，肢端皮肤温暖，未诉麻木、乏力；予床旁拔除保留尿管，拔管顺利，尿道口无出血，已行拔管后相关宣教。特别指导：保持尿道口、会阴部清洁，鼓励患者自解小便，每日饮水 2 000 ml 以上，适当进行床上活动。今日复评生活自理能力评估，评分为 70 分，为轻度依赖，协助生活护理；行压力性损伤风险评估为 18 分，低度风险；行跌倒风险评估为 4 分；静脉血栓栓塞症风险评估为 7 分。以上均为高风险，均已与患者及家属沟通并交代相关注意事项及防范措施。

三、患者出院

经过治疗，患者病情好转，拟今日出院。

1. 问题记录

患者神志清楚，情绪稳定，精神可。采用数字评分法进行疼痛评估，评分为0分。于今日出院。已行出院相关健康教育。

2. 质控分析

①未描述患者出院时的身体状况，出院健康教育未体现专病宣教特色；②出院时需复评静脉血栓风险，并行健康宣教。

3. 规范记录

患者生命体征平稳，神志清楚，情绪稳定，精神可，暂未诉头痛。采用数字等级评分法进行疼痛评估，评分为0分。右侧腹股沟穿刺处伤口已结痂，四肢肢端浅感觉减退，四肢肌力、肌张力正常。今日复评静脉血栓栓塞症风险评估为7分，已与患者及家属沟通并交代相关注意事项及防范措施。患者于今日出院，已行出院健康教育。特别指导：①加强营养，增强免疫力，饮食原则以清淡、低盐、低脂、高蛋白、高维生素、高纤维素为主；②保持心情愉悦，避免情绪激动、精神紧张和剧烈运动，养成定时排便习惯，保持大便通畅；③尽量不单独外出活动，如厕、洗澡时勿锁门，注意安全，防止意外发生；④术后3月、6月及1年门诊复查，必要时需做CT或CTA、脑血管造影检查等；⑤如有不适请及时到医院就诊。

（段丹　陈茂君）

参考文献

［1］马鹏飞. 当代临床神经外科学［M］. 长春：吉林科学技术出版社，2017.
［2］赵继宗. 神经外科学［M］. 第4版. 北京：人民卫生出版，2021.
［3］陈茂君，段丽娟，李莉. 神经外科护理难点突破［M］. 成都：四川大学出版社，2020.

［4］蒋艳，唐怀蓉. 漫话神经外科疾病［M］. 北京：人民卫生出版社，2021.

［5］王岩，张丽华. 临床护理记录规范化书写指南［M］. 西安：第四军医大学出版社，2008.

［6］凌云霞，赵升阳. 简化护理文书书写规范［M］. 北京：军事医学科学出版社，2012.

［7］陈茂君，蒋艳，游潮. 神经外科护理手册［M］. 北京：科学出版社，2015.

［8］张子诚，脑血管病问与答［M］. 合肥：合肥工业大学出版社，2012.

［9］殷宗莉，张维. 优质化细节护理对颅内动脉瘤患者负面情绪及护理满意度的影响［J］. 山西医药杂志，2021，50（7）：1198－1200.

［10］万丽，赵晴，陈军，等. 疼痛评估量表应用的中国专家共识（2020版）［J］. 中华疼痛学杂志，2020，16（3）：177－187.

第三节　高血压脑出血

【病例】

患者，男，38岁，因"被发现倒地，肢体无力2$^+$小时"，以"右侧基底节脑出血"急诊平车推入病房，带入保留尿管，以及亚宁定稀释液，以10ml/h静脉微量泵泵入。

【概述】

脑出血（intracerebral hemorrhage，ICH）是指原发性非外伤性脑实质内出血，占急性脑血管病的20%～30%，是我国居民死亡和残疾的主要原因。高血压是脑出血重要的危险因素。高血压脑出血是最常见的自发性脑出血类型，占所有自发性脑出血的70%～80%，所以我国沿用"高血压脑出血"（hypertensive intracerebral hemorrhage，HICH）这个名称。HICH是指机体在长时间高血压情况下颅内小血管发生玻璃样或纤维样变性，引发血管破裂出血，是高血压病最严重的并发症之一，属临床常见疾病。该病通常在血压波动的时候发生，如情绪激动、精神紧张、剧烈活动、饮酒或过度用力等均可能诱发脑出血。患者一般无前驱症状，少数可有头晕、头痛及肢体无力等。该病起病较急，症状往往于数分钟至数小时达到高峰。基底节脑出血是 HICH 常见的出血类型，占所有 HICH 的60%～65%，患者通常突然出现剧烈头痛伴呕吐，多伴有躁动、嗜睡或昏迷。其典型症状有三偏体征（病灶对侧偏瘫、偏身感觉障碍和同向偏盲），优势半球出血时可伴有语言障碍，大量出血时可出现意识障碍，也可穿破脑组织进入蛛网膜下腔形成血性脑脊液。目前手术治疗的主要目标在于及时清除血肿，解除血肿对脑组织的压迫，缓解颅内高压及脑疝，挽救患者生命，并尽可能降低由血肿压迫导致的继发性脑损伤和残疾。

【护理评估】

一、入院首次护理评估

（一）专科评估

1. 问题记录

患者入院 2^+ 小时前被发现倒于地上，肢体无力，不能站立，呼之能应，伴呕吐。今日由急诊收入我科，平车推入病房，来时 T 36.5℃，P 126 次/分，R 22 次/分，BP 169/118 mmHg，SpO_2 97%。患者呈嗜睡状，左瞳直径约 2 mm，右瞳直径约 2.5 mm，对光反射均迟钝，呼吸规律，左侧肢体活动障碍。头颅 CT 示右侧额颞叶脑出血伴血肿形成，最大横截面积约 8.6 cm×4.6 cm，周围见团片状低、稍高密度影，双基底节区结节状稍高密度影。

2. 质控分析

①应完整记录异常身体状况发生的时间、发病方式、诱发因素、伴随症状。患者倒地后未描述是否有头痛、头晕、抽搐、口吐白沫、大小便失禁等伴随症状。②未记录呕吐的颜色、性质、量及伴随症状，与进食有无关系。③脑出血患者专科评估应记录意识障

碍的程度、对答是否切题、能否完成指令性动作、病理反射等情况。④患者出现肢体瘫痪后应准确记录瘫痪部位、肌力、肌张力、肢端感觉、血液循环情况，不能简单描述为"肢体活动障碍"。⑤脑出血患者应注意有无高血压病史、既往治疗及血压控制情况。⑥辅助检查未标明检查时间，脑出血患者需复查头部影像学检查，避免提供的检查结果时间久远，影响治疗方案。

3．规范记录

患者因"被发现倒地、肢体无力2$^+$小时"，由急诊收入我科，平车推入病房。患者入院2$^+$小时前，因情绪激动后突发头晕、头痛，患者未予重视，数分钟后肢体无力，不能站立，倒于地上，呼之能睁眼，伴呕吐1次，呈非喷射状，呕吐物为胃内容物，量约100 ml，无腹痛、腹泻、抽搐、口吐白沫、大小便失禁。患者呈嗜睡状，双侧瞳孔不等大，左侧瞳孔直径约2 mm，右侧瞳孔直径约2.5 mm，对光反射均迟钝，呼吸规律，T 36.5℃，P 126次/分，R 22次/分，SpO_2 97%，BP 169/118mmHg。家属述患者既往有高血压病史5年，未规律服药，院外血压控制不佳。查体：双病理征阳性，脑膜刺激征阳性；左侧肢体瘫痪，痛觉减退，肌力0级；右侧肢体感觉无异常，肌力3级；四肢肌张力正常，双侧足背动脉搏动良好。辅助检查：5月18日急诊头颅CT示右侧额颞叶脑出血伴血肿形成，最大横截面积约8.6 cm×4.6 cm，周围见团片状低、稍高密度影，双基底节区结节状稍高密度影。

（二）护理处置

1．问题记录

特别指导：协助患者完善CT、MRI等相关检查。

2．质控分析

应告知患者行影像学检查的相关注意事项。

3．规范记录

协助完善CT、MRI等相关检查。特别指导：检查时勿佩戴金属物品及磁性物件，若体内有金属植入物，检查前应告知检查室医务人员；告知患者及家属随病情进展需遵医嘱及时复查影像学检查及实验室检查。

二、住院关键环节的护理记录

（一）入院时护理记录

1. 问题记录

患者今日由急诊收入我科，平车推入病房。患者呈嗜睡状，双侧瞳孔不等大，左侧瞳孔直径约 2 mm，右侧瞳孔直径约 2.5 mm，对光反射均迟钝，呼吸规则，左侧肢体瘫痪，痛觉减退，肌力 0 级，右侧感觉无异常，肢体肌力 3 级，四肢肌张力正常，双侧足背动脉搏动良好。遵医嘱予以一级护理及鼻塞吸氧 3 L/min。床旁安置心电监护示：窦性心律，HR 126 次/分，R 22 次/分，BP 169/118 mmHg，SpO_2 97%。通知医生，遵医嘱予急诊科带入 NS 10 ml + 亚宁定注射液 200 mg，以 5 ml/h 微量泵泵入控制血压，继续观察。带入保留尿管固定通畅，引流出淡黄色清亮小便。行 NRS2002 营养风险筛查，评分为 2 分，无营养风险；压力性损伤风险评估，评分为 13 分，中度风险；跌倒风险因素评估，评分为 4 分，高风险；VTE 风险评估，评分为 6 分，高风险。均已行相关健康宣教。

2. 质控分析

①血压异常，未描述主诉、对症处置情况，无健康宣教。②急诊科带入的输注液体未描述剩余剂量，输液是否通畅，以及穿刺处皮肤情况。③带入尿管未记录安置时间，未体现尿管及引流袋是否在有效期内；留置尿管应注意关注尿量及患者尿道口情况；未行非计划拔管风险评估。④健康教育应体现个体化及专科特色，并及时评价健康教育效果。

3. 规范记录

患者今日由急诊收入我科，平车推入病房。患者呈嗜睡状，双侧瞳孔不等大，左侧瞳孔直径约 2 mm，右侧瞳孔直径约 2.5 mm，对光反射均迟钝，呼吸规则，左侧肢体瘫痪，痛觉减退，肌力 0 级，右侧感觉无异常，肢体肌力 3 级，四肢肌张力正常，双侧足背动脉搏动良好。带入 NS 10 ml + 亚宁定注射液 200 mg（剩余 25 ml）。家属代诉：患者暂无呕吐、烦躁、抽搐、头晕不适。安置床旁心电监护示：窦性心律，律齐，HR 126 次/分，R 22 次/分，SpO$_2$ 97%，BP 169/118 mmHg。遵医嘱继续予以亚宁定稀释液，以 5 ml/h 微量泵泵入，泵入通畅，速度据血压调节，静脉穿刺处无红肿及渗血、渗液。已安置心电监护并进行用药宣教。特别指导：卧床休息，保持管道通畅，密切观察患者的神志、瞳孔、血压变化。带入保留尿管（5 月 18 日安置），管道妥善固定，引流通畅，引流出淡黄色清亮小便约 150 ml，尿道口未见异常。遵医嘱予以一级护理，禁饮、禁食，静脉通道输入生理盐水 500 ml，鼻塞吸氧 3 L/min。已行氧疗相关宣教。特别指导：勿自行调节给氧流量，勿自行停止氧疗。行生活自理能力评估为 10 分，重度依赖，给予生活护理；跌倒风险评估为 4 分，高风险；压力性损伤风险评估为 13 分，中度风险；VTE 风险评估为 6 分，高风险；行 NRS2002 营养风险筛查，评分为 2 分，无营养风险；非计划拔管风险评估，评分为 18 分，低风险。均已与患者及家属沟通并交代相关注意事项及防范措施。特别指导：24 h 留陪护 1 人，双侧床挡保护，适时协助患者翻身，保持肢体功能位，协助左侧肢体进行康复锻炼，保持大便通畅。患者及家属表示理解、配合。

（二）手术治疗

患者具有开颅颅内血肿清除手术指针，拟行手术治疗。

1. 术前护理记录

（1）问题记录：患者拟定于今日行急诊手术治疗。行相关术前准备，针对病情予术前健康指导，更换清洁病员服，保持情绪稳定。患者及家属表示理解并配合。

322

（2）质控分析：①术前应详细记录麻醉方式、手术名称及术前准备情况；②针对疾病病种及手术方式重点向患者及家属介绍术前健康教育的内容。

（3）规范记录：患者拟定于今日在全麻下行"右侧基底节血肿清除术＋去颅骨骨瓣减压术＋脑脊液漏修补术"。遵医嘱予以合血，建立静脉通道；协助更换清洁病员服；向患者及家属行术前相关健康教育。特别指导：勿紧张，保持情绪稳定，禁饮、禁食。患者及家属表示理解并配合。

2. 术后护理记录

（1）问题记录：患者于今日在全麻下行"右侧基底节血肿清除术＋去颅骨骨瓣减压术＋脑脊液漏修补术"，术毕转入我科。患者来时全麻未醒，呈昏迷状。持续心电监护，双侧瞳孔不等大，左侧圆形，直径 1.5 mm，右侧椭圆形，直径 3.5 mm，对光反射均消失。遵医嘱密切观察。带入气管插管处接呼吸机辅助呼吸，距门齿 22 cm，带机顺应，SpO_2 为 98%；头部伤口无渗血、渗液，敷料清洁干燥，带入皮下引流管 1 根，引流出血性液体；ICP[①] 监测探头固定稳妥，接颅内压监护仪于床旁持续监测 ICP；保留尿管固定通畅，引出黄色清亮小便。遵医嘱安置胃管，安置过程顺利，置管深度为 50 cm。遵医嘱按计划静脉补液治疗，穿刺处未见异常。自理能力评分为 0 分，为重度依赖，遵医嘱给予特级护理；行压力性损伤风险评分为 12 分，跌倒风险评分 6 分，VTE 风险评估为 11 分；NRS2002 营养风险筛查为 6 分。以上均为高风险，均已行相关健康宣教。非计划拔管风险评分 24 分，为预防意外拔管，予约束双上肢，松紧度适宜，放置位置合适，加强巡视。家属表示理解配合。

（2）质控分析：①开颅手术后应记录患者术后临床症状与体征，描述 GCS 评分。②术后气管插管应记录插管方式，导管是否固

---

① ICP：颅内压。

定妥当、通畅，呼吸机参数；如吸痰应记录痰液的颜色、量及性质；经口气管插管患者应检查口腔情况。③皮下引流管未记录引流液的颜色、性质和量，未记录 ICP 波动范围。④输注液体未具体描述药物名称、浓度、剂量、速度。⑤约束开始记录内容包括约束原因、约束具种类、约束开始时间、约束部位皮肤及血液循环情况，约束前应取得家属签字同意，并行相关知识宣教。

（3）规范记录：患者于今日在全麻下行"右侧基底节血肿清除术＋去颅骨骨瓣减压术＋脑脊液漏修补术"，术毕于 22∶45 顺利返回病房。患者呈昏迷状，GCS 评分 4 分（E1VTM3），双侧瞳孔不等大，左侧圆形直径 1.5 mm，右侧椭圆形直径 3.5 mm，对光反射均消失，四肢肌张力降低，不能配合肌力检查，左下肢呈外展外旋位，双下肢病理征阳性，带入经口气管插管，导管处接有创呼吸机辅助呼吸，导管尖端距门齿 22 cm，管道固定妥善，带机顺应，辅助与控制通气（A/C）模式，潮气量 430 ml，PS 8 cmH$_2$O，PEEP 10 cmH$_2$O，FiO$_2$ 40%，呼吸频率 14 次/分。遵医嘱安置床旁心电监护，监护示：HR 105 次/分，R 16 次/分，BP 162/100 mmHg，SpO$_2$ 98%。口腔黏膜未见异常，吸痰为黄白色黏痰，适时吸痰，保持呼吸道通畅；右侧头部手术伤口处，敷料清洁干燥，暂无渗血、渗液，暂无法观察包扎处皮肤情况；头部带入皮下引流管 1 根，固定妥善，引流出血性液体约 5 ml；ICP 探头固定稳妥，接颅内压监护仪于床旁持续 ICP 监测，ICP 波动在 2～5 mmHg；保留尿管固定通畅，引出黄色清亮小便。查体：受压处皮肤无异常。经家属签字同意后，遵医嘱安置胃管，置管顺利，置管深度为 50 cm，妥善固定，抽吸出黄褐色胃液约 15 ml。遵医嘱予 NS 40 ml ＋酒石酸布托啡诺注射液 10 mg 以 2 ml/h 静脉泵入，予 NS 50 ml ＋德巴金注射剂 1 200 mg 以 2.1 ml/h 静脉泵入，予盐酸乌拉地尔注射液 250 mg 以 3 ml/h 静脉泵入，速度据血压调节；泵入均通畅，穿刺处均未见异常。今日复评自理能力评分为 0 分，为重度依赖，给予生活护理；

行压力性损伤风险评分为 12 分，跌倒风险评分 6 分，VTE 风险评估为 11 分，NRS2002 营养风险筛查为 6 分，均为高风险，均已行相关健康宣教。患者偶有烦躁，非计划拔管风险评分 24 分，为高风险。行预防管道滑脱相关健康宣教，经家属知情同意后遵医嘱予保护性约束双上肢，松紧度适宜，约束部位皮肤完整，约束肢端皮肤温暖，可扪及双侧桡动脉搏动，保持功能位，无缺氧征，密切观察患者病情变化，加强巡视，家属表示理解配合。特别指导：勿擅自调节引流袋高度，夹闭或打开引流管开关，解除约束带；勿自行搬动患者或予以翻身，勿牵拉管道，避免管道滑脱。

3. 患者病情好转，拟拔除气管插管，改鼻塞吸氧

（1）问题记录：患者意识好转，呈嗜睡状，呼之睁眼，双侧瞳孔不等大，左侧圆形，直径 2 mm，对光反射迟钝，右侧椭圆形，直径 3.5 mm，对光反射消失。予气管内吸痰 1 次，吸出白色痰。遵医嘱暂停呼吸机辅助呼吸，协助医生于床旁拔除气管插管，予鼻塞吸氧 5 L/min，继续观察。头部敷料清洁干燥，1 根皮下引流管引流通畅，引流出血性液体；ICP 探头固定稳妥，持续 ICP 监测；保留尿管固定通畅，引出黄色清亮小便；保留胃管固定稳妥，置管深度为 50 cm。行相关健康宣教，继续观察。

（2）质控分析：①气管内吸痰是经气管插管还是直接从口腔/鼻腔吸痰描述不准确；痰液未描述性质、量；②拔管前未关注患者心率、血压、SpO_2 及血气分析结果；③改为鼻塞吸氧后未关注患者面色、甲床等血液循环情况，未监测 SpO_2 变化，未做相关宣教；④头部敷料有无渗血、渗液，描述不准确；⑤病情变化时需复评各项风险评估，并行健康宣教。

（3）规范记录：患者意识好转，呈嗜睡状。GCS 评分为 13 分（E3V4M6），双侧瞳孔不等大，左侧圆形，直径 2 mm，对光反射迟钝，右侧椭圆形，直径 3.5 mm，对光反射消失。床旁心电监护示：律齐，HR 105 次/分，BP 150/94 mmHg，R 18 次/分，SpO_2 98%。复查动脉血气分析示：酸碱度 7.45，$PaCO_2$ 38.5 mmHg，PaO_2 98.2 mmHg，患者无口唇及甲床紫绀。经气管插管及口腔内吸痰 1 次，吸出白色黏痰约 4 ml。遵医嘱暂停有创呼吸机辅助呼吸，协助医生于床旁拔除气管插管，予鼻塞吸氧 5 L/min，患者 SpO_2 波动在 94%～97%，呼吸规律，面色红润，口唇及甲床无紫绀，暂未诉呼吸困难。已行气管插管、拔管及氧疗相关宣教。特别指导：勿自行调节/暂停氧疗，如有呼吸困难立即通知医务人员。头部手术伤口处敷料清洁干燥，暂未见渗血及渗液。保留皮下引流管及尿管、胃管，管道均妥善固定；皮下引流管及尿管均引流通畅，皮下引流管引流出血性液体约 20 ml，尿管引出黄色清亮小便；ICP 探头固定稳妥，持续 ICP 监测，ICP 波动在 5～15 mmHg；保留胃管置管深度为 50 cm，管喂 200 ml 营养液后未见呛咳不适。今日复评非计划拔管评估为 20 分，经家属知情同意后遵医嘱予约束带保护性约束双上肢，局部皮肤无异常，松紧适宜，肢端皮肤温暖，可扪及双侧桡动脉搏动，保持功能位，无缺氧征，密切观察患者病情变化。行生活自理能力评估，评分为 0 分，为重度依赖，给予生活护理；行压力性损伤风险评估为 12 分，跌倒风险评估为 6 分，静脉血栓栓塞症风险评估为 11 分，予一级护理。行相关健康宣教。特别指导：勿擅自调节引流袋高度，夹闭或打开引流管开关，解除约束带；勿自行搬动患者或予以翻身，勿牵拉管道，避免管道滑脱。

4. 患者病情进一步好转，拔除相关引流管

（1）问题记录：患者嗜睡，生命体征平稳，遵医嘱持续床旁心电监护及吸氧 3 L/min。医生于床旁拔除皮下引流管及 ICP 置管，头部换药 1 次，伤口敷料干燥固定，继续观察。保留尿管固定通畅，引出淡黄色清亮小便；保留胃管固定稳妥，置管深度为 50 cm，未见呛咳不适。行相关健康宣教，继续观察。

（2）质控分析：①拔管后未记录头部伤口情况，患者有无异常症状与体征；②病情好转或加重均需复评各项风险评估。

（3）规范记录：患者呈嗜睡状，GCS 评分 14 分（E3V5M6），持续鼻塞吸氧 3 L/min，遵医嘱持续床旁心电监护示生命体征平稳。医生于床旁拔除头部皮下引流管及 ICP 探头，予头部换药 1 次，伤口无红肿、出血，敷料清洁干燥，暂无渗血、渗液。保留尿管妥善固定，引流通畅，引出淡黄色清亮小便；保留胃管固定稳妥，置管深度为 50 cm，管喂 200 ml 营养液后未见呛咳不适。复评非计划拔管风险评分 19 分，经家属知情同意后遵医嘱予约束带保护性约束双上肢，局部皮肤无异常，松紧适宜，肢端皮肤温暖，可扪及双侧桡动脉搏动，保持功能位，无缺氧征，密切观察患者病情变化。复评生活自理能力评估为 10 分，给予生活护理；行压力性损伤风险评分为 12 分，跌倒风险评分 6 分，静脉血栓栓塞风险为 10 分，予一级护理，行相关健康宣教。特别指导：勿擅自调节引流袋高度、解除约束带，勿牵拉管道，避免管道滑脱；协助患者适时翻身，保持床单元清洁，床挡保护，防跌倒/坠床，保持大便通畅，适当进行床上肢体锻炼。家属表示理解并配合。

三、患者出院

经过治疗，患者病情趋于稳定，拟今日出院。

1. 问题记录

患者呈嗜睡状，呼吸规律，生命体征平稳，双侧瞳孔不等大，左侧圆形，直径 2 mm，右侧椭圆形，直径 3.5 mm，对光反射均迟钝。头部伤口干燥无渗出，保留胃管固定通畅，置管深度为 50 cm，未见呛咳不适。遵医嘱今日出院，已行出院指导。

2. 质控分析

①未描述患者出院时身体状况，出院健康教育未体现专病宣教特色；②出院时需复评静脉血栓风险，并行健康宣教。

3. 规范记录

患者呈嗜睡状，GCS 评分 14 分（E3V5M6），呼吸规律，生命体征平稳；双侧瞳孔不等大，左侧圆形，直径 2 mm，右侧椭圆形，直径 3.5 mm，对光反射均迟钝；左侧肢体疼痛刺激回缩，肌张力增高，肌力 1 级，左上肢呈屈腕体位，右侧肢体可完成指令性动作，肌张力正常，肌力 5 级；双侧足背动脉搏动良好。医生于床旁予头部换药 1 次，伤口无红肿、出血，敷料清洁干燥，暂无渗血、渗液。保留胃管固定通畅，置管深度为 50 cm，未见呛咳不适。今日复评静脉血栓栓塞症风险评估为 10 分，已与患者及家属沟通并交代相关注意事项及防范措施。患者于今日出院，已行出院健康教育。特别指导：①院外继续治疗，勿牵拉胃管，避免管道滑脱；注意翻身拍背，勤排痰。②注意加强营养，增强免疫力，饮食原则以低盐（低于 5 g/d）、低脂、低胆固醇、优质蛋白、清淡易消化为主。③遵医嘱服药，特别是降压药应定时服用，不能随意停药、更改剂量，监测血压，保持情绪稳定。④伤口勿自行涂药，术后 2 周左右由医生查看伤口愈合情况后拆线；拆线后 1~2 日，伤口无红肿、渗出等即可沾水。⑤遵从拟定的康复锻炼计划，每日加强肢体的功能锻炼，以最大可能地恢复肢体的功能。⑥术后 3 月、6 月、1 年至门诊复查，复诊请携带出院证明、检查结果及影像学资料，建议提前网上预约医生门诊号。⑦如有不适请及时到医院就诊。

（段丹　陈茂君）

参考文献

[1] 王硕. 神经外科围手术期出血防治专家共识病例荟萃 [M]. 北京：人民卫生出版社，2022.

[2] 刘玉光. 简明神经外科学 [M]. 济南：山东科学技术出版社，2016.

[3] 陶子荣，唐云红，范艳竹，等. 神经外科专科护理 [M]. 北京：化学工业出版社，2021.

[4] 张春舫，任景坤. 实用护理质量与护理纪录书写示范 [M]. 北京：海洋出版社，2004.

[5] 陈茂君，段丽娟，李莉. 神经外科护理难点突破 [M]. 成都：四川大学出版社，2020.

[6] 马鹏飞. 当代临床神经外科学 [M]. 长春：吉林科学技术出版社，2017.

[7] 李剑峰. 高血压脑出血患者术后发生肺部感染的相关危险因素探讨 [J]. 实用临床医学，2022，23 (6)：15 - 17 + 29.

第四节　脑梗死

【病例】

患者，男，55 岁，因"不能言语伴右侧肢体无力 3 小时"就医。既往有房颤多年，不规律服药，无高血压、糖尿病病史。查体：神志清楚但不能言语，双侧瞳孔等大、等圆，直径 3.0 mm，对光反应灵敏，双侧眼球无凝视，左侧肢体肌力为 5 级，肌张力正常，右侧肢体肌力为 1 级，肌张力减弱，右侧病理征阳性，NIHSS 评分 12 分。颅脑 CT：未见出血、水肿及占位性病变；头颅 DWI①：左侧基底节区颞叶弥散受限病灶。以"急性左侧额颞叶脑梗死"急诊平车推入院。

【概述】

脑梗死（cerebral infarction）又称缺血性脑卒中，指各种原因引起的脑部血液供应障碍，使局部脑组织发生不可逆性损害，导致脑组织缺血缺氧性坏死，进而出现相应神经功能缺损的临床综合征。根据发病机制，脑梗死分为动脉粥样硬化性血栓性脑梗死、脑栓塞、腔隙性脑梗死及脑分水岭梗死。急性脑梗死是最常见的脑卒中类型，占脑卒中的 69.6% ~ 70.8%，以中老年患者多见，是人类的主要死亡原因之一。缺血性脑卒中的发病率正以每年 8.7% 的速度递增，2021 年，我国新发缺血性脑卒中患者有 404 万人，其高病死

---

①　DWI：弥散加权成像。

率、高致残率极大增加了社会负担和家庭经济负担。缺血性脑卒中的急救强调早期诊断、早期治疗、早期康复和早期预防再发。

【护理评估】

一、入院首次护理评估

（一）专科评估

1. 问题记录

患者 T 36.7℃，P 82 次/分，R 20 次/分，BP 150/90 mmHg，神志清楚，双侧瞳孔等大等圆，直径约 3.0 mm，对光反应灵敏，右侧肢体活动障碍，右侧肢体肌力 1 级，肌张力减弱，不能言语，饮水呛咳，吞咽功能评定为 4 级。颅脑 CT：未见出血、水肿及占位性病变；头颅 DWI：左侧基底节区颞叶弥散受限病灶。

2. 质控分析

（1）专科评估应记录：①患者的意识状态清醒还是意识丧失。②发作时的症状，如运动障碍、感觉障碍、视觉障碍、共济失调、眩晕、失语等。③心理活动，如紧张、恐惧、焦虑、悲伤等。

（2）未描述既往史。因脑卒中发生的高危因素与高血压、房颤、糖尿病等慢性疾病有关，应重点了解患者既往有无高危因素，以便快速识别病因。

（3）护理记录应根据主要护理问题优先排序，即"首优"原则，依次记录。

3. 规范记录

患者神志清楚但不能言语，情绪烦躁，双侧瞳孔等大等圆，直径 3.0 mm，对光反应灵敏，双侧眼球无凝视，左侧肢体肌力为 5 级，肌张力正常，右侧肢体肌力为 1 级，肌张力减弱，右侧病理征阳性，左侧深、浅感觉正常，右侧肢体感觉减退，NIHSS 评分 12 分，饮水呛咳，吞咽功能评定为 4 级。颅脑 CT：未见出血、水肿及占位性病变；头颅 DWI：左侧颞叶基底节区弥散受限病灶。既往有房颤病史多年，不规律服药，无高血压、糖尿病病史。

（二）护理处置

1. 问题记录

特别指导：行疾病相关知识健康指导及告之相关检查须知。

2. 质控分析

（1）特别指导是针对患者个体疾病、生理和心理的指导。该患者右侧肢体偏瘫、失语，多伴有紧张、焦虑、烦躁的情绪，应针对患者的心理问题进行指导。

（2）相关检查须知未体现针对性，应针对溶栓前所需的检查项目做好宣教。

3. 规范记录

指导患者急性期绝对卧床休息，告知溶栓治疗的目的和配合事项，同时向患者介绍治疗成功的病例，鼓励患者，帮助其树立信心，缓解患者悲观、紧张的情绪，促使患者积极配合治疗。

二、住院关键环节的护理记录

（一）入院时护理记录

1. 问题记录

患者 T 36.7℃，HR 为 82 次/分，R 为 20 次/分，BP 150/90 mmHg，神志清楚但不能言语，双侧瞳孔等大等圆，直径 3.0 mm，对光反应灵敏，双侧眼球无凝视，右侧肢体肌力为 1 级，肌张力减弱，饮水呛咳，吞咽功能评定为 4 级，VTE 为高危，跌倒风险为高危，自理能力重度依赖。遵医嘱予阿替普酶 60 mg 静脉溶栓治疗。

2. 质控分析

（1）患者出现异常症状或体征，均应有客观查体、相关处理的措施及效果反应。

（2）应记录缺血性脑卒中发作时的症状、意识状态和心理活动。

（3）应记录溶栓前所监测的辅助检查结果。

3．规范记录

患者神志清楚但不能言语，情绪烦躁，双侧瞳孔等大等圆，直径 3.0 mm，对光反应灵敏，双侧眼球无凝视，左侧肢体肌力为 5 级，肌张力正常，右侧肢体肌力为 1 级，肌张力减弱，右侧病理征阳性，左侧深、浅感觉正常，右侧肢体感觉减退，NIHSS 评分 12 分，饮水呛咳，吞咽功能评定为 4 级。遵医嘱心电监护、鼻塞吸氧 2 L/min，留置胃管妥善固定，插入深度 55 cm，急采静脉血标本并送检。11:00 患者血糖 8.8 mmol/L，凝血酶原时间 10.9 s，纤维蛋白原 3.85 g/L，血小板计数 248×10^9/L。建立静脉通路，予灭菌注射用水 60 ml + 阿替普酶 60 mg，2 min 内静脉推注 6 ml（6 mg），静脉推注后持续阿替普酶 54 ml（54 mg）于 1 h 匀速泵入，密切观察药物疗效及不良反应。行非计划拔管风险评估为高风险，VTE 为高危，跌倒风险为高危，自理能力重度依赖。均已行相关健康宣教，患者和家属表示理解。

（二）具早期血管内介入治疗指征

急诊静脉溶栓的同时行 CTA 检查，根据 CTA 检查结果，具有早期血管内介入治疗指征。

1．术前护理记录

（1）问题记录：患者静脉溶栓 30 min 症状未见明显好转，立即完善术前准备后送导管室，全麻下行介入取栓治疗。

（2）质控分析：①溶栓后应记录神经功能评估及辅助检查结果。②应规范、完整记录手术名、麻醉方式、手术时间、术前准备情况，如禁食、禁饮的时间等。针对病种及手术方式重点向患者及家属介绍术前健康宣教内容。

（3）规范记录：患者神志清楚但不能言语，情绪烦躁，双侧瞳孔等大等圆，直径 3.0 mm，对光反应灵敏，双侧眼球无凝视，右侧肢体肌力为 1 级，肌张力减弱，右侧病理征阳性，右侧肢体感觉减退，NIHSS 评分 12 分。CTA①检查示：左侧大脑中动脉 M1 段闭塞。完善术前准备：即刻禁饮、禁食，皮肤清洁，双侧足背动脉搏动明显处做好标记。已向患者及家属告知手术方式、流程及注意事项。于 12:00 送患者至导管室，在全麻下行"全脑血管造影术＋颅内动脉介入取栓术"。

2. 术后护理记录

（1）问题记录：患者术毕返回病区，神志清楚，言语不清，双侧瞳孔等大等圆，直径约 3.0 mm，对光反应灵敏，右侧肢体肌力为 2 级，肌张力减弱，右侧肢体感觉减退。遵医嘱予吸氧并安置床旁心电监护示：窦性心律，HR 88 次/分，R 18 次/分，BP 132/75 mmHg。胃管妥善固定，刻度 55 cm；右侧腹股沟穿刺处敷料外观干净，无渗血、渗液。遵医嘱予镇静控制血压及扩容治疗，穿刺处无异常。自理能力为重度依赖；行非计划拔管风险评估为 19 分，为高风险；跌倒风险评估高危；疼痛评分 2 分；营养风险筛查 1 分，无风险；VTE 风险评估 7 分，高危；压力性风险评分 19 分，无风险。

（2）质控分析：①术后应记录术毕返回病房时间、麻醉清醒状态、术后临床症状与体征，按频次进行血压监测及记录 NIHSS 评分。②应密切观察药物不良反应及并发症的发生。③经各项护理评估后，重度依赖、VTE 风险高危、跌倒风险高危患者应体现相对应的护理措施及健康宣教。

（3）规范记录：患者于 12:00 在全麻下行"全脑血管造影术＋颅内动脉介入取栓术"。术毕于 13:30 安全返回病房，神志清楚，言语不清，双侧瞳孔等大等圆，直径约 3.0 mm，对光反应灵敏，右侧肢体肌力为 2 级，肌张力减弱，右侧感觉较前恢复，NIHSS 评分

---

① 计算机体层血管成像。

10分。持续鼻塞吸氧 2 L/min。床旁心电监护示：窦性心律，HR 88 次/分，R 18 次/分，BP 132/75 mmHg。指导取平卧位，术侧肢体伸直制动 12 h；右侧腹股沟弹力绷带加压包扎，穿刺处无渗血、渗液情况，周围无皮下血肿，双侧足背动脉搏动及肢端血运良好，皮肤温度正常。遵医嘱给予 NS 48 ml 右美托咪定 4 mg 以 2 ml/h、NS 24 ml + 咪达唑仑 30 mg 以 2 ml/h 静脉泵入镇静，0.9% NS 50 ml + 乌拉地尔 50 mg 以 2 ml/h 静脉泵入降压，NS 500 ml、聚明胶肽 250 ml 静脉滴注扩容，甘露醇 125 ml 快速静脉滴注及呋塞米 20 mg 静脉推注脱水等治疗，穿刺处无异常。术后密切监测血压变化，于 30 min、1 h、2 h、4 h 各监测血压 1 次及行 NIHSS 评分记录；监测凝血功能；密切观察口鼻腔、皮肤、呼吸道、消化道、尿道情况及有无颅内压增高征象。压力性损伤风险评分为 19 分，无风险；营养风险筛查 1 分，无风险；行非计划拔管风险评估为 19 分，为高风险，行预防拔管相关健康宣教；VTE 风险评估为 7 分，为高风险，行 VTE 相关知识指导，预防静脉血栓；生活自理能力评分为 50 分，为重度依赖，做好生活护理；跌倒风险评估为高危，行预防跌倒/坠床健康指导。

（三）术后病情稳定护理记录

1. 问题记录

患者神志清楚，双侧瞳孔等大等圆，直径约 3.0 mm，对光反应灵敏，右侧肢体肌力为 3 级，肌张力正常。医生为患者解除右侧腹股沟弹力绷带；持续鼻塞吸氧 2 L/min；床旁心电监护。

2. 质控分析

记录患者病情变化时应同时记录给予处理后患者的变化及相关健康宣教。

3. 规范记录

患者术后第 1 天神志清楚，言语不清，情绪稳定，生命体征平稳，双侧眼球居中，活动自如，伸舌居中，左侧肢体肌力、肌张力正常，右侧肢体肌力 3 级，肌张力较前恢复，右侧肢体感觉恢复正常，右侧病理征阴性，NIHSS 评分 6 分。行洼田饮水试验，吞咽功能评定为 2 级。遵医嘱拔除胃管，拔管顺利，鼻腔皮肤完好，无出血；解除右侧腹股沟弹力绷带加压包扎，穿刺处无渗血、渗液情况，周围无皮下血肿。复查颅脑 CT 结果：颅内未见出血，左侧颞叶有少许水肿影。特别指导：进食时取半坐卧位，选择糖浆样、蜂蜜样食物，每次进食不超过 350 ml；指导患者进行吞咽咀嚼功能训练。

（四）康复治疗护理记录

1. 问题记录

患者右侧肢体肌力为 3 级，肌张力正常，加强肢体功能锻炼，保持肢体功能位；言语不清，加强语言功能锻炼。

2. 质控分析

未针对患者现存的阳性体征进行具体的康复指导。

3. 规范记录

患者病情平稳。指导患者吞咽、咀嚼功能训练，行伸缩舌头、吞流质食物及运用吞咽神经肌肉低频电刺激仪辅助训练；指导单音节发音训练，包括说短句、长句训练以及问答训练，引导患者规律性言语联系；指导患者采取被动和主动功能训练，循序渐进尝试坐—站位转换训练以及行走训练、梳头训练、洗脸训练；指导患者适当穴位按摩，促进头部血液循环。

三、患者出院

经过治疗，患者病情趋于稳定，拟择日出院。

1. 问题记录

患者住院 7 天，神志清楚，言语清晰，情绪稳定，右侧肢体肌力 4 级，肌张力正常，NIHSS 3 分，MRS 3 分。患者病情符合出院标准，办理出院手续。指导其服用抗凝药物，如有不适及时返院就诊。

2．质控分析

未体现具体的出院指导。

3．规范记录

患者神志清楚，言语清晰，情绪稳定，右侧肢体肌力 4 级，肌张力正常，吞咽功能评定为 2 级，于今日出院，已行出院健康教育。特别指导：①遵医嘱规范用药，不可擅自增减。②出院后的前 3 个月内每 1 月来院专科门诊复诊，病情康复稳定后可每 3 个月复诊 1 次。③教会患者自测脉率及血压，出现脉搏不齐、强弱不等以及过慢、过快或再次出现眩晕、步态不稳、血压升高、肢体麻木无力、言语模糊或失语等情况，应及时就诊。④进行适当的有氧运动，通过监测心率来指导运动强度（建议运动时脉搏数 = 138 − 年龄/2）。患者每周至少运动 5 天，每天 2 ~ 3 次，每次 20 ~ 30 min 或每天运动 1 h。⑤低盐、低脂饮食，适当限制盐的摄入，每天摄入量应少于 5 g，多食含粗纤维多的食物，勿过饱，保持大便通畅，大便太干燥时不要太用力，必要时可使用药物通便。⑥必要时就诊，同时通过理疗促进功能康复。

（陈喜惠　纪小惠）

参考文献

［1］尤黎明，吴瑛. 内科护理学［M］. 第 6 版. 北京：人民卫生出版社，2017.

［2］徐文静，吴敏. 早期康复锻炼在脑梗死偏瘫失语患者中的实施意义［J］. 名医，2020.（9）：181 − 182.

［3］张卫. 急性脑梗死患者静脉溶栓的中西医护理［J］. 中国中医药现代远程教育，2020.18（8）：141 − 143.

［4］李丹. 脑梗死患者溶栓护理进展［J］大家健康：现代医学研究，2013（9）：190 − 191.

［5］马文霞. 脑梗死患者偏瘫肢体康复训练的护理研究进展［J］. 当代护士（上旬刊），2020.27（2）：14 − 16.

［6］中华医学会神经病学分会. 中国急性缺血性卒中早期血管内介入诊疗指南［J］中华神经科杂志，2022，55（6）：565 − 580.

第五节 癫痫持续状态

【病例】

患者，女，76岁，无明显诱因出现四肢抽搐，突发意识丧失，双眼上翻凝视，口吐白沫，持续5~6 min，连续发作2次，前来就诊。测血压为210/110 mmHg，以"癫痫持续状态，高血压3级"急诊平车推入院，带入 NS 250 ml + 丙戊酸钠 0.8g 以 5 ml/h、NS 50 ml + 硝普钠 50 mg 以 3 m/h 静脉微量泵泵入。

【概述】

癫痫持续状态（status epilepticus，SE）是需要快速识别和立即治疗的危及生命的医学急症。SE 本身并非一种疾病，而是中枢神经系统（central nervous system，CNS）受累或全身性疾病继发 CNS 损害后的一种临床表现。美国癫痫基金会 SE 工作组将 SE 定义为持续癫痫发作超过 30 min，或≥2 次连续的癫痫发作且发作间期意识未完全恢复，持续时间超过 30 min。大多数学者更认可一种适合临床应用的定义，即每次惊厥发作持续 5 min 以上，或连续发作 2 次以上，发作间期意识未能完全恢复。

【护理评估】

一、入院首次护理评估

（一）专科评估

1. 问题记录

患者入科时出现四肢抽搐，突发意识丧失，口吐白沫，双眼上翻凝视，缓解后患者神志清楚，双侧瞳孔等大等圆，直径 2.5 mm，对光反应灵敏，四肢肢体肌力为Ⅲ级，肌张力正常，血压为179/103 mmHg。

2．质控分析

（1）专科评估应评估患者癫痫发作的类型、原因、病史、伴随症状、持续时间、间隔时间及缓解方式，评估发作时有无外伤、窒息及舌咬伤情况。

（2）患者血压179/103 mmHg，未描述既往史及用药情况。追问病史，既往有脑出血病史、癫痫发作史、高血压病史，长期服用氨氯地平药物，规律服药，日常血压控制在收缩压波动在120～138 mmHg，舒张压波动在70～90 mmHg。

（3）未体现辅助检查结果。

（4）护理记录应根据主要护理问题优先排序，即"首优"的原则，依次记录。

3．规范记录

患者既往有脑出血病史30年、高血压病史15年、癫痫发作史10年。患者无明显诱因突发意识丧失，呼之不应，双眼上翻凝视，口吐白沫，四肢抽搐呈强直—阵挛样抽动伴大小便失禁，不能自行缓解，持续8 min。测T 36.5℃，HR 129次/分，R23次/分，BP 179/103 mmHg，意识呈浅昏迷状态，双侧瞳孔等大等圆，直径2.5 mm，对光反应灵敏，四肢肌力为Ⅲ级，肌张力正常，无骨折、皮外伤、咬伤及发绀情况。脑电图结果显示：异常脑电图；头颅CT示：双侧基底节、放射冠区腔隙性脑梗死、脑萎缩；头颅DWI示：颅内未发现弥散受限病灶。

（二）护理处置

1．问题记录

特别指导：行疾病相关知识指导、活动指导。

2．质控分析

特别指导是针对该患者个体疾病、生理和心理的指导。疾病相关知识指导无针对性，由于癫痫的发作是没有任何规律的，长期突然而反复多次地发作常使患者无法正常工作和生活，患者常常为此而苦恼，以至精神负担加重，容易变得紧张、焦虑、抑郁、淡漠、易激怒、易激惹等。患者处于疾病发作期，应指导其卧床休息；同时指导患者及陪护人员掌握疾病发作时的注意事项，做好缓解期的心理疏导。

3. 规范记录

指导患者卧床休息，24 h 专人看护，加以防护，以免坠床及碰伤；癫痫发作时，陪护人员应将患者的头偏向一侧，将外裹纱布的压舌板、毛巾置于患者口腔一侧上下臼齿之间，防止舌、口唇和颊部咬伤；及时清理患者的口腔分泌物，保持呼吸道通畅；切勿用暴力按压肢体，以免骨折、脱臼；缓解期期间多与患者沟通交流，了解其心理动态，关心、理解、尊重患者，鼓励患者正确认识疾病，鼓励患者表达自己的心理感受，指导患者面对现实，采取积极的应对方式，配合长期药物治疗。

二、住院关键环节的护理记录

（一）入院时护理记录

1. 问题记录

患者平车送入我科，出现四肢抽搐，突发意识丧失，口吐白沫，双眼上翻凝视，四肢呈强直—阵挛样抽动，约 8 min 后缓解；缓解后神志清，双侧瞳孔等大等圆，直径 2.5 mm，对光反应灵敏，四肢肢体肌力为Ⅲ级，肌张力正常。尿管妥善固定、通畅。遵医嘱予外科常规特级护理、鼻塞吸氧、告病危。予 NS 250 ml + 丙戊酸钠 1.2 g 以 10 mlh，地西泮 10 mg 静脉注射及 NS 50 ml + 硝普钠 50 mg 以 3 m/h 微量泵泵入。

2. 质控分析

（1）入院时护理记录应根据主要护理问题优先排序的原则，并采取抢救及护理措施。

（2）患者出现异常症状或体征，均应有客观查体、相关健康教育及处理措施。

（3）患者癫痫发作时应记录：①发作的时间、诱因、持续时间、间隔时间、是否能自行缓解。②发作的类型，如全身性还是局限性，性质呈持续强直性还是间歇阵挛性。③记录患者的意识状态，如神志是否清楚，发作中是否呼之不应，有无唇、舌咬伤（口中吐血沫），有无跌伤或碰伤，有无大、小便失禁。④记录患者生命体征的变化，如血压升高或降低、体温的变化、呼吸的改变等。⑤发作停止后患者意识完全恢复的时间，有无头痛、疲乏及行为异常。

（4）未体现专科评估的等级，未根据等级采取相应措施，未对各项治疗内容及疗效详细描述。

3．规范记录

患者于 19：00 无明显诱因出现四肢抽搐呈强直—阵挛样抽动，突发意识丧失，呼之不应，双眼上翻凝视，口吐白沫。测 T 36.5℃，HR 129 次/分，R 23 次/分，BP 179/103 mmHg。抽搐不能自行缓解，伴大小便失禁。迅速解开患者衣扣，立即将患者头偏向一侧，压舌板置入患者口腔一侧上下臼齿之间，防止咬伤舌头、口唇和颊部咬伤，及时清理口腔分泌物，保持呼吸道通畅。遵医嘱鼻塞吸氧 5 L/min、心电监护、留置尿管。尿管妥善固定、通畅，引出淡黄色尿液。建立 3 条静脉通道，予 NS 250 ml + 丙戊酸钠 0.8 g 以 10 ml/h 静脉微量泵泵入，地西泮 10 mg 缓慢静脉注射，NS 50 ml + 硝普钠 50 mg 以 3 m/h 微量泵泵入，穿刺点未见异常。19：08 抽搐停止，持续 8 min，发作停止后神志清楚，精神疲倦。患者自诉头痛，呈全颅性胀痛，评分 3 分。双侧瞳孔等大等圆，直径 2.5 mm，对光反应灵敏，四肢肌力为 Ⅲ 级，肌张力正常。心电监护显示：T 36.3℃，HR 78 次/分，R 20 次/分，BP 130/88 mmHg，SpO$_2$ 98%。

加以防护，无骨折、皮外伤、咬伤及发绀情况。跌倒/坠床评估55 分，为高危，自理能力重度依赖；VTE 评估 9 分为高危，压疮评分 11 分为高危。特别指导：保持病区安静，绝对卧床休息；安抚患者，避免情绪激动；24 h 专人护理，加以防护，以防坠床；给予生活护理，加强翻身、拍背，加强受压处皮肤护理，保持呼吸道通畅，加强口腔护理；行预防下肢静脉血栓健康指导，预防下肢静脉血栓形成。患者及家属表示理解。

（二）住院期间的护理记录

1. 问题记录

遵医嘱予停 NS 250 ml + 丙戊酸钠 0.8 g 泵入，改丙戊酸钠片0.5 g bid。

2. 质控分析

治疗方案调整时未体现对病情的评估及用药指导。

3. 规范记录

患者使用 NS 250 ml + 丙戊酸钠 0.8 g 以 10～20 ml/h 静脉微量泵泵入 5 天，静脉微量泵泵入药物期间无癫痫发作，胃纳好，情绪稳定。脑电图结果显示：脑电波正常。治疗方案今日调整为：停用 NS 250 ml + 丙戊酸钠 0.8 g 静脉微量泵泵入，使用丙戊酸钠口服制剂0.5 g bid，于餐后服用。向患者及家属介绍用药原则并观察口服药物效果及不良反应。

三、患者出院

经过治疗，患者病情趋于稳定，拟择日出院。

1. 问题记录

患者住院 10 天，经过抗癫痫、降压、营养脑神经对症治疗后病情稳定，今日患者家属要求出院，已办理出院手续。指导继续服用抗癫痫药物，如有不适及时返院就诊。

2. 质控分析

未体现具体的出院指导。

3. 规范记录

患者神志清楚，情绪稳定，于今日出院，给予特别指导。

（1）生活起居与情绪：保持良好的饮食习惯，食物以清淡且营养丰富为宜，不宜辛辣、咸、过饱。保持乐观情绪，保持充足睡眠，注意劳逸结合，避免紧张、劳累、感冒、淋雨等，以免诱发癫痫。

（2）服药期间注意事项：遵医嘱服药，不可随意漏服、自行停药、更改剂量及间隔时间，定期检查血药浓度、肝功能、血常规，严密观察药物的不良反应。

（3）一般护理与自救：①教会家属急救的方法，首先家属应保持冷静，立即把患者放平在地上或床上，把头偏向一侧，解开衣领、裤腰带，用毛巾裹勺柄等长条状金属，将其放在患者口腔一侧上下臼齿之间，以保持呼吸道通畅，防止舌咬伤、口唇和颊部咬伤。在抽搐过程中，切勿用暴力按压肢体，防止骨折和脱臼；同时用棉织品垫在头下及四周，防止抽搐时被周围物体撞伤。发作时不要给患者喂水、药、食物，以免引起肺炎或窒息。如出现呼吸抑制或癫痫持续状态时应拨打"120"送医院抢救。②随身携带病情卡片（写明疾病、姓名、地址、联系电话号码），以利疾病发作时取得联系，便于抢救。发作控制不佳者不要单独外出，以免发生溺水、烫伤、摔倒等意外。

（4）如有不适及时就诊。

（王振怡　陈雅琴）

参考文献

[1] 伊莲·威利. Wyllie 癫痫治疗学：原理与实践［M］. 第6版. 洪震，姚一，姜玉武，等译. 北京：人民卫生出版社，2021.

［2］刘芳，王晓英，陈卫碧，等. 成人癫痫持续状态护理专家共识［J］. 中华现代护理杂志，2023. 29（6）：701－709.

［3］中国抗癫痫协会药物治疗专业委员会. 终止癫痫持续状态发作的专家共识［J］. 解放军医学杂志，2022（7）：9－16.

［4］薛芳. 癫痫持续状态患者的院前急救与护理［J］. 智慧健康，2020（15）：195－196.

［6］尤黎明，吴瑛. 内科护理学［M］. 第6版. 北京：人民卫生出版社，2017.

［7］陶子荣，唐云红，范艳竹，等. 神经外科专科护理［M］. 北京：化学工业出版社，2021.

第三章

骨科常见疾病

第一节　锁骨骨折

【病例】

患者，女，21 岁，因外伤致左肩部疼痛并活动受限 3 h 至急诊。左肩部 X 光片示：左锁骨骨折。以"左锁骨骨折"收入院，予完善相关术前检查，择期手术。

【概述】

锁骨骨折（fracture of the clavicle）是因直接暴力或间接暴力作用于锁骨，造成其完整性和连续性中断的骨科常见疾病。锁骨骨折临床上占所有骨折的 2.6% ~ 10%，占肩胛带骨折的 44%。锁骨是连接上肢与躯干的唯一骨性支架，其 1/3 呈扁平状以适应肌肉的附着和牵拉，中 1/3 呈管状，内 1/3 呈菱形，以抵抗轴向应力。从上面观察其呈 S 形架于胸骨柄与肩峰之间。锁骨骨折发生率高的主要原因包括：位置表浅、独特的结构和肌肉分布。锁骨位置表浅，仅位于皮肤和颈阔肌下，缺乏肌肉、脂肪保护，中、外 1/3 交界处皮质最薄，中段轻微的弯曲降低了其力学强度。其骨折多发生于儿童及青壮年。

【护理评估】

一、入院首次护理评估

（一）专科评估

1. 问题记录

患者 T 36.9℃，P 64 次/分，R 20 次/分，BP 100/60 mmHg。患者因外伤致左肩部疼痛、活动受限 3 h 入院。主诉左肩部疼痛，疼痛评分 3 分。左上肢肢端血运及感觉好，注意观察患者左上肢肢端血运、感觉及疼痛情况。

2. 质控分析

（1）疼痛评估时应包括部位、强度、性质、发作和持续时间、加重和缓解因素、伴随症状等。

（2）一位患者可同时存在多种症状和体征，描述阳性症状与体征时应按重要性和紧迫性顺序解决问题，由直接暴力引起的骨折有可能会刺破胸膜腔导致气胸，患者出现剧烈的胸部疼痛、呼吸困难、胸闷，听诊双肺呼吸音减弱。当损伤到锁骨下血管和神经，可导致出血、血压下降甚至休克。

（3）应详细描述骨折部位的畸形、皮肤、伤口出血、血运、感觉等情况。

3. 规范记录

患者神志清楚，生命体征平稳，无胸闷、气促等不适。听诊双肺呼吸音清。主诉左肩部持续性疼痛，呈刀割样，疼痛评分 3 分；

左肩关节活动时疼痛加剧，头部向患侧偏斜时可减轻疼痛；左锁骨部位畸形，肿胀明显，局部皮肤瘀斑5 cm×5 cm，可触及骨折端隆起于皮下，无破损；左肩关节活动受限，左上肢血液循环良好，感觉正常。左肩关节X光片示：左锁骨远端骨折。

（二）护理处置

1. 护理问题

遵医嘱予二级护理，行相关健康宣教。

2. 质控分析

（1）未针对患者个体疾病、生理和心理的指导。

（2）患者因骨折移位摩擦引起的疼痛，应重点指导其掌握前臂吊带或三角巾的使用及其他减轻疼痛的方法。

3. 规范记录

指导患者正确的体位管理，前臂吊带或三角巾使用方法及注意事项，疼痛明显加剧时及时告知医护人员。

二、住院关键环节的护理记录

（一）入院时护理记录

1. 问题记录

患者精神好，诉左肩部疼痛，评分3分；左上肢肢端血运及感觉好。入科自理能力评分60分，中度依赖；营养风险评估1分；静脉血栓栓塞症危险因素评分1分，低危。指导患者左上肢握拳及指关节活动，行深呼吸及咳嗽锻炼，保证充足的液体入量1 500～2 500 ml/d，保持大便通畅。

2. 质控分析

（1）患者出现异常症状或体征均应有客观查体、相关健康教育及处理措施。

（2）健康教育应体现个体化及专科特色，并及时评价健康教育效果。

（3）护理记录是对患者住院期间护理过程的经常性、连续性记录，后续应注意实时、动态地记录患者的疼痛情况。

3. 规范记录

患者神志清楚，自诉左肩部持续性疼痛，呈刀割样，疼痛评分 3 分；左肩关节活动时疼痛加剧，左锁骨部位畸形，可触及骨折端隆起于皮下，肿胀明显，局部皮肤瘀斑 5 cm × 5 cm，无破损，给予冰敷；左肩关节活动受限；左上肢血液循环良好，感觉正常。协助患者取舒适体位，两肩胛间垫一窄枕以使两肩后伸、外展；患肢使用前臂吊带抬高、制动，松紧适宜，保持有效固定。自理能力评分 60 分，中度依赖，协助生活护理，行入科宣教，留陪护 1 人。患者与家属表示理解配合。

（二）手术治疗

患者具有锁骨骨折切开复位内固定术指征，拟行手术治疗。

1. 术前护理记录

（1）问题记录：患者生命体征平稳，神志清楚，情绪稳定。拟明日 8 时送手术室手术。备 NS 100 ml + 头孢唑林钠粉针 1 g 带入手术室。已向患者及家属交代术前禁饮、禁食事项及目的，患者及家属表示理解及配合。

（2）质控分析：术前应详细记录术前准备内容，如禁食、禁饮的时间，术区皮肤准备，手术标识等。针对疾病病种及手术方式重点向患者与家属介绍术前健康教育的内容。

（3）规范记录：患者拟定于明日行"锁骨骨折切开复位内固定术"；今日行术前准备，清洁术区皮肤，确认手术标识，遵医嘱备 NS 100 ml + 头孢唑林钠粉针 1g 带入手术室。术前摘除各类饰品，术晨更换清洁病员服，2 h 禁饮、6 h 禁食。向患者及家属行围手术期的健康宣教，如适宜活动、体位和患肢功能管理，并讲解手术成功案例，保持心情舒畅。

（三）术后返回病房护理记录

1. 问题记录

患者今日送手术室，在颈丛麻醉下行"左锁骨骨折切开复位内固定术"，左肩部切口敷料外观干净，诉左肩部疼痛，疼痛评分3分。术后自理能力评分30分，重度依赖；压力性损伤风险评估19分，无风险；静脉血栓栓塞症危险因素评估0分，极低危。向患者做好术后宣教及预防静脉血栓宣教。遵医嘱给予补液等对症治疗。

2. 质控分析

（1）术后应详细、规范记录麻醉方式、手术名称、术毕返回病房的时间、麻醉后状态、生命体征等。

（2）行各项护理评估表，对中、高风险项目详细记录，并采取相对应护理健康教育内容及护理措施。

（3）术后应详细记录有无并发症的发生。

3. 规范记录

患者今日10:20在颈丛麻醉下行"左锁骨骨折切开复位内固定术"，术毕予11:50安全返回病区，神志清楚。床旁心电监护示：窦性心律，HR 85次/分，R 20次/分，BP 100/75 mmHg，SpO_2 99%。左肩部切口敷料清洁、干燥，左侧颈部无皮下血肿，皮肤瘀斑5 cm×5 cm；自诉左肩部间歇性钝痛，疼痛评分2分，左上肢血液循环良好，感觉正常。遵医嘱予一级护理，按计划静脉补液等治疗，穿刺处无异常。特别指导：左肩部制动，禁止术侧卧位，麻醉恢复后尽早下床活动；鼓励患者行患侧手指、腕肘关节以及前臂的伸屈活动，举手勿大于90度。行自理能力评分30分，重度依赖，给予生活护理；静脉血栓栓塞症危险因素评估2分，低危。行预防静脉血栓健康宣教。

（四）术后病情稳定记录

1. 问题记录

术后第 1 天，患者精神好，医生给予床旁换药，自诉左肩部间歇性钝痛，评分 2 分。左上肢血液循环良好，感觉正常。指导患者左上肢握拳及指关节活动，行深呼吸及咳嗽锻炼，保证充足的液体入量（1 500～2 500 ml/d），保持大便通畅，协助生活护理。

2. 质控分析

（1）术后未体现客观症状或体征的观察，应描述伤口及周围皮肤组织等情况。

（2）患者术后第 1 天情绪稳定，精神好，生活自理能力发生改变，应再次行生活自理能力评估。

（3）术后未体现早期康复训练的健康宣教。

3. 规范记录

今日为术后第 1 天，患者神志清楚，情绪稳定。给予伤口换药，伤口无渗血、渗液，敷料清洁干燥；周围组织无红肿，左上肢血液循环良好，感觉正常；行生活自理能力评分 90 分，轻度依赖。特别指导：①患者做患肢近端与远端未被固定的关节所有轴位上的运动为主。术后 1～3 天加强练习，避免抬肩的活动以及肩关节外展、外旋和后伸的活动。②术后 3～4 天开始练习肩关节外展、后伸。

三、患者出院

经过治疗，患者病情好转，拟择日出院。

（1）问题记录：患者今日出院，向其告知出院流程，如有不适，门诊随访。

（2）质控分析：出院健康教育未体现专科专病健康宣教。

（3）规范记录：患者神志清楚，情绪稳定，精神好。遵医嘱今日出院，已行出院健康宣教。特别指导：①患肢适当的悬吊制动，以减少对骨折端的刺激。②术后1~2周开始全面活动肩关节，可进行钟摆练习、前屈上举、被动外展、外旋、内收、内旋等练习，1~2组/天，20~30分钟/组。③饮食护理，可以适当地多吃些高蛋白、高钙的食物，比如牛奶、虾皮、瘦肉、鱼汤等，利于骨折愈合。④定期随访锁骨X光片，了解骨折愈合情况。

（林贝　莫朝媚）

参考文献

[1] 孙伟桐，查晔军，蒋协远. 锁骨中段骨折的治疗选择［J］中华肩肘外科电子杂志，2018，6（1）：68－72.

[2] 宁宁，陈佳丽，李玲利. 骨科加速康复护理实践［M］. 北京：科学出版社，2021.

[3] 吴欣娟，高娜. 骨科护理工作指南［M］. 北京：人民卫生出版社，2020.

[4] 金艳，刘雪莲，黄英. 骨科专科护理服务能力与管理指引［M］. 辽宁：辽宁科学技术出版社，2018.

[5] 陈孝平，汪建平，赵继宗. 外科学［M］. 第9版. 北京：人民卫生出版社，2018.

[6] 杨丽娜，文莉娟. 护理文书书写规范［M］. 宁夏：阳光出版社，2018.

第二节　腰椎压缩性骨折

【病例】

患者，女，75岁，行走时不慎摔倒致腰背部疼痛、活动受限9 h，行腰椎正侧位片示：腰1椎体压缩性骨折，腰椎退行性变。急诊以"腰1椎体压缩性骨折"收入院，择期手术。

【概述】

腰椎压缩性骨折（lumbar spine vertebral compression fracture）主要是指以椎体纵向高度被"压扁"为主要表现的脊柱骨折，是老年人常患的脊柱损伤。老年群体机体各项功能减退，骨质疏松明显，使腰椎压缩性骨折发生率在我国老龄化加剧背景下呈逐年上升趋势。其临床表现主要有腰背部疼痛、翻身困难，不能站立和行走，伴脊髓损伤者有不同程度功能障碍。老年腰椎压缩性骨折治疗方法有保守治疗和手术治疗。手术治疗首选的是经皮椎体强化术（PVA）。PVA 包括经皮椎体后凸成形术（PKP）和经皮椎体成形术（PVP）。此类手术属于微创手术，可以恢复部分椎体高度，增强压缩椎体稳定性、强度，能迅速缓解患者的疼痛，促使患者早期离床活动。

【护理评估】

一、入院首次护理评估

（一）专科评估

1. 问题记录

患者 T 36.4℃，P 70 次/分，R 20 次/分，BP 128/74 mmHg。患者神志清楚，双下肢活动可，主诉腰背部疼痛，能耐受，疼痛评分 3 分，双下肢无麻木，不能自行解小便。腰椎正侧位片示：腰 1 椎体压缩性骨折，腰椎退行性变。

2. 质控分析

（1）专科评估患者腰背部疼痛时应记录腰背部疼痛的性质、程度、诱发因素、加重和缓解因素、伴随症状等。

（2）腰椎损伤的患者应关注患者双下肢肌力、肌张力以及双下肢感觉。肌力分 0 ~ Ⅴ级，按评估的级别填写，肌张力以"高""低""正常"表示。双下肢感觉根据患者主诉，通常描述为正常或麻木，肢体活动的描述应以"活动自如、活动受限或活动障碍"等医学术语来表达。

（3）描述患者症状和体征时，腰椎损伤患者，从腰背部开始由上至下描述；描述腰背部活动和感觉情况，有无腹胀腹痛，双下肢感觉和肢体循环情况，关注患者大小便。

3. 规范记录

患者神志清楚，情绪稳定，因外伤致腰背部持续性胀痛，疼痛评分 3 分，腰背部活动受限，腰部按压或体位改变时加重，平卧时缓解，双下肢肢体肌力 V 级，肌张力及感觉正常，双足背动脉搏动良好，行直腿抬高试验阴性。患者主诉有尿意，排尿困难，下腹部膨隆，无腹痛。腰椎正侧位片示：腰 1 椎体压缩性骨折，腰椎退行性变。

（二）护理处置

1. 问题记录

特别指导：行腰椎骨折相关健康宣教。

2. 质控分析

特别指导是针对患者个体疾病、生理和心理的指导。患者腰椎骨折需卧床休息，应指导体位和活动、床上大小便、皮肤的护理，以及卧床相关并发症的预防。

3. 规范记录

指导患者正确的体位管理、功能锻炼及卧床相关并发症的预防。

二、住院关键环节的护理记录

（一）入院时护理记录

1. 问题记录

患者神志清楚，主诉腰背部疼痛，疼痛评分 3 分，有尿意，不能自解小便。报告医生后，予诱导排尿，可自解小便。日常生活能力评定重度依赖，跌倒风险评估高危，压力性损伤风险评估中危，VTE 风险评估中危，营养风险筛查 2 分，无营养风险。遵医嘱予一级护理，行相关健康宣教。

2．质控分析

（1）患者出现异常症状或体征，均应有客观查体，并针对异常症状给予相对应的处理措施和效果评价。

（2）腰椎压缩性骨折应记录有无伴随症状，如有无腹痛、腹胀、肠鸣音减弱等。

（3）健康教育应体现个体化及专科特色，并及时评价健康教育效果。

3．规范记录

患者神志清楚，情绪稳定，自诉腰背部持续性胀痛，疼痛评分3分，腰部压痛和活动时疼痛加重，腰背部活动受限，肌肉痉挛。协助患者采取仰卧位，卧硬板床，腰部予腰围固定带保护，嘱疼痛加剧时及时告知。患者自诉有尿意，排尿困难，下腹部膨隆，无腹痛、腹胀等不适。听诊肠鸣音正常，予诱导排尿，患者自解淡黄色、清亮小便约500 ml后下腹平软。自理能力评定重度依赖，给予生活护理，跌倒风险评估高危，压力性损伤风险评估中危，VTE风险评估中危。行入院宣教、疼痛指导、预防跌倒/坠床、压力性损伤、静脉血栓栓塞症等相关健康宣教。留陪护1人，患者及家属表示理解和配合。

（二）患者具有经皮球囊扩张椎体后凸成形术指征，拟行手术治疗

1．术前护理记录

（1）问题记录：患者生命体征平稳，拟定明日行"经皮球囊扩张椎体后凸成形术"；今日行相关术前准备，遵医嘱备皮，交代术前禁饮、禁食等相关术前健康指导。术晨更换清洁病员服，保持情绪稳定。患者及家属表示理解和配合。

（2）质控分析：术前应记录手术拟采取的麻醉方式，详细记录术前准备情况，禁食、禁饮的时间，是否有手术部位标识等。针对疾病病种及手术方式重点向患者及家属介绍术前健康教育的内容。

（3）规范记录：患者拟明日在局麻＋强化麻下行"经皮球囊扩张椎体后凸成形术"；今日行相关术前准备，清洁皮肤，手术标记。向患者及家属行手术前相关健康教育。特别指导：保持情绪稳定，术晨更换清洁病员服，术前禁食 6 h、禁饮 2 h。

（三）术后返回病房护理记录

1. 问题记录

患者行"经皮球囊扩张椎体后凸成形术"，术后安全返回病房。双下肢肌力 V 级，肌张力正常，受压部位皮肤完好，腰背部穿刺部位敷料干燥，尿管妥善固定、通畅，引出淡黄色尿液。遵医嘱予以吸氧 2 L/min。心电监护示：窦性心律，HR 82 次/分，R 19 次/分，BP 116/68 mmHg，SpO$_2$ 99％。遵医嘱予一级护理，按计划静脉补液治疗，穿刺处未见异常。疼痛评分为 0 分，日常生活能力评定重度依赖，VTE 风险评估高危，跌倒风险评估高危，压力性损伤风险评估中危。行相关健康宣教。

2. 质控分析

术后护理记录应记录患者手术麻醉方式、术毕返回病房的时间、麻醉清醒状态、生命体征、术后临床症状与体征。行护理评估后，日常生活能力评定重度依赖、VTE 高风险、跌倒高风险患者应体现相对应的护理措施及健康教育内容。针对疾病病种及手术方式重点向患者及家属介绍术后健康教育的内容。

3. 规范记录

患者今日 11:00 在局麻＋强化麻下行"经皮球囊扩张椎体后凸成形术"，术毕于 13:20 安全返回病房。患者神志清楚，精神差。遵医嘱予以鼻塞吸氧 2 L/min。床旁心电监护示：窦性心律，HR 82 次/分，R 19 次/分，BP 116/68 mmHg，SpO$_2$ 99％，腰背部疼痛评分为 1 分。腰背部穿刺部位敷料清洁干燥，尿管固定妥善，引流出淡黄色、清亮小便。双下肢肌力 V 级，肌张力及感觉正常，双足背动脉搏动良好，趾踝关节可屈伸活动，受压部位皮肤完好。术后特别指导：卧床休息，平卧 6 h，6 h 后佩戴腰围床上轴线翻身；术后 2 h 饮温水 10～20 ml，如无不适，逐渐增加饮水量，术后 4 h 可进流质饮食，逐渐过渡到普食；保留尿管引流通畅，尿袋低于膀胱位置，勿折叠、扭曲、压迫管道。行日常生活能力评定重度依赖，给予生活护理。VTE 高风险，指导患者踝泵运动、股四头肌收缩等预防 VTE 的健康宣教。跌倒风险评估为高危，行预防跌倒/坠床等相关健康宣教。

（四）术后病情稳定护理记录

1. 问题记录

患者精神好，今日为术后第 1 天，腰背部穿刺部位敷料清洁、干燥。遵医嘱停心电监护及吸氧、拔除尿管，指导患者自解小便。日常生活能力评定中度依赖。X 线复查腰部情况，在医生允许下指导患者离床活动。

2. 质控分析

（1）诊疗调整后应记录患者相应的变化情况。

（2）健康教育应体现个体化，重点向患者及家属介绍相对应的健康教育内容。

（3）指导患者离床活动前应详细记录评估其身体耐受程度、复查结果等情况。

3. 规范记录

今日为术后第 1 天，患者精神好，生命体征平稳，未诉头晕，肢体肌力 V 级，肌张力正常，腰背部偶有钝痛，疼痛评分 1 分，手术部位敷料清洁、干燥。遵医嘱停心电监护及吸氧，拔除尿管。指导患者自解小便，每日饮水 2 000～2 500 ml，行预防尿路感染健康宣教。复查腰椎正位片提示：腰椎第 1 椎体呈楔形改变，内见高密度物填充。遵医嘱指导患者佩戴腰带离床活动，预防跌倒/坠床健康宣教。日常生活能力评定中度依赖，协助生活护理。

三、患者出院

经过治疗，患者病情好转，拟择日出院。

1. 问题记录

患者精神好，遵医嘱予办理出院，做好出院指导及宣教。

2. 质控分析

出院健康教育未体现专病宣教特色。

3. 规范记录

患者精神好，于今日出院。特别指导：①佩戴腰围固定带离床活动，逐渐减少佩戴时间，1个月后不需佩戴；②进行腰背肌功能锻炼，循序渐进，以不感疼痛为宜；③避免久坐、久站、扭腰、弯腰或单手提重物，宜睡硬床；④遵医嘱进行抗骨质疏松治疗，增加户外运动，运动时做好防护，防跌倒；⑤定期复查，如出现腰痛、双下肢麻木等不适，应及时就诊。

（莫朝媚　陈静　林贝）

参考文献

[1] 张洪亮，翁阳华，黎佩珍，等. 不同手术方式治疗骨质疏松性胸腰椎压缩性骨折疗效分析 [J]. 海南医学，2019，30（20）：2647-2650.

[2] 朱磊，冼树强，杜贵忠，等. 改良经皮球囊扩张椎体后凸成形术对骨质疏松性胸腰椎骨折的安全性及有效性评价 [J]. 中国临床医生杂志，2021，49（1）：100-102.

[3] 陆丹青，季俊，阚文清. 经皮球囊扩张椎体后凸成形术治疗老年骨质疏松性椎体压缩骨折的临床效果 [J]. 临床医学研究与实践，2022，7（14）：75-77.

[4] 冯树霞. 加速康复外科理念在老年胸腰椎压缩性骨折患者围PVP手术期中的应用 [J]. 河北医药，2021，43（20）：3198-3200.

[5] 章振林，夏维波，李梅，等. 原发性骨质疏松症诊疗指南（2022）[J]. 中华骨质疏松和骨矿盐疾病杂志，2022，15（6）：573-611.

[6] 徐迅，苟印饶. 老年胸腰椎压缩性骨折患者围术期隐性失血的影响因素 [J]. 中国老年学杂志，2023，43（2）：321-324.

[7] 刘勇，安文涛，张志彬. 椎体成形术结合快速康复外科理念治疗骨质疏松性椎体压缩骨折的疗效研究 [J]. 科学技术与工程，2021，21（22）：9275－9280.

[8] 宁宁，陈佳丽，李玲利. 骨科加速康复护理实践 [M]. 北京：科学出版社，2022.

第三节　断　指

【病例】

患者，女，45 岁，因 4 h 前在工地作业时不慎被机器绞伤左食指，伤后左食指疼痛、流血、活动受限，伤口予简单包扎后急诊就诊。行 DR 检查提示：左食指末节远端骨折，断端明显移位局部组织密度不均匀。急诊以"左食指末节不完全离断伤"收治入院。

【概述】

外伤所致肢体离断，没有任何组织相连或虽有受伤失活组织但在清创时必须切除的，称为完全性断指；凡伤肢（指）断面有主要血管断裂合并骨折脱位，伤肢断面相连的软组织少于断面总 1/4，伤指断面相连皮肤不超过周径的 1/8，不吻合血管，伤指远端将发生坏死，称为不完全离断指。断指再植（digital replantation）是将离断的肢体彻底清创后将血管重新吻合，恢复其血液循环，并做骨、神经和肌腱及皮瓣整复的手术。

【护理评估】

一、入院首次护理评估

（一）专科评估

1. 问题记录

患者 T 36.6℃，P 85 次/分，R 22 次/分，BP 120/80 mmHg。患

357

者神志清楚，主诉伤口疼痛，疼痛评分 3 分。查体：左食指伤口已敷料包扎，敷料外观少许渗血，桡动脉搏动良好。

2. 质控分析

（1）专科评估患者患指疼痛时应记录疼痛的部位、范围、性质、持续时间等。

（2）应根据患者辅助检查（DR）描述左食指的受伤部位情况，如离断或骨折的具体位置，判断手指离断性质。

（3）患者左食指伤口在院前行简单包扎，应关注左食指的皮温、颜色、活动度及伤口污染等情况。

（4）护理记录应根据主要护理问题优先排序即"首优"的原则依次记录。

3. 规范记录

患者因 4 h 前在工地作业时不慎被机器绞伤左食指，主诉左食指伤口连续性锐痛，疼痛评分 3 分，伤口敷料外观可见少许渗血，患肢桡动脉搏动良好，皮温较正常偏低，远端皮肤苍白，活动受限，可疑污染伤口。DR 检查显示：左食指末节远端骨折，断端明显移位局部组织密度不均匀，提示左食指不完全离断。

（二）护理处置

1. 问题记录

特别指导：予完善术前准备，急诊行手术治疗。

2. 质控分析

（1）特别指导是针对该患者个体疾病、生理和心理的指导。因外伤、紧急手术、担心手术的效果及预后等因素，易致患者的心理压力增大，出现紧张、恐惧、焦虑等不良情绪，应做好个体化的心理方面及手术相关知识的指导。

（2）了解患者有长期吸烟嗜好，因吸烟会刺激患指血管发生痉挛，血运循环发生障碍，影响患指再植后功能恢复。

358

3. 规范记录

向患者介绍各项术前准备，给予心理指导及戒烟宣教，消除患者的紧张与焦虑情绪，鼓励其积极配合治疗和围手术期功能锻炼，有助于恢复患指功能。

二、住院关键环节的护理记录

（一）入院急诊手术护理记录

1. 问题记录

患者精神好，因外伤致左食指流血，活动受限急诊入院。入科时主诉患指伤口疼痛。查体：左食指伤口已敷料包扎，敷料外观少许渗血，桡动脉搏动良好，予抬高患指、制动处理。遵医嘱完善术前准备，急诊送手术室，在局麻下行左食指清创、探查修复术。已向患者及家属交代术前禁饮、禁食等注意事项及目的，预防深静脉血栓宣教，其表示理解并配合。

2. 质控分析

（1）首页护理记录单已记录说明入院原因及途径，无须重复记录。

（2）患者出现异常的体征/主诉，均应该有客观查体的体现。

（3）手术患者应详细记录拟定手术名称、麻醉方式、时间。

3. 规范记录

患者神志清楚，情绪稳定，主诉患指持续性锐痛，疼痛评分3分，皮温较正常偏低，远端皮肤苍白，指节麻木，活动受限，伤口可疑污染。遵医嘱立即完善术前准备：清洁手术皮肤，确认手术标记等。特别指导：患指抬高制动，以减轻肢体肿胀及疼痛；即刻禁饮、禁食，戒烟。患者及家属表示理解及配合。15：00送手术室在臂丛神经阻滞麻醉下行"左食指清创＋探查修复术"。

（二）术后返还病房护理记录

1. 问题记录

患者术毕于 17:00 安返病区，予垫高患指。患指切口已敷料包扎，敷料外观清洁、干燥，肢端血运好，桡动脉搏动良好。遵医嘱予二级护理。观察左食指末梢血运 q2h，其左食指末梢呈淡红色，予消炎、解痉、止痛等对症支持治疗。向患者及家属交代术后注意事项及预防深静脉血栓宣教，其表示理解并配合。术后压力性损伤风险评分 21 分，疼痛评分 0 分，VTE 评分 4 分，自理能力评分 30 分，为重度依赖。

2. 质控分析

（1）术后记录手术名称应完整、规范，应记录患者麻醉方式、手术名称、术毕返回病房的时间、麻醉清醒状态、术后生命体征、临床症状与体征等。

（2）未体现对术后并发症的观察，应详细记录患指远端指腹与健侧相同肢体部位的皮肤颜色、温度、表面张力、毛细血管回流对比情况。

（3）行各项护理评估后，重度依赖、VTE 风险中危患者应体现相对应的护理措施及健康教育内容。

3. 规范记录

患者今日 15:00 在臂丛神经阻滞麻醉下行"左手食指末节清创＋断指再指术"，术毕于 17:00 安全返回病区，神志清楚，精神差，生命体征平稳，疼痛评分 0 分。切口敷料清洁、干燥；患肢桡动脉搏动良好，指腹淡红色、饱满、温度略高、毛细血管回流试验良好。需密切观察左食指末梢血循环状况，至少每 2 h 1 次。注意再植术后动静脉危象并发症发生。输注液体量 2 000～2 500 ml/d；扩充血容量，维持末梢血运循环，穿刺处无异常。术后特别指导：取平卧位，抬高患指高于心脏水平 20～30 cm；卧床休息 10～14 天，禁止患侧肢体受压，避免血液循环障碍；注意保暖，禁止患者及其他人员在室内吸烟，以防刺激患指血管发生痉挛；保持良好心态。压力性损伤风险评分 21 分，自理能力评分 30 分，为重度依赖，给予生活护理；跌倒风险评估高危，行预防跌倒/坠床等预防宣教；VTE 评分 4 分，为中度危险，行 VTE 相关知识指导，预防静脉血栓。

（三）术后病情稳定记录

1. 问题记录

术后第 3 天，患者精神一般，诉患指切口疼痛，疼痛评分 3 分，予垫高患指。患指切口敷料外观清洁、干燥，指端血运好，桡动脉搏动良好，左食指末梢血运各项指标均正常。指导进清淡、易消化饮食，协助做好基础护理。遵医嘱继续使用抗凝药物。

2. 质控分析

（1）未评估疼痛的性质、持续时间、伴随症状，并采取相对应的护理干预措施。

（2）未体现各体征观察的连续性。

（3）使用抗凝药物之前应了解患者的凝血五项、D－二聚体常规情况。

（4）使用特殊药物时应详细记录药物用法、剂量、浓度、时间、输注速度及用药后效果及不良反应的观察。

3. 规范记录

今日为术后第 3 天，患者情绪稳定，精神一般，主诉患指持续性锐痛，疼痛评分 3 分；患指桡动脉搏动良好。切口敷料清洁、干燥。再植指腹颜色红润、饱满、皮温正常、毛细血管回流试验良好，患指绷带松紧适宜，予抬高患指，注意患处保暖，避免因寒冷而加重疼痛感。凝血五项结果示：凝血酶时间 17.8 秒、纤维蛋白原 4.28 g/L、抗凝血酶Ⅲ 103.0%、D－二聚体 3.62 mg/L。继续予

NS 250 ml + 0.41 IU 肝素钠以 20 ml/h 输液泵静脉泵入，穿刺处无异常；无出血及过敏反应的表现，定时监测凝血时间。特别指导：术后绝对卧床 10~14 天，鼓励患者在床上深呼吸、有效咳嗽，每天饮水量 1 500~2 500 ml，饮食清淡、易消化，勿抠鼻。

三、患者出院

经过治疗，患者病情好转，拟择日出院。

1. 问题记录

患者今日出院，向其告知出院流程以及患指的保护、功能锻炼的指导，注意适度休息，禁烟，合理饮食，告知复诊时间及病历复印的相关事项，保持通讯正常，以便医护随访。

2. 质控分析

出院健康教育未体现专科专病健康宣教。

3. 规范记录

患者精神好，情绪稳定，于今日出院。已行出院健康宣教，给予特别指导。

（1）功能锻炼是康复护理重要的环节。分期功能锻炼方案：①术后 3 周左右，可用红外线理疗等促进淋巴回流，减轻肿胀，未制动的关节做轻微的屈伸活动。②术后 4~6 周，应以主动活动为主，练习患指伸屈、握拳等动作。③术后 6~8 周，加强受累关节的主动活动，患指做提、挂、抓的练习，配合理疗，促进肢体运动和感觉功能的恢复。

（2）自我防护：①戒烟、注意保暖。②保护好患指，避免意外事件发生。

（3）饮食指导：加强营养，多食用高蛋白、高维生素、易消化的食物，如鱼、蛋类、新鲜蔬菜、水果等。

（4）复诊指导：术后 1 个月复查，如有不适随时复诊。

（林贝　莫朝媚）

参考文献

［1］李乐之，路潜. 外科护理学［M］. 第7版. 北京：人民卫生出版社，2021.

［2］陈孝平，汪建平，赵继宗. 外科学［M］. 第9版. 北京：人民卫生出版社，2018.

［3］李玉怀. 显微外科断指再植手术的围手术期护理［J］. 中国医药科学杂志，2020，10（2）：4.

［4］杨晶晶. 围手术期加速康复外科理念在断指再植患者中的应用［J］. 中华养身保健，2021，39（15）：2.

［5］杨丽娜，文莉娟. 护理文书书写规范［M］. 宁夏：阳光出版社，2018.

第四章

胸外科常见疾病

第一节　肺　癌

【病例】

患者，女，43 岁，因"咳嗽咳痰 3^+ 月"就诊。行胸部 CT 结果示：右肺上叶前段有一大小约 1.7 cm × 1.3 cm 结节，边缘浅分叶。收入院，予完善相关术前检查，择期手术。

【概述】

肺癌（lung cancer）多起源于支气管黏膜上皮，因此也称支气管肺癌（bronchopulmonary carcinoma），是全球发病率和死亡率最高的癌症。吸烟、化学物质、空气污染及遗传因素等被认为是肺癌发病的有关因素。肺癌可分为非小细胞癌和小细胞癌，其中非小细胞癌分为鳞癌、腺癌、大细胞癌。鳞癌约占肺癌的 50%，多见于老年吸烟男性，恶性程度相对较低；腺癌约占 25%，多见于女性，局部浸润和血行转移在早期即可发生；大细胞癌约占 1%，分化程度低，恶性程度较高；小细胞癌约占 20%，多见于有吸烟史的男性，恶性程度高。肺癌的临床表现与癌肿的部位、大小、是否压迫和侵犯邻近器官及有无转移等密切相关，早期多无明显症状，癌肿增大后常出现咳嗽、血痰、胸闷、胸痛等症状。肺癌的治疗方法主要有手术治疗、放射治疗和化学治疗，其中手术治疗包括开胸手术及微创手术，即电视胸腔镜下手术（video‐assisted thoracic surgery，VATS）。VATS 微创手术和传统开胸手术相比，术后瘢痕较小，疼痛较轻，对肺功能早期恢复有利，而且肿瘤远期疗效不低于开胸手术，因此目前在临床应用广泛。

【护理评估】

一、入院首次护理评估

（一）专科评估

1. 问题记录

患者神志清楚，情绪稳定，精神好；自诉现有咳嗽、咳痰，感胸痛，无放射性背痛、呼吸困难。辅助检查：胸部 CT 示右肺多发磨玻璃结节，较大结节位于右肺上叶前段，大小约 2.7 cm×1.3 cm，边缘浅分叶。

2. 质控分析

（1）咳嗽、咳痰，未描述痰液色、量、性质，以及咳嗽能力、痰是否易咳出。

（2）未描述胸痛的性质和疼痛程度。疼痛程度影响患者术前身心状态，应及时予以评估及干预。

（3）辅助检查未标明检查时间，应避免提供的检查结果时间久远，影响治疗方案。

3. 规范记录

患者神志清楚，情绪稳定，精神好；自诉现有咳嗽，咳白色黏痰，痰黏稠度Ⅰ度，24 h痰量为少量（<10 ml），咳嗽能力4级，痰较易咳出；感右胸部刺痛，疼痛评分1分，无放射性背痛、呼吸困难。我院7月22日胸部CT示右肺多发磨玻璃结节，较大结节位于右肺上叶前段，大小约2.7 cm×1.3 cm，边缘浅分叶。

（二）护理处置

1. 问题记录

特别指导：行肺癌相关健康宣教。

2. 质控分析

特别指导是针对该患者个体疾病、生理和心理的指导。患者拟行VATS肺切除术，应指导患者了解VATS肺切除术前注意事项，包括术前准备、围手术期呼吸功能训练。

3. 规范记录

指导患者行术前准备、围手术期呼吸训练，如深吸慢呼的呼吸方式、呼吸训练器的正确使用等。

二、住院关键环节的护理记录

（一）入院时护理记录

1. 问题记录

患者神志清楚，情绪稳定，精神好，自诉现有咳嗽、咳痰，感胸痛，无放射性背痛、呼吸困难。行生活自理能力评估为90分，为轻度依赖；跌倒风险评估2分，为低风险；VTE风险评估1分，为低风险；营养风险筛查1分，无营养风险。遵医嘱予以二级护理，行相关健康宣教。

2. 质控分析

（1）患者出现异常症状或体征，均应有客观查体、相关健康教育及处理措施。

（2）健康教育应体现个体化及专科特色，并及时评价健康教育效果。

3. 规范记录

患者神志清楚，情绪稳定，精神好；自诉现有咳嗽，咳白色黏痰，痰黏稠度Ⅰ度，24 h痰量为少量（＜10 ml），咳嗽能力4级，痰较易咳出。指导患者有效咳痰方法。患者感右胸部刺痛，疼痛评分1分，无放射性背痛。嘱患者取舒适体位休息，疼痛加剧时及时告知，行疼痛相关健康宣教。患者生活自理能力评估为轻度依赖；跌倒风险、VTE风险、营养风险筛查评估均为低危。患者及家属对宣教内容表示理解并践行。

（二）患者拟行VATS肺切除术治疗

1. 术前护理记录

（1）问题记录：患者生命体征平稳，神志清楚，情绪稳定。拟定于明日在全麻下行"VATS右肺上叶前段切除术＋必要时淋巴结清扫术"，术前准备已做。已行术前健康宣教，患者及家属表示理解配合。

（2）质控分析：应详细记录术前准备情况，如禁食、禁饮的时间等。针对病种及手术方式，重点向患者及家属介绍术前健康教育的内容。

（3）规范记录：患者拟定于明日行"VATS右肺上叶前段切除术＋必要时淋巴结清扫术"。今日行术前准备，遵医嘱合血，嘱患者提前清洁皮肤，再次确认术侧手术标记，向患者及家属行术前相关健康教育。特别指导：熟练掌握呼吸训练操及呼吸训练器的使用；术晨更换清洁病员服，术前6～8h禁饮、禁食，保持情绪稳定。

2. 术后返回病房护理记录

（1）问题记录：患者行"VATS右肺上叶前段切除术"，术后安全返回病房。患者神志清楚，精神差。遵医嘱安置床旁心电监护示：窦性心律，HR 88 次/分，R 20 次/分，BP 103/75 mmHg，SpO_2 99%。患者右侧胸腔闭式引流管固定妥善，引流液呈血性，咳嗽时有水柱波动。遵医嘱按计划静脉补液治疗，穿刺处未见异常。行非计划拔管风险评分为 17 分，为低风险；VTE 风险评估为 3 分，为中风险；生活自理能力评分为 20 分，为重度依赖；压力性损伤风险评分为 17 分，为低风险；跌倒风险评估为 5 分，为高危；疼痛评分为 2 分。行相关健康宣教。

（2）质控分析：术后护理记录手术名称应完整、规范，应记录患者手术麻醉方式、术毕返回病房的时间、麻醉清醒状态、术后临床症状与体征、引流液的量、伤口外观、胸腔闭式引流管的详细情况等。行护理评估后，重度依赖、跌倒高风险的患者应体现相对应的护理措施及健康教育内容；由于胸腔闭式引流管防脱落的重要性，对于非计划拔管低风险的患者仍应体现相应的健康教育内容；VTE 风险评分为中风险的患者应体现相应的健康教育内容。

（3）规范记录：患者今日 14:00 在全麻下行"VATS 右肺上叶前段切除术＋淋巴结清扫术"，术毕于 16:31 安全返回病房。患者神志清楚，精神差。遵医嘱予鼻塞吸氧 2 L/min，持续床旁心电监护示：窦性心律，HR 88 次/分，R 20 次/分，BP 103/75 mmHg，SpO_2 99%。患者右侧胸腔闭式引流管固定妥善，引流出约 10ml 血性液体，咳嗽时有水柱波动，有气体溢出。伤口敷料清洁、干燥，伤口周围无皮下气肿。遵医嘱按计划静脉补液治疗，穿刺处未见异常。患者受压部位皮肤完好。已行术后健康教育。特别指导：2 h 内保持清醒，2 h 后可睡觉休息；术后 4 h 可稍饮水，无呛咳等不适可适量饮水，以促进早排尿；饮食从少量流质饮食逐渐过渡到普食；每 2 h 应翻身 1 次，床上肢体活动，活动时应注意防胸腔闭式引流管压闭和脱落，一旦管道脱落，立即用手夹闭脱落处，并通知护士处理；每 2 h 进行深呼吸训练 1 次，使用呼吸训练器等促进肺复张。行非计划拔管风险评分为 17 分，为低风险；VTE 风险评估为 3 分，为中风险，指导患者床上活动；生活自理能力评估，评分为 20 分，为重度依赖，给予生活护理；跌倒风险评估为 5 分，为高危，行预防跌倒/坠床等预防宣教。

3. 术后病情稳定护理记录

（1）问题记录：患者神志清楚，情绪稳定。间断鼻塞吸氧 2 L/min。今日为术后第 2 天，医生于床旁拔除右侧胸腔闭式引流管，患者未诉不适，更换伤口敷料 1 次，密切观察。行生活自理能力评分为 80 分，指导其在家属协助下适当进行床旁活动。

（2）质控分析：诊疗调整后应记录患者相应的变化情况。

（3）规范记录：患者神志清楚，情绪稳定。间断鼻塞吸氧 2 L/min。今日为术后第 2 天，医生于床旁拔除右侧胸腔闭式引流管，患者未诉胸闷、气紧、心慌等不适。更换伤口敷料 1 次，现敷料清洁、干燥，无渗血、渗液。行生活自理能力评分为 80 分，指导其在家属协助下适当进行床旁活动。

三、经过治疗，患者病情好转，拟择日出院。

1. 问题记录

患者神志清楚，情绪稳定，精神可，于今日出院。已行出院相关健康教育。

2. 质控分析

出院健康教育未体现专病宣教特色。

3. 规范记录

患者神志清楚，情绪稳定，精神可，于今日出院。已行出院健康教育。特别指导：①术侧上肢活动（上抬摸对侧耳、手臂爬墙活动等），防止瘢痕形成影响日后活动；②呼吸训练器出院后应继续使用；③注意加强营养，增强免疫力，多食用高蛋白、高维生素、易消化的食物，如鱼、蛋类、瘦肉、新鲜的蔬菜、水果等，禁辛辣刺激性食物；④伤口敷料 3～5 天可在就近医院进行换药，如果敷料卷边，有渗血、渗液等，应及时就医；⑤术后 2 周拆线，安置胸引管的伤口拔管后 3 周拆线；⑥术后 1 个月拍胸片后到我院复诊；⑦术后疼痛、咳嗽是正常现象，如果影响日常生活，可适当口服止咳、止痛药。

（胡嘉玳　吴小玲）

参考文献

[1] 陈孝平, 汪建平, 赵继宗. 外科学 [M]. 第 9 版. 北京：人民卫生出版社, 2018.

[2] 李乐之, 路潜. 外科护理学 [M]. 第 7 版. 北京：人民卫生出版社, 2021.

[3] 董映显, 赖玉田, 周坤, 等. 电视胸腔镜辅助下肺癌根治术后乳糜胸的临床治疗方法及效果分析 [J]. 中国胸心血管外科临床杂志, 2022, 29 (1)：62-67.

[4] 薛家龙, 徐惟, 刘星池. 达芬奇机器人与电视胸腔镜手术对非小细胞肺癌患者术后免疫功能影响的对比研究 [J]. 中国胸心血管外科临床杂志, 2021, 28 (5)：534-539.

[5] 韩星芬, 荣宁宁, 芦永赞. 多模式呼吸功能训练在肺结节术后患者康复护理中的应用 [J]. 齐鲁护理杂志, 2021, 27 (12)：1-3.

第二节　食管癌

【病例】

患者，男，56 岁，因"进食梗阻 2[+] 年"就诊。行胃镜检查结果示：食管距门齿 30～36 cm 处见结节样新生物，表面糜烂、坏死。经胃镜取病理报告结果示"食管鳞癌"。门诊以"食管中段鳞癌：食管恶性肿瘤"收入院，予完善相关术前检查，择期手术。

【概述】

食管癌（esophagus cancer）是常见的消化道癌肿。我国每年食道癌的新发病例约占全球一半，发病率在全国恶性肿瘤中排第6位，死亡率排第4位。亚硝胺慢性刺激、吸烟、饮酒及遗传因素等被认为是食管癌发病的有关因素。食管癌的发病有明显的家族聚集现象，这与人群的易感性和环境有关。食管癌可分为鳞状上皮细胞癌（鳞癌）、腺癌和未分化癌。在我国，食管鳞癌最为多见，多发于中胸段食管。食管癌早期常无明显症状，可有吞咽哽噎感和胸骨后不适，中晚期主要出现进行性吞咽困难，患者逐渐消瘦、贫血及营养不良。食管内镜、钡餐造影及超声检查是常见的食管癌诊断检查。食管癌的治疗方法是以手术为主，联合放射治疗和化学治疗等综合治疗。其中手术治疗包括开放性手术及微创手术（即胸腹腔镜联合食管手术）。胸腹腔镜联合微创手术与传统开放性手术相比，术后瘢痕较小，疼痛明显减轻，对肺功能和活动能力早期恢复有利，因此目前在临床广泛应用。

【护理评估】

一、入院首次护理评估

（一）专科评估

1. 问题记录

患者神志清楚，情绪稳定，精神欠佳。患者自诉能进流食，进食后无恶心、呕吐，无胸背部疼痛，自患病以来体重明显下降4 kg。辅助检查：胃镜检查结果示食管距门齿30～36 cm处见结节样新生物，表面糜烂、坏死。经胃镜取病理报告结果示：食管鳞癌。

2. 质控分析

（1）食管癌患者出现进食梗阻后才会出现只能进流食等症状，应充分描述患者的症状。

（2）未描述患者近期体重下降的时间及重量，以及现在进食减少的对比情况，未对患者的营养风险状况进行准确评估。约79%的食管癌患者存在不同程度的营养不良，而营养状况是预测患者术后生存的独立因素，因此及时准确评估并干预患者营养状态是非常重要的。

（3）辅助检查未标明检查时间，应避免提供的检查结果时间久远，影响治疗方案。

3. 规范记录

患者神志清楚，情绪稳定，精神欠佳。其自诉感进食梗阻，仅能进流食，进食后无恶心、呕吐。患者近 3 个月体重下降 4 kg，近 1 周进食量减少 50%。现患者 BMI 为 17.62，NRS2002 营养风险筛查为 4 分，有营养风险；无胸背部疼痛。1 月 17 日胃镜检查结果示：食管距门齿 30～36 cm 处见结节样新生物，表面糜烂、坏死。经胃镜取病理报告结果示：食管鳞癌。

（二）**护理处置**

1. 问题记录

特别指导：行食管癌相关健康宣教。

2. 质控分析

特别指导是针对该患者个体疾病、生理和心理的指导。患者拟行胸腹腔镜联合食管癌切除术，应指导患者熟悉术前注意事项，包括术前准备、围手术期呼吸功能训练。

3. 规范记录

指导患者行术前准备、围手术期呼吸训练，如深吸慢呼、呼吸训练的正确使用等。

二、住院关键环节的护理记录

（一）入院时护理记录

1. 问题记录

患者神志清楚，情绪稳定，精神欠佳。其自诉能进流食，进食后无恶心、呕吐，无胸背部疼痛，自患病以来体重明显下降 4 kg。行生活自理能力评估为 90 分，为轻度依赖；跌倒风险评估 3 分，为低风险；VTE 风险评估 4 分，为中风险；营养风险筛查 4 分，有营养风险。行相关健康宣教。

2. 质控分析

（1）患者出现异常症状或体征，均应有客观查体、相关健康教育及处理措施。

（2）健康教育应体现个体化及专病特色，并及时评价健康教育效果。

3. 规范记录

患者神志清楚，情绪稳定，精神欠佳。其自诉感进食梗阻，仅能进流食，进食后无恶心、呕吐。患者近 3 个月体重下降 4 kg，近 1 周进食量减少 50%。现患者 BMI 为 17.62，NRS2002 营养风险筛查为 4 分，有营养风险。营养科会诊意见：口服肠内营养粉剂安素 55.8 g tid。患者生活自理能力评估为轻度依赖，跌倒风险为低危，VTE 风险为中危。均已行相关健康知识宣教，患者及家属表示理解。

（二）患者拟行胸腹腔镜联合食管癌切除术治疗

1. 术前护理记录

（1）问题记录：患者生命体征平稳，神志清楚，情绪稳定。拟明日在全麻下行"胸腹腔镜联合颈胸腹三切口食管癌切除术＋必要时淋巴结清扫术"，术前准备已做。已行术前健康宣教，患者及家属表示理解配合。

（2）质控分析：应详细记录术前准备情况，如禁食、禁饮的时间等。针对病种及手术方式重点向患者及家属介绍术前健康教育的内容。

（3）规范记录：患者拟定于明日行"胸腹腔镜联合颈胸腹三切

口食管癌切除术＋必要时淋巴结清扫术"；今日行术前准备，遵医嘱合血，嘱患者提前清洁皮肤；再次确认术侧手术标记；向患者及家属行手术前健康教育。特别指导：熟练掌握呼吸训练操及呼吸训练器的使用。术晨更换清洁病员服；术前 6～8h 禁饮、禁食，保持情绪稳定。

2. 术后返回病房护理记录

（1）问题记录：患者行"胸腹腔镜联合颈胸腹三切口食管癌切除术＋胃减容术＋幽门成形术"，术后安全返回病房。患者神志清楚，情绪稳定，精神差，半卧位休息。遵医嘱予持续鼻塞吸氧 3 L/min。安置床旁心电监护示：窦性心律，HR 79 次/分，R 19 次/分，BP 116/81 mmHg，SpO_2 97%。患者左右两侧胸腔闭式引流管均固定妥善，引流出暗血性液体。伤口敷料清洁、干燥，伤口周围无皮下气肿。保留尿管固定妥善，引流出淡黄色、清亮小便。遵医嘱按计划静脉补液及静脉营养支持治疗，穿刺处未见异常。协助患者翻身，受压部位皮肤完好。行非计划拔管风险评分为 19 分，为高风险；VTE 风险评估为 5 分，为高风险；生活自理能力评分为 15 分，为重度依赖；压力性损伤风险评分为 15 分，为中风险；跌倒风险评估为 3 分，为低危；疼痛评分为 1 分。行相关健康宣教。

（2）质控分析：应记录患者的手术麻醉方式、术毕返回病房的时间、麻醉清醒状态、术后临床症状与体征、引流液的量、胸腔闭式引流管的详细情况等。行护理评估后，非计划拔管高风险、血栓高风险、重度依赖、跌倒高风险的患者应体现相对应的护理措施及健康教育内容；压力性损伤中风险的患者应体现相应的健康教育内容。

（3）规范记录：患者今日在全麻下行"胸腹腔镜联合颈胸腹三切口食管癌切除术＋胃减容术＋幽门成形术"，术毕于 19:18 安全返回病房。患者神志清楚，情绪稳定，精神差，半卧位休息。遵医嘱予鼻塞吸氧 3 L/min。持续床旁心电监护示：窦性心律，HR 79 次/分，

R 19 次/分，BP 116/81 mmHg，SpO$_2$ 97%。患者左右两侧胸腔闭式引流管均固定妥善，左侧胸腔闭式引流管引流出暗血性液体约15 ml，咳嗽时有水柱波动，无气体溢出；右侧胸腔闭式引流管引流出暗血性液体约20 ml，咳嗽时有水柱波动，有气体溢出。左右两侧伤口敷料清洁、干燥，伤口周围均无皮下气肿。保留尿管固定妥善，引流出淡黄色、清亮小便。遵医嘱按计划静脉补液及静脉营养支持治疗，穿刺处未见异常。协助患者翻身，受压部位皮肤完好。已行术后健康教育。特别指导：2 h 内保持清醒，2 h 后可睡觉休息；术后持续禁饮、禁食，饮水和进食时机必须严遵医嘱；每 2 h 应翻身，床上肢体活动；如有痰需咳出；翻身、下床活动时应注意防胸腔闭式引流管压闭和脱落，一旦管道脱落，立即用手夹闭脱落处，并通知护士处理；卧床时胸腔闭式引流瓶应妥善平放于地面。每 2 h 进行深呼吸训练，使用呼吸训练器等促进肺复张。行非计划拔管风险评分为 19 分，为高风险，行预防拔管相关健康宣教；VTE 风险评估为 5 分，为高风险，指导患者床上活动，必要时遵医嘱予以药物抗凝；生活自理能力评估，评分为 15 分，为重度依赖，给予生活护理；压力性损伤风险评分为 15 分，为中风险，定时协助患者翻身，行预防压力性损伤相关健康宣教；跌倒风险评估为 3 分，为低危，行预防跌倒/坠床宣教。

3．术后病情稳定护理记录

（1）问题记录：患者神志清楚，情绪稳定，精神可。遵医嘱停心电监护及鼻塞吸氧；遵医嘱拔除保留尿管，患者能顺利自解小便。主管医生查房后于床旁拔除左右两侧胸腔闭式引流管，更换伤口敷料，密切观察。行拔管后相关健康知识宣教，患者及家属表示理解。行生活自理能力评分为 60 分，指导患者在家属协助下于床旁活动。

（2）质控分析：记录患者的病情变化应同时记录给予处理后患者的变化和情况。

（3）规范记录：患者神志清楚，情绪稳定，精神可。主管医生查房后于床旁拔除其左右两侧胸腔闭式引流管，患者未诉胸闷、气紧、心慌等不适；更换伤口敷料，密切观察。行拔管后相关健康知识宣教，患者及家属表示理解。遵医嘱停鼻塞吸氧及心电监护，指导患者清洁电极片周围皮肤。遵医嘱拔除保留尿管，拔管顺利，尿道口无出血。指导患者及家属清洗尿道口，保持会阴部清洁卫生；指导患者自解小便，每日饮水 2 000 ml 以上。生活自理能力评分为80 分，指导在家属协助下适当进行床旁活动。

三、治疗后患者病情好转，拟择日出院

1. 问题记录

患者神志清楚，情绪稳定，精神可，于今日出院，已行出院相关健康教育。

2. 质控分析

出院健康教育未体现专病宣教特色。

3. 规范记录

患者神志清楚，情绪稳定，精神可，于今日出院，已行出院健康教育。特别指导：①上肢活动（上肢上抬摸对侧耳、手臂爬墙活动等），防止瘢痕形成影响日后活动。②出院后应继续使用呼吸训练器。③术后 5～8 天在医生许可下进流食，逐渐过渡，术后 21 天开始进普食，每日进行吞馒头练习（吞咽时勿饮水，吞咽困难可饮水缓解），至少持续 6 个月，以预防吻合口狭窄；少食多餐，进食后避免平卧或弯腰。注意加强营养，增强免疫力，多食用高蛋白、高维生素、易消化的食物，如鱼、蛋类、瘦肉及新鲜的蔬菜、水果等，忌辛辣刺激性食物。④患者睡眠休息须终身斜坡卧位，防止睡眠中食道反流等。⑤伤口敷料 3～5 天可在就近医院进行换药，如果敷料卷边，有渗血、渗液等，应及时就诊。⑥术后 2 周拆线，安置胸引管的伤口拔管后 3 周拆线。⑦术后 1 个月拍胸片到医院胸外科

复诊。⑧术后疼痛、咳嗽是正常现象，如果影响日常生活，可适当口服止咳、止痛药。

（胡嘉玳　吴小玲）

参考文献

［1］陈孝平，汪建平，赵继宗. 外科学［M］. 第 9 版. 北京：人民卫生出版社，2018.

［2］李乐之，路潜. 外科护理学［M］. 第 7 版. 北京：人民卫生出版社，2021.

［3］郑荣寿，孙可欣，张思维，等. 2015 年中国恶性肿瘤流行情况分析［J］. 中华肿瘤杂志，2019（1）：19－28.

［4］贺宇彤，李道娟，梁迪. 2013 年中国食管癌发病和死亡估计［J］. 中华肿瘤杂志，2017，39（4）：315－320.

［5］黄维江，廖志敏，胡磊，等. 三切口食管癌术后肺部感染 15 例治疗经验［J］. 中国胸心血管外科临床杂志，2012，19（6）：592.

第五章

烧 伤

【病例】

患者，男，52 岁，因"入院前 5⁺小时不慎被火焰烧伤全身多处"，急诊以"50% Ⅱ～Ⅲ度火焰烧伤"收入院。带入右下肢外周静脉留置针持续补液 NS 250 ml，带入尿管。床旁安置心电监护，鼻导管吸氧 2.5 L/min，持续红外线治疗仪治疗创面。

【概述】

烧伤（burn）是指由于热力，如火焰、热液、炽热金属、高温气体、电能或化学物质等所导致的体表组织的损害，主要是皮肤和（或）黏膜的损伤，严重者也可伤及皮下组织、肌肉、骨骼、神经、血管和内脏等。

烧伤面积估计方法主要有中国九分法和手掌法。九分法是将人体面积分为 11 个 9% 加 1%，主要适用于烧伤面积较大的估计；手掌法是将患者本人手指并拢后单侧手掌掌侧面积计为 1%，以估算烧伤面积的大小，适用于面积较小的烧伤面积估算。烧伤深度采用三度四分法估计，即Ⅰ度、浅Ⅱ度、深Ⅱ度和Ⅲ度。Ⅰ度一般只伤及表皮角质层、透明层、颗粒层等，生发层健在，表现为皮肤干燥无水疱，灼红，痛觉过敏。浅Ⅱ度伤及整个表皮及真皮乳头层，表现为局部红肿明显、剧痛，感觉过敏，疱皮去除后基底均匀发红、潮湿，水肿明显。深Ⅱ度伤及真皮网状层，有皮肤附件残留，表现为痛觉迟钝，水疱较小或无，疱皮去除后基底苍白或红白相间，有网状栓塞血管，拔毛痛。Ⅲ度伤及皮肤全层，可达皮下组织、肌肉或骨骼等，表现为皮肤痛觉消失，无弹性，干燥，无水泡，似皮革状，蜡白、焦黄、灰化，拔毛不痛，可有树枝样栓塞血管网。

临床中主要根据烧伤深度和面积分为轻度、中度、重度和特重度四类。轻度：总面积10%以下的Ⅱ度烧伤。中度：总面积11%～30%或Ⅲ度烧伤面积在9%以下。重度：总面积31%～50%或Ⅲ度面积在10%～19%，或烧伤面积不足31%，但有下列情况之一：①全身情况严重或有休克；②复合伤（严重创伤、冲击伤、放射伤、化学中毒等）；③中、重度呼吸道烧伤（吸入性损伤波及咽喉以下者）。特重烧伤：总面积50%以上或Ⅲ度烧伤面积在20%以上者。

【护理评估】

一、入院首次护理评估

（一）专科评估

1. 问题记录

患者神志清楚，呼吸道通畅，创面主要累及面部、胸背部、双上肢、臀部、双大腿后份，面积约50%，深度以Ⅱ～Ⅲ度为主，创面肿胀，可见散在大小不等水疱，大部分疱皮已破裂。

2. 质控分析

（1）患者面部存在烧伤且创面肿胀，需要关注是否存在吸入性

379

损伤，密切关注呼吸频率、节律等；双上肢存在烧伤，应关注是否为环形烧伤，是否影响双上肢的肢端循环。

（2）患者创面深度只是简略地记录为"Ⅱ～Ⅲ度为主"，未具体描述创面基底的的颜色、创面渗出的多少。

3．规范记录

患者神志清楚，精神差，情绪较焦虑，呼吸急促，呼吸 30 次/分。查体可见创面主要累及面部、胸背部、双上肢、臀部、双大腿后份，面积约 50%，深度以 Ⅱ～Ⅲ度为主。其面部可见部分眉毛、鼻毛烧焦；暂无声音嘶哑、咽喉疼痛、胸闷等不适，咳少许黑色炭末样黏性痰液，易咳出；指氧饱和度为 90%。患者全身创面肿胀，渗出多，可见散在大小不等水疱，大部分疱皮已破裂，基底部分红肿，部分红白相间，四肢肢端较温暖，动脉搏动良好，自诉无发麻等感觉异常。

（二）护理处置

1．问题记录

特别指导：静脉血栓风险评估为 6 分，属于高度危险。已与患者及家属沟通并交代相关注意事项及防范措施。

2．质控分析

（1）特别指导是针对该患者个体疾病、生理和心理的指导。

（2）"沟通并交代相关注意事项及防范措施"太笼统，未体现专科特色及个体化的护理。

3．规范记录

患者静脉血栓风险评估为 6 分，属于高度危险。指导患者进食低脂、清淡、易消化食物，待休克期平稳过渡后（一般为伤后 3 天）再尽量多饮水，加强床上被动及主动运动，包括足踝的背伸、旋转以及下肢抬高等。

二、住院关键环节的护理记录

（一）入院时护理记录

1. 问题记录

患者由急诊平车送入我科，神志清楚，呼吸急促。急诊科带入保留尿管引流出淡黄色、清亮小便，予以更换为精密尿袋，妥善固定于床旁；带入右下肢静脉通道持续补液通畅，穿刺处无红肿及渗液。行生活自理能力评估，评分为 30 分，重度依赖；NRS2002 营养风险筛查，评分为 4 分，有营养风险；压力性损伤风险评估，评分为 14 分，中度风险；静脉血栓栓塞症风险评估，评分为 6 分，高风险。已与患者及家属沟通并交代相关注意事项及防范措施。入院后遵医嘱下病危，予以安置床旁心电监护，示律齐，鼻塞吸氧 2.5 L/min，予以红外线治疗仪治疗创面。行入院宣教、安全宣教、疾病健康宣教，患者表示理解配合。

2. 质控分析

（1）护理记录应根据主要护理问题优先排序即"首优"的原则，依次记录。

（2）患者出现异常体征/主诉均应该有客观查体及相对应的健康教育。

（3）输注液体未具体描述药物名称、浓度及剂量。

（4）带入尿管未检查安置时间，未体现尿管及引流袋是否在有效期内。

（5）健康教育应体现个体化及专科特色，及时评价健康教育效果。

（6）无风险评估描述及宣教。

3. 规范记录

患者由急诊平车送入我科，神志清楚，精神差，呼吸急促，呼吸 30 次/分。查体可见部分眉毛、鼻毛烧焦，暂无声音嘶哑、咽喉疼痛等不适，咳少许黑色炭末样黏性痰液，易咳出。心电监护示：窦性心律，HR 为 120 次/分，SpO$_2$ 90%。协助患者半坐卧位休息并予以鼻塞吸氧 2.5 L/min，氧饱和度逐渐上升至 95%。急诊科带入保留尿管（5 月 20 日 9:30 安置），引流出黄色、清亮小便约 100 ml，尿道口未见异常，将普通尿袋更换为精密尿袋，妥善固定于床旁。急诊科带入右下肢静脉通道持续补液通畅，液体为 NS 500 ml（剩余 200 ml），静脉穿刺处无红肿及渗液。予红外线治疗仪持续治疗创面，告知使用红外线治疗仪的注意事项，如高度不可自行调节，仪器上不能覆盖任何物品等。行生活自理能力评估为 30 分，NRS2002 营养风险筛查为 4 分，压力性损伤风险评估为 14 分，静脉血栓栓塞症风险评估为 6 分，均为高风险。均与患者及家属沟通并交代相关注意事项及防范措施。特别指导：饮水应服用含电解质的液体，进食低脂、清淡、易消化的半流质食物，加强床上翻身以及被动、主动运动，包括足踝的背伸、旋转以及下肢抬高等，患者及家属表示理解配合。

（二）患者病情加重，拟行急诊切开减压手术治疗

1. **急诊切开减压手术治疗前护理记录**

（1）问题记录：患者神志清楚，呼吸道通畅，精神差，全身多处创面肿胀，渗出较多，右前臂肿胀明显，张力较高。拟行急诊手术。行术前宣教，患者及家属表示理解配合。

（2）质控分析：未详细描述右前臂肢端的血液循环状况；未描述术前宣教的具体内容，比如禁食、禁饮时间等。

（3）规范记录：患者神志清楚，呼吸道通畅，精神差，情绪焦虑，全身多处创面肿胀，渗出较多，右前臂肿胀明显，张力较高，指端冰凉，自诉麻木、疼痛，其余肢端较温暖。拟行急诊手术，建立静脉通道予以补液。行术前宣教，告知即刻禁食、禁饮，患者及家属表示理解配合。

2. **急诊切开减压手术治疗后护理记录**

（1）问题记录：患者于今日 16:12 行"右前臂切开减压＋全身

清创术"，术毕于21：45返回病房。患者神志清楚，呼吸道通畅，右前臂切开减压处创面敷料有较多淡血性渗液。告知值班医生，遵医嘱加强观察，右手指端冰凉，予以抬高右前臂，其余肢端温暖。术后床旁安置心电监护，示律齐，持续鼻塞吸氧2.5 L/min；红外线仪治疗创面，左前臂外周静脉留置针穿刺处无红肿及渗液，带入镇痛泵持续泵入通畅，补液按计划进行。保留尿管，引流出深黄色、清亮小便，妥善固定。行术后相关健康宣教，患者及家属表示理解配合。

（2）质控分析：①未描述麻醉方式；②未描述其余创面情况；③未描述术中带回液体名称、浓度及剂量；④未体现术中尿量有多少；⑤术后处理以及健康教育的内容未体现专科特色。

（3）规范记录：患者于今日16：12在全麻下行"右前臂切开减压，全身清创术"，术毕于21：45返回病房，患者麻醉已醒，神志清楚，呼吸道通畅，予以平卧位休息6 h。患者右前臂切开减压处创面敷料有较多淡血性渗液，告知值班医生，遵医嘱加强观察。患者右手指端冰凉，自诉右上肢无麻木、疼痛等情况，予以抬高右前臂并调节适宜的红外线治疗仪温度，其余肢端温暖；全身其余创面涂抹磺胺嘧啶银，创面较干燥。术后床旁安置心电监护，示律齐，持续鼻塞吸氧2.5 L/min。左前臂外周静脉留置针穿刺处无红肿及渗液，带入镇痛泵持续泵入通畅，自诉无恶心、呕吐等不适，补液按计划进行（现输入液体为乳酸林格氏液500 ml，还剩250 ml）。保留尿管，引流出深黄色、清亮小便（术中小便约800 ml），妥善固定。嘱其禁食、禁饮2 h后可饮用少量温开水，禁食4 h后可进食普食，患者及家属表示理解配合。

（三）清创、植皮、取皮手术后护理记录

1. 问题记录

患者于今日15：38在静吸复合麻醉下行"右前臂切削痂、网状自体皮移植＋左大腿取皮术"，术毕于20：55返回病房。患者神志清楚，呼吸道通畅，精神差。其右前臂伤口敷料有渗液，通知主管医生于床旁查看，遵医嘱立即复查血常规，予以巴曲亭 1U + NS 2 ml 静脉注射及巴曲亭 1U + NS 2 ml 肌内注射，予以保易定加压包扎右前臂，四肢肢端冰凉。带回右腹股沟深静脉置管，置入长度为 20 cm，外露 0 cm。静脉补液通畅，遵医嘱适当加快补液速度，右腹股沟穿刺处无红肿及渗液。遵医嘱安置心电监护及吸氧 2.5 L/min。患者压力性损伤风险评分为 14 分，属于中度危险；静脉血栓风险评分为 7 分，属于高风险。行术后及相关疾病健康宣教。

2. 质控分析

①未描述右前臂伤口渗液颜色及量；②怀疑/明确有出血情况时，不应只是描述肢端情况，还应描述生命体征；③未描述供（取）皮区情况；④行护理评估后，高风险患者应体现相对应的护理措施及健康教育内容。针对疾病病种及手术方式，重点向患者及家属介绍术后健康教育的内容。

3. 规范记录

患者于今日 15:38 在静吸复合麻醉下行"右前臂切削痂、网状自体皮移植 + 左大腿取皮术"，术毕于 20:55 返回病房。患者神志清楚，呼吸道通畅，精神差，口唇较苍白，右前臂伤口敷料有大量血性渗液，左大腿取皮区敷料清洁、干燥，四肢肢端冰凉。心电监护示：HR 125 次/分，BP 90/55 mmHg，R 25 次/分，SpO_2 93%。立即通知主管医生，遵医嘱复查血常规，吸氧 2.5 L/min，予保易定加压包扎右上肢，予巴曲亭 1U + NS 2 ml 静脉注射及巴曲亭 1U + NS 2 ml 肌内注射，做好四肢保暖措施。术中带回右腹股沟深静脉置管，穿刺处无红肿及渗液，置入长度为 20 cm，外露 0 cm，静脉补液通畅，予适当加快补液速度。患者压力性损伤风险评分为 14 分，属中度危险；静脉血栓风险评分为 7 分，属高风险。已与家属沟通签字并交代相关注意事项及防范措施。指导其平卧位休息 6 h 后，每 1~2 h 翻身，翻身时角度不宜超过 30°，加强床上肢体的被动与主动活动；嘱其禁食、禁饮 2 h 后适当饮用少量温开水，如无不适，可少量多次饮水，禁食 4 h 后再进食高热量、高蛋白、高纤维的清淡易消化食物，患者及家属表示理解配合。

三、出院记录

患者病情趋于稳定，拟今日出院。

（1）问题记录：患者神志清楚，情绪稳定，精神可，创面已大部分愈合。遵医嘱今日出院，已行出院指导。

（2）质控分析：未体现具体的专科特色出院指导内容。

（3）规范记录：患者神志清楚，情绪稳定，精神可，创面已大部分愈合，散在残余创面伤口敷料清洁干燥，于今日出院。特别指导：①全身多处创面已愈合，仍需进一步地预防瘢痕治疗，如防晒、压力治疗、外用硅酮霜类药物等；未愈合的残余创面需保持伤口敷料清洁、干燥，遵医嘱定时返院换药。②请遵从康复锻炼计划，每日加强肢体的功能锻炼，尽量恢复肢体功能。③如有不适请及时返院复诊。

（王艳琼）

参考文献

［1］黎鳌. 烧伤治疗学［M］. 上海：上海科技出版社，2002.

［2］黄建琼，于蓉. 烧伤整形美容外科护理手册［M］. 北京：科学出版社，2011.

［3］ISBI Practice Guidelines Committee, Advisory Subcommittee, Steering Subcommittee. ISBI Practice Guidelines for Burn Care, Part 2［J］. Burns, 2018, 44（7）：1617 - 1706.

［4］Yoshino Y, Ohtsuka M, Kawaguchi M, et al. The wound/burn guidelines - 6：Guidelines for the management of burns［J］. J Dermatol, 2016, 43（9）：989 - 1010.

第六章

先天性小耳畸形

【病例】

患儿，男，6岁，因出生后家属发现右耳外观发育不正常就诊。门诊以"右侧小耳畸形伴听力障碍"收入院，予完善术前相关准备后择期行手术治疗。

【概述】

先天性小耳畸形（congenital microtia）是由于胚胎时期第一、二鳃弓及第一鳃沟发育异常引起的外、中耳畸形，多数还伴有同侧下颌骨和面部软组织的发育不良，主要与遗传、怀孕早期病毒感染、接触某些特定药物、先兆流产等因素有关。根据耳廓发育情况，可将小耳畸形分为3度：Ⅰ度表现为耳廓各部分尚可辨认，有小耳甲腔及耳道口，只是轮廓变小，耳道内面常为盲端；Ⅱ度表现为耳廓多数结构无法辨认，残耳不规则，呈花生状、舟状和腊肠状等，外耳道常闭锁；Ⅲ度表现为残耳仅为小的皮赘或呈小丘状，或者仅有异位的耳垂，甚至无耳。

目前全耳廓再造是治疗小耳畸形的最佳方法。具体方法：首先应用耳后皮肤扩张法（Ⅰ期手术），可在局部获得"额外"皮瓣；其次取出耳后扩张器，切取自体肋软骨雕刻为耳廓模型，行耳廓再造术（Ⅱ期手术）；最后行再造耳修整、耳屏成形术（Ⅲ期手术）等。目前主张的手术时机一般为6~9岁，因为此时患儿耳廓已基本成形，肋软骨也充分发育，切取肋软骨后不会引起胸部发育畸形；此外，学龄前或学龄早期纠正小耳畸形，有利于患儿克服自卑心理，顺利进入学校群体活动环境。对于小耳畸形伴外耳道闭锁者，常伴有中耳和内耳的发育不全，听力明显减弱，可能具备正常侧30%左右的听力，针对此类患儿，可先行耳廓再造术，再由耳鼻喉专科医生评估是否需要外耳道成形和听力重建，否则先做外耳道成形术会破坏和利用乳突区的正常组织，再行耳再造术将难度倍增，再造后的耳廓形态也会受到影响。

【护理评估】

一、入院首次护理评估

（一）专科评估

1. 问题记录

患儿家属自诉患儿自出生时右耳外观发育不正常。查体可见右耳大部分缺损，无正常耳廓结构，周围皮肤无红肿及破溃。

2. 质控分析

未详细描述耳廓形态、耳道情况以及听力情况；未描述健侧耳朵情况。

3. 规范记录

患儿家属自诉患儿自出生时右耳外观发育不正常。查体可见右侧耳廓形态异常，右耳大部分缺损，无正常耳廓结构，残耳外形不规则，呈腊肠状，部分蜷曲，外耳道闭锁，周围皮肤无红肿及破溃。患儿自诉右耳听力明显弱于左侧。患儿左耳外观及听力正常。

（二）护理处置

1. 问题记录

入院后等待完善相关检查，择期行手术治疗。

2. 质控分析

"行相关检查"太笼统，应针对患儿进行个体化的专科指导。

3. 规范记录

入院后等待完善血液化验以及心电图、胸部 X 线等检查，拟择期行手术治疗。

二、住院关键环节的护理记录

（一）入院时护理记录

1. Ⅰ期手术入院时护理记录

（1）问题记录：患儿因"右侧小耳畸形伴听力障碍"，于今日14:33 经门诊步行入院，神志清楚，患儿跌倒/坠床风险因素评分为12 分，属高危，行疾病相关健康教育。

（2）质控分析：①未描述患儿的心理状态；②健康教育应体现个体化及专科特色，并及时评价健康教育效果。

（3）规范记录：患儿因"右侧小耳畸形伴听力障碍"，于今日14:33 经门诊步行入院。患儿神志清楚，哭闹，予安抚患儿情绪。患儿跌倒/坠床风险因素评分为12 分，属高危。告知患儿家属预防跌倒/坠床的防范措施，如保持地面的清洁、干燥，勿在床上站立或运动，入睡后拉起床栏予以保护等。指导患儿家属剪去患儿右侧耳后 10cm 范围的头发，每日使用氯己定消毒溶液洗头，注意勿抓破头皮。

2. Ⅱ期手术入院时护理记录

（1）问题记录：患儿因"右侧小耳畸形扩张法Ⅰ期术后"于今

日 14:07 步入病房，神志清楚，情绪稳定。查体可见：右侧小耳畸形 I 期术后，右耳呈扩张器注水状，等待择期手术治疗。

（2）质控分析：未描述扩张皮瓣的具体情况；未体现专科健康教育。

（3）规范记录：患儿因"右侧小耳畸形扩张法 I 期术后"于今日 14:07 步入病房，神志清楚，情绪稳定。查体可见：右侧小耳畸形 I 期术后，右耳呈扩张器注水状；右耳部扩张皮瓣及周围皮肤无破溃、红肿、扩张器外露等异常，自诉无疼痛、瘙痒等不适。等待完善术前血液化验、心电图、胸部 CT 等检查后，择期手术治疗。行入院健康宣教及安全指导，指导患儿右耳继续佩戴耳罩，勿剧烈活动等，以保护扩张皮瓣，患儿及家属表示理解配合。

（二）术后护理记录

1. I 期术后护理记录

（1）问题记录：患儿今日 10:47 在静吸复合麻醉下行"右侧全耳再造术 I 期术"，术毕于 14:34 安全返回病房。术后患儿神志清楚；呼吸道通畅；右耳伤口敷料干燥、固定，右耳 1 根血浆引流管接负压引流装置，引流出少许暗红色血性液体，妥善固定于床旁，其余受压部位皮肤无压红及破溃；左手臂外周静脉穿刺处无红肿及渗液，补液通畅。遵医嘱安置心电监护，示律齐。已行术后及疾病相关健康宣教，患儿家属表示理解、配合。

（2）质控分析：①未描述血浆引流液的量以及负压是否有效；②安置心电监护后未描述生命体征；③健康教育未体现专科特色。

（3）规范记录：患儿今日 10:47 在静吸复合麻醉下行"右侧全耳再造术 I 期术"，术毕于 14:34 安全返回病房。术后患儿神志清楚，呼吸道通畅；右耳伤口敷料干燥、固定，右耳 1 根血浆引流管接负压引流装置，引流出暗红色血性液体约 5 ml，负压持续有效，妥善固定于床旁，其余受压部位皮肤无压红及破溃；左手臂外周静脉穿刺处无红肿及渗液，补液通畅。遵医嘱安置心电监护，示心率律齐，HR 115 次/分，R 23 次/分，BP 92/58 mmHg，SpO_2 98%。指导患儿头偏向健侧卧位休息，切勿挤压患侧伤口，保持血浆引流管固定妥善，勿牵拉、折叠引流管，如伤口敷料有大量血性液体渗出，血浆引流管有大量血性液体引出或引流装置鼓起时，请及时告知医务人员，患儿家属表示理解配合。

2. Ⅱ期术后护理记录

（1）问题记录：患儿今日 12:20 在全麻下行"右耳全耳再造术Ⅱ期，带蒂筋膜瓣转移成形术"，术毕于 20:09 安全返回病房。回来时患儿神志清楚，呼吸道通畅，情绪稳定。协助患儿取半卧位休息。患儿右耳部伤口敷料清洁、干燥，右耳部接 1 根 20 ml 空针式血浆引流装置及 1 根负压引流球装置，引流出暗血性液体约 5 ml，妥善固定于头部，持续负压吸引有效。左上肢静脉补液通畅，静脉留置针穿刺处无红肿及渗液。遵医嘱床旁安置心电监护，示律齐，持续鼻塞吸氧 2.5 L/min。骶尾部及其余受压部位皮肤无压红及破溃。行术后疾病相关健康宣教，嘱其禁饮 2 h，禁食 4 h。

（2）质控分析：①护理记录应根据主要护理问题优先排序即"首优"的原则，依次记录。②由于术中取肋软骨，术后应密切关注患儿有无胸闷、呼吸困难等气胸的表现，护理记录中未体现。③未描述再造耳血液循环情况。④未描述胸部取肋软骨处伤口敷料情况。⑤健康教育未体现专科特色。

（3）规范记录：患儿今日 12:20 在全麻下行"右耳全耳再造术Ⅱ期，带蒂筋膜瓣转移成形术"，术毕于 20:09 安全返回病房。回来时患儿麻醉已醒，神志清楚，呼吸道通畅，情绪稳定，无胸闷、呼吸困难等不适；心电监护示：HR 120 次/分，R 23 次/分，BP 90/57 mmHg，SpO_2 99%。协助患儿取半卧位、健侧卧位休息。患儿右耳部伤口敷料清洁、干燥，再造耳颜色红润、温暖，指压反应良好；右耳接 1 根 20 ml 空针式血浆引流装置及 1 根负压引流球装置，分别引流出暗血性液体约 2 ml 和 3 ml，妥善固定于头部，持续负压吸引有效。患儿胸部伤口敷料清洁、干燥，予以腹带加压固定。左上肢静脉补液通畅，静脉留置针穿刺处无红肿及渗液，骶尾部及其余受压部位皮肤无压红及破溃。行术后疾病相关健康教育：术后 2 h 可饮适量温水，术后 4 h 可进食半流质，尽量避免患侧用力咀嚼，以减轻耳部伤口疼痛，逐渐过渡至普食；进食高蛋白、高维生素、清淡、易消化饮食，限制坚硬、油炸、刺激性食物。

（三）出院护理记录

1. **Ⅰ期手术出院护理记录**

（1）问题记录：患儿神志清楚，情绪稳定，精神可，于今日出院，已行出院相关健康教育。

（2）质控分析：出院健康教育未体现专科疾病宣教特色。

（3）规范记录：患儿神志清楚，情绪稳定，精神可，于今日出院，已行出院健康教育。特别指导：①保持耳部伤口敷料清洁、干燥、固定，遵医嘱换药和拆线。②告知术后扩张器注水的时间安排：拆线后 1 周来院评估扩张器置入处局部无感染或伤口裂开等异常情况后开始定期注水，每周 2～3 次，每次 3～5ml。③扩张器注水期间，应保持扩张皮肤的清洁卫生和完整无破损，可佩戴耳罩保护扩张皮肤，避免挤压、碰撞，防蚊虫叮咬、防晒等。④如扩张皮瓣出现苍白、发绀、红肿、热痛，注水后不见扩张或扩张后皮肤破溃等，应立即来院就诊。⑤完成注水后需休息 1 个月，待扩张的皮瓣稳定后再行Ⅱ期软骨支架植入耳再造术。

2. **Ⅱ期手术出院护理记录**

（1）问题记录：患儿神志清楚，情绪稳定，精神可，于今日出院，已行出院相关健康教育。

（2）质控分析：出院健康教育未体现专科疾病宣教特色。

（3）规范记录：患儿神志清楚，情绪稳定，精神可，于今日出院，已行出院健康教育。特别指导：①保持伤口敷料清洁、干燥及有效固定，遵医嘱返院换药和拆线。②避免再造耳受压、受冻、暴晒、牵拉、损伤等，术后3~6个月佩戴耳罩保护再造耳，避免外伤及受压变形等。③胸部手术切口愈合前，应避免跑步等剧烈运动。④适当控制体重，切忌过度肥胖，造成脂肪堆积，影响外耳形态。⑤门诊随访计划，包括随访时间以及随访形式，如面诊、网络门诊等。后期再造耳修整术（Ⅲ期手术）一般为Ⅱ期术后半年以上，再根据需要行耳甲腔、耳屏等修整成形。⑥如出院后发生异常情况应及时就诊。

（王艳琼）

参考文献

[1] 黄建琼，于蓉. 烧伤整形美容外科护理手册［M］. 北京：科学出版社，2011.

[2] 李正勇，张维. 美容外科学［M］. 北京：科学出版社，2021.

[3] 瓦伦. 麦卡锡整形外科学：美容分卷［M］. 范巨峰，译. 北京：人民卫生出版社，2015.

[4] 王炜. 整形外科学［M］. 杭州：浙江科学技术出版社，2008.

[5] 吴欣娟. 北京协和医院整形美容外科护理工作指南［M］. 北京：人民卫生出版社，2018.

第九篇

突发事件护理
应急预案

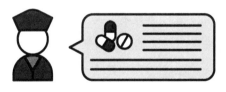

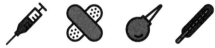

突发事件是指突然发生，造成或可能造成人员伤亡、财产损失、影响医院正常运行、危及公共安全的紧急事件。为了提高医院保障公共安全和处置突发公共事件的能力，最大限度地确保医务人员、患者及其陪护人员的人身安全和医院财产，应制定突发事件的应急预案。

护士是应急预案的直接操作者，必须要培养应对突发事件的意识和能力，掌握应急预案，并不断改进应急处置技术，补充应急装备和物资，提高应急水平。

突发事件以预防为主，平时做好突发事件的防范工作和应急演练，尽量避免突发事件的发生，一旦发生即启动应急预案，使之高效有序地进行，最大限度地保护民众的人身安全，将负面影响降至最低。

目前各种护理应急预案已相对完善，但仍有不少难点需要高度重视，包括广大民众的安全意识和应急处理能力较差、患者情况复杂、后勤保障有待改进等。

本章节主要针对特殊、重大突发事件的处理难点制定应急预案。

第一章

消防安全护理应急预案

【概述】

医院属于特殊场所，人员密集，有大量的棉被、床垫等易燃物品，且病理科、高压氧舱、氧气站、药房等存有易燃、易爆等危险物品，除了大量的照明、空调设备外，还有大量的仪器设备，如管理不当，很容易造成火灾及爆炸事件，造成重大的人员伤亡。医务人员在发生火灾时，不仅要保障自身安全，还要认真履行职责保障患者安全。因此，医护人员必须掌握火灾发生时应急处理措施，最大限度地降低伤害。

【处理措施】

一、火势的判断

在火势不大的情况下，以最快的速度在初起火灾阶段将火扑灭。

二、发生火灾的紧急处理

（1）迅速启动应急预案，发现火灾时医务人员应紧急切断火源，取用灭火器、消防栓，尽可能将火扑灭，同时以最快的速度报告管理者，短时间内不能扑灭且火势有蔓延趋势，医务人员要以最快的速度一方面派人打开安全出口，一方面电话报告医院消防指挥中心，向119报警。

（2）向119报警时，信息必须完整，即必须报告发生火灾的详细地址、火势情况、报警人姓名及电话号码。

（3）组织指挥火灾疏散逃生。当院负责人得到消息后立即赶赴现场指挥人员疏散。

（4）疏散逃生的组织分工：院领导总指挥，管理人员迅速通知和组织患者按下达的指令和规定的线路有秩序撤离，同时切断电源，搬走易燃、易爆物品。

（5）撤离顺序：无论是门诊还是病房，最先起火的所在地首先撤离；紧接着是先从起火的近端开始，从里依次到外面方向撤离；然后再从最先起火的远端开始，按从近到远的顺序依次撤离。

（6）撤离时医护人员要服从指挥，不得争先恐后相互拥挤，以防相互践踏。

消防安全护理应急处理流程见图9-1-1。

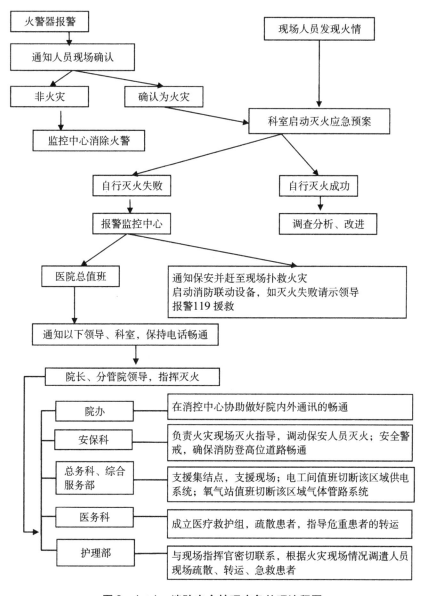

图 9-1-1 消防安全护理应急处理流程图

（王千 叶少珠 王珏）

第二章

信息系统故障护理应急预案

【概述】

随着社会的进步和发展，医院网络信息化已经遍布于各部门，HIS、LIS 等信息系统使医院和科室各项工作的日常管理更为科学，不仅提高了管理水平和工作效率，同时也提高了医疗服务质量。但随着各种信息以及其设备的深入应用，临床科室乃至医院对信息系统的依赖与日俱增，信息系统已成为医院高质量发展不可缺少的重要支撑内容。信息系统 24 h 不允许停机，数据不能受到损失，一旦发生重大网络故障可导致数据丢失，如不能在短时间内恢复，将造成信息系统瘫痪，会给医院带来重大损失，严重影响医院运营，妨碍临床医护工作，影响患者满意度。因此，临床医护人员必须具备信息系统故障时的应急处理和预警能力，保证医疗护理安全。

【处理措施】

一、信息系统故障可能发生的问题

（一）电脑信息系统

（1）电脑系统上的医嘱无法进行查对，包括静脉输液治疗、基础护理均无法查对，导致护理工作暂停，影响患者的治疗。

（2）护理记录（包括生命体征、病情观察、处理措施）不能及时记录、更新，影响护理工作的开展。

（3）患者出入院手续无法办理，某些耗材无法登记。

（二）PDA 掌上电脑

PDA 无法进行查对和执行医嘱，包括静脉输液、口服药物的查对签字，从而导致整个病房工作瘫痪。

二、紧急处理

护理单元应有应急备份医疗表单包，包括医嘱本、临时医嘱单、长期医嘱单、手术通知单、检查单、化验单、体温单、护理系统评估单等。系统出现故障或瘫痪时，科室工作人员审查各治疗小组的信息系统运行情况，核实系统硬件和电源开关等机器设备有无故障，经核实，在硬件无障碍的情况下及时报告医院信息管理中心，由中心负责人员进行技术处理。如信息系统瘫痪超过 10 min，则启动信息系统应急预案，立即向护士长、科室主任汇报；夜间同时汇报总值班护士长。

（一）电脑信息系统

（1）护士打开应急备份医疗表单包，根据情况使用手工操作。

a. 紧急用药或检查、化验等立即采用手工单完成。

b. 若信息故障预计在短期内（6 h）能够解决，非紧急用药、检查、化验、护理文书等可根据患者和治疗具体情况的重要性决定是否采取手工操作。

c. 若系统故障预计在短期内无法解决，所有操作均采取手工操作，直至故障解除。

（2）使用手工操作具体流程。具体如下：

a. 长期医嘱根据前一天的医嘱执行单、口服药单、静脉输液单等获得患者治疗及检查信息，由办公护士与主管医生确认。

b. 临时医嘱需要医生在医嘱本上开具。

c. 办公护士接收并处理医嘱，对于药物医嘱，核对无误并签名后，医嘱复印件须送至药房，检查、检验医嘱及时通知责任护士。

d. 责任护士根据医嘱本原件执行医嘱。

e. 办公护士接收各种检查报告，发现异常及时与医生及责任护士联系。

f. 责任护士将患者的护理评估信息记录在书面评估单上。

（3）所有治疗护理严格按照"三查八对"的原则进行，同时做好手工登记，保证患者治疗和护理的持续性和安全性。

（4）护士长协调医生使用医疗文书，实行手工操作，并协调部门工作人员有次序地进行工作，保证病房工作正常运行，并及时向科护士长、护理部主任汇报。

（5）系统恢复后，在信息科的协助下，由医生和护士共同将书面信息（血验标本追踪系统除外）进行补录入信息系统内，6 h 内完成，要求数据真实、准确。

（二）PDA 掌上电脑系统

（1）对静脉输液治疗、口服药发放、基础护理治疗（如雾化吸入、震动排痰、梯度压力泵等治疗医嘱），严格按照"三查八对"的原则进行查对，并在相应标签上做好记录和签字，在系统恢复后补录，以保证患者治疗的持续性和安全性。

（2）手工记录单电脑补录后保留 2 天。

信息系统故障护理应急处理流程见图 9 - 2 - 1。

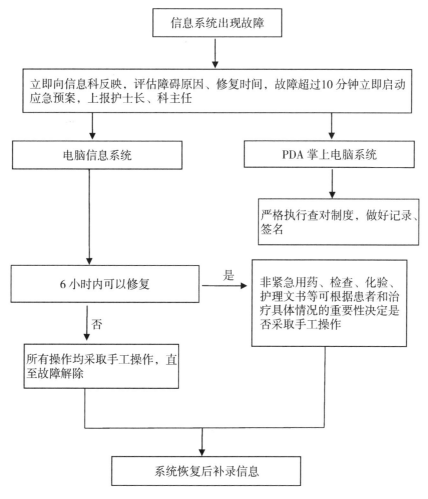

图 9-2-1　信息系统故障护理应急处理流程图

（王珏　叶少珠　王千）

第三章

手术中突然停电护理应急预案

【概述】

手术室是特殊的护理单元，如医护人员在进行手术中突然停电，不能离开手术间。应急预案的制定和实施可使医护人员分工明确，迅速排除故障，在停电期间齐心协力保证患者的安全，按照相关应急预案处理流程，争时间、抢效率，为患者的生命保驾护航。

【处理措施】

一、手术中突然停电的判断

（1）如果是 1 个手术间停电，立即通知电工班检查是否跳闸或保险丝有无问题，针对相应问题进行解决。

（2）如果是全科停电，立即启用具有备用蓄电池的仪器暂时维持功能，同时通知后勤部门进行发电；若是无蓄电池装置的仪器，可行手工操作。

二、手术中突然停电的紧急处理

（1）突然停电后，应急灯自动开启。

（2）停电期间，本手术间护士不得离开手术间，医务人员应采取补救措施以保证手术的顺利进行，并密切观察患者的病情变化，以便随时处理紧急情况。

（3）使用呼吸机的患者，如无备用蓄电池呼吸机，麻醉师应立即将呼吸机脱开，使用简易呼吸器维持患者呼吸，同时使用简易血氧监护和人工血压计。

（4）关闭无备用蓄电池的仪器电源，以免突然来电时损坏仪器。

（5）加强对手术房间的巡视，同时注意防火、防盗。

（6）来电后，打开所用仪器，并重新调整各仪器参数。

（7）护理人员将停电经过、时间、原因及患者的特殊情况准确地记录备案，并通知科室领导，逐级汇报。

（8）每位护士应熟悉电工班的电话及各手术间线路走行情况。

（9）仪器蓄电池应保持长期备用状态，由专人负责，定期检查；应急灯功能每天检查，以保持应急使用。

术中突然停电护理应急处理流程见图 9-3-1。

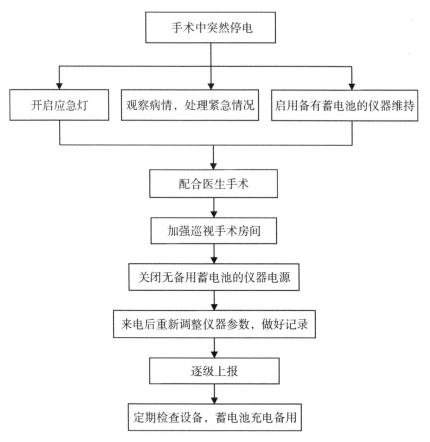

图 9-3-1 术中突然停电护理应急处理流程图

（叶少珠 王千 王珏）

第四章

患者发生跳楼自杀时的应急预案

【概述】

因疾病困扰、经济压力、心理精神负荷过重等原因，部分患者存在自杀倾向。目前患者在医院内自杀的常见方式为跳楼自杀。患者的自杀行为事件不仅给家庭带来沉重的打击，同时对同病区内的其他患者、医护人员及医院带来严重的负面影响。为了让医护人员具有预防住院患者发生自杀及自杀发生时的应急处理能力和协调能力，以最快速度对其进行施救，医院制定了患者发生跳楼自杀时的应急预案。

【处理措施】

一、患者自杀风险的评估

如有自杀风险时，立即报告护士长、主管医生并通知家属，医生下"三防"医嘱，患者家属签署沟通书，要求 24 h 陪护，并针对性地做好心理护理；详细交接班；急救药品、物品处于备用状态。

定时检查患者的病房环境、床单位，阳台门窗打开角度适宜，尽可能消除自杀隐患。

二、发现患者自杀的紧急处理

（1）立即通知医生，携带必要的抢救物品及药品与医生一同奔赴现场。评估患者的意识、瞳孔及生命体征，立即现场急救。如不明确科室时，立即通知急诊医生到现场抢救。

（2）通知护理部、医务部、保卫部、院总值班，协助主管医生通知家属，报警（110）。

（3）将患者安置于安全环境，及时、准确地执行医嘱，密切观察患者的病情，积极配合抢救。

（4）将患者的自杀经过、受伤部位、症状、体征及相应的处理等准确、及时地记录在护理记录单上。

（5）配合有关部门调查，与患者和家属进行良好沟通，避免医患纠纷，共同评估和分析危险因素，采取有效防范措施，预防患者再次自杀。

（6）安抚其他患者，维护病区秩序，保证病室常规工作及其他患者的治疗护理工作正常开展。

（7）如患者抢救无效，应保护现场（病区或病房外现场）。

（8）逐级上报管理部门，并填写不良事件表单。

（9）对患者自杀事件做分析报告，持续风险防控。

患者发生跳楼自杀应急处理流程见图 9-4-1。

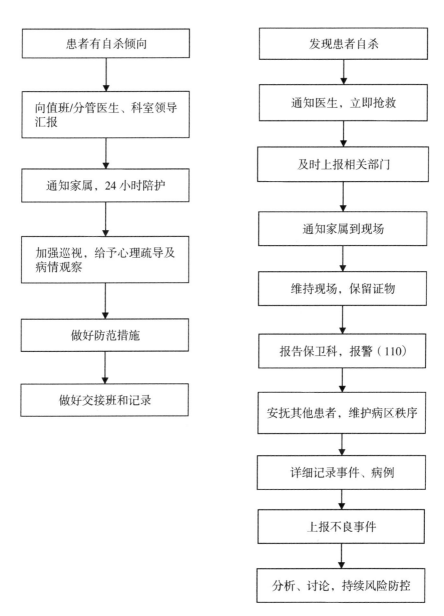

图 9 - 4 - 1　患者发生跳楼自杀应急处理流程图

（叶少珠　张美娟）

第五章

化疗药物外渗的应急预案

【概述】

近年来，恶性肿瘤的发病率呈上升趋势。化疗是恶性肿瘤患者治疗的主要手段之一，静脉穿刺给药是化疗药物应用的常见方法，但若发生药物外渗或处理不及时，不仅增加患者的痛苦，加重经济负担，而且耽误患者的进一步治疗。因此护理人员掌握药物外渗的应急处理方法十分重要。

【处理措施】

一、化疗药物外渗的判断

化疗药物在输注过程中，由于各种原因渗漏到皮下组织，使注射部位出现疼痛、肿胀、红斑，此时检查静脉通路应无回血。

二、化疗药物外渗的紧急处理

（1）立即停止输注，接空注射器，抽吸渗漏于皮肤的药液，然后拔除针头。

（2）深部组织发生中心静脉化疗药物外渗时，应遵医嘱行 X 线检查以确定导管尖端位置。

（3）抬高患肢制动，避免患处局部受压。报告值班医生及护士长。

（4）了解化疗药物的性质，评估肿胀范围及外渗液体量，确认外渗的边界并标记；观察外渗区域的皮肤颜色、温度、感觉、关节活动和外渗远端组织的血运情况。

（5）根据医嘱做局部封闭。必要时遵医嘱使用拮抗剂治疗。

（6）外渗发生在 24 h 内，给予冷敷或冰敷；使用奥沙利铂、植物碱类化疗药的给予干热敷，成人温度不宜超过 60℃，患儿温度不宜超过 42℃。24 h 后予 50% 硫酸镁湿敷或如意金黄散外敷。

（7）记录症状和体征以及外渗发生的时间、部位、范围、局部皮肤情况、输液工具、外渗药物名称、浓度和剂量、处理措施等。

（8）对患者及家属做好沟通及解释。

（9）加强交接班，严密观察局部变化。

（10）上报不良事件，并分析、改进。

化疗药物外渗应急处理流程见图 9-5-1。

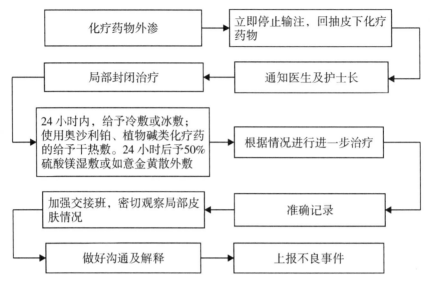

图 9－5－1 化疗药物外渗应急处理流程图

（叶少珠　张美娟）

第六章

患者发生噎呛/误吸时的应急预案

【概述】

随着我国老龄社会的进展，高龄老人发生噎呛/误吸事件频繁发生，引发吸入性肺炎，严重者窒息而死亡。患者发生噎呛/误吸情况紧急、进展迅速，因此需要医护人员迅速、准确地为患者进行施救。掌握噎呛/误吸时的紧急处理措施，能使患者在发生误吸时得到及时有效的救治。

【处理措施】

一、重度噎呛/误吸的判断

在进餐过程中突然出现不能说话、剧烈咳嗽、面色青紫、音质变温润或沙哑、血氧饱和度水平下降、呼吸困难，甚至窒息，心跳、呼吸停止等表现者，为重度噎呛/误吸。

二、发生噎呛/误吸的紧急处理

（1）患者坐位进食发生噎呛/误吸，或噎呛/误吸时处于清醒状态，立即将其扶起，鼓励患者尽可能咳出或吐出食物；如无法咳出，立即运用海姆立克急救法：施救者站于其身后，用双臂经腋下环抱其胸部，双手握拳，置于脐上腹部，快速向上重击压迫患者上腹部，并辅以拍背，使误吸的食物进入口腔，用手指抠出，解除呼吸道梗阻，恢复呼吸。

（2）卧床患者喂食时发生误吸或误吸后发生晕厥，应立即将患者头偏向一侧，面对患者，一只手用下颌抬举法打开患者口腔，另一只手的食指裹纱布，沿着面颊内侧深入患者喉部，抠出口内残余食物。

（3）对昏迷患者，若不能成功抠出异物，立即（运用海姆立克急救法）跨跪在患者双腿外侧，一只手掌根部放于腹部，在肚脐上两横指的位置，另一只手重叠覆盖其上，五指交叉，掌心掌背交叠，迅速向上冲击。进行 5 次腹部冲击后，检查并用手指抠出患者口腔的食物，解除呼吸道梗阻。

（4）误吸物不易取出时应用负压吸引装置及时吸出口腔、鼻腔、咽喉部的分泌物、食物残渣和异物，迅速解除呼吸道梗阻。

（5）立即通知医生和患者家属。

（6）监测患者的神志、瞳孔、生命体征和血氧饱和度，如出现意识障碍，呼吸频率、深度异常或严重皮肤发绀时，遵医嘱使用简易呼吸器（呼吸球囊）辅助通气，尽快建立人工气道及静脉通路，备好抢救物品；若出现呼吸心跳停止，立即行心肺复苏，配合医生进行气管插管、呼吸机辅助呼吸，行胃肠减压。

（7）紧急施救成功后立即给予吸氧、吸痰、心电监护、查动脉血气，密切关注患者的转归。

（8）协助医师做进一步处理。

（9）加强巡视，做好交接班、记录。

（10）安抚患者及家属的情绪，做好解释工作。

（11）不论有无伤害，及时上报不良事件；严重不良事件立即口头报告科护士长、护理部。分析发生误吸的原因，针对原因进行分析并采取措施改进。

发生噎呛/误吸应急处理流程见图 9-6-1。

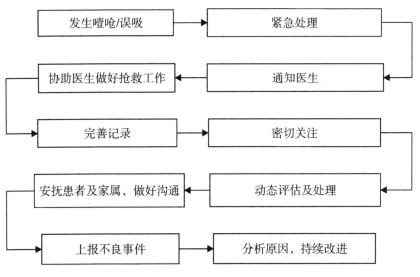

图 9-6-1 发生噎呛/误吸应急处理流程图

（叶少珠 张美娟）

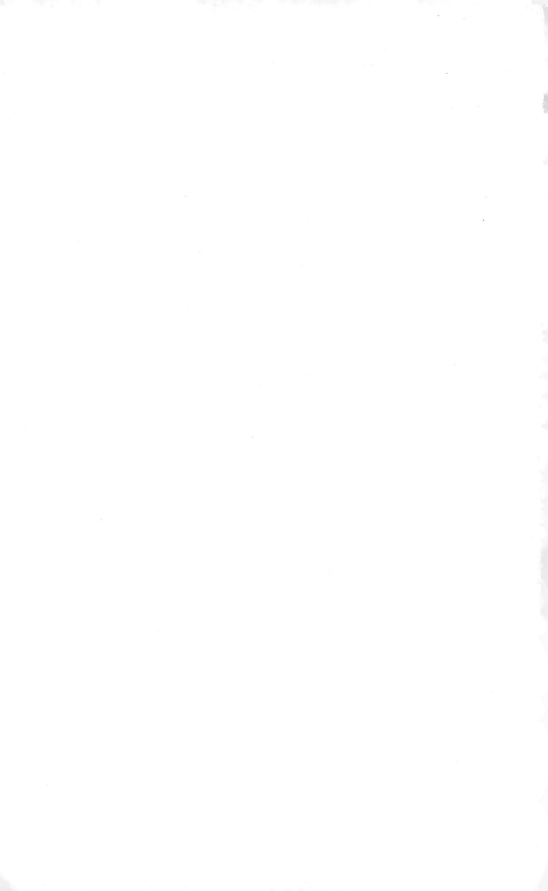